Gebirgs- und Outdoormedizin

Impressum

3., komplett überarbeitete Auflage 2023

Leitung/Konzept: Urs Hefti
Fotos/Illustrationen: siehe Bildnachweis Seite 324
Illustration Umschlag: villard.biz, Worblaufen
Grafisches Grundkonzept: Egger AG, Frutigen

Weber Verlag AG
Gestaltung Cover: Shana Hirschi
Satz: Shana Hirschi, Simon Rüegg, Michelle Utiger
Korrektorat: Alice Stadler

Der Weber Verlag wird vom Bundesamt für Kultur mit einem Strukturbeitrag für die Jahre 2021–2024 unterstützt.

ISBN 978-3-85902-455-7

www.weberverlag.ch

myclimate neutral Drucksache

Schweizer Alpen-Club SAC
Club Alpin Suisse
Club Alpino Svizzero
Club Alpin Svizzer

U. Hefti / D. Walter / A.G. Brunello / M. Walliser

Gebirgs- und Outdoormedizin

Erste Hilfe, Krankheit, Prävention und Training

Ausbildung

3. Auflage

WEBERVERLAG.CH

Inhaltsverzeichnis

Vorwort

Eine in Not geratene Person soll unabhängig vom Ereignisort eine qualitativ optimale medizinische Hilfe bekommen. Gebirgs- und Outdoormedizin unterscheidet sich in vielem von der Medizin im Spital oder der Arztpraxis: Das Terrain kann unwegsam und das Wetter rau sein, die Distanzen zuweilen weit, wenn eine schnelle Rettung mit dem Helikopter nicht möglich ist.

Unsere Gesellschaft fordert Fitness und Leistung von Jung bis Alt – und viele von uns können es sich sozioökonomisch erlauben, Outdooraktivitäten in irgendeiner Form, nah oder fern, bis ins hohe Alter zu praktizieren. Entsprechend sind mehr und nicht selten auch ältere, fitte Menschen abseits der Zivilisation unterwegs. Unfälle und medizinische Notfälle geschehen vielfach zeitlich wie auch örtlich überraschend. Entsprechend gilt es, sich vorab darauf vorzubereiten, sprich sich die Fähigkeiten anzueignen, um in Notsituationen mit den zur Verfügung stehenden Hilfsmitteln Erste Hilfe leisten zu können. Ein diesbezügliches Update ist dabei nie verkehrt.

Nebst dem klassischen Bergwandern sind Ski- und Snowboard- wie auch Schneeschuhtouren, Klettern sowie Bouldern beliebte sportliche Tätigkeitsfelder in der aktiven Schweizer Bevölkerung. Mehr und mehr ergänzen verschiedene andere Gebirgs- und Outdooraktivitäten wie Mountainbiken (mit und ohne Strom), Trailrunning, aber auch Gleitschirmfliegen, Hike-and-Fly, Canyoning, und vieles andere die Palette der Möglichkeiten. Aktivitäten werden von einigen genusshaft, von anderen hochprofessionell bzw. wettkampfmässig ausgeübt. «Gebirgs- und Outdoormedizin» behandelt die medizinischen Aspekte der wichtigsten Bergsportaktivitäten. Für weitere Sportarten kann aufgrund ähnlicher Gegebenheiten vieles abgeleitet werden.

Trekkingreisen wie auch Expeditionen in grosse Höhen erfordern nach wie vor eine profunde Vorbereitung. Die neue Methode der Vorakklimation im Hypoxiezelt wird in dieser 3. Auflage ebenso thematisiert wie das Training für den Ausdauer- und Leistungsbergsport.

Auf diese Weise vermitteln die Autorinnen und Autoren von «Gebirgs- und Outdoormedizin» namhaftes gebirgs- und höhenmedizinisches Wissen, welches seit dem 19. Jahrhundert erschaffen und dokumentiert wurde. Ganz zu Beginn des 20. Jahrhunderts wurde die Capanna Regina Margherita auf dem Monte Rosa unter der Leitung Italienischer Gelehrter zu einem wissenschaftlichen Laboratorium ausgebaut. Auch die Schweiz war ambitioniert in hochalpiner Forschung: Die Vollendung der Bahnstrecke bis ins Jungfraujoch (3457 m ü. M.) 1912 sollte der Beginn wertvoller wissenschaftlicher, höhenmedizinischer Forschung werden. Allerdings war es nicht immer einfach: Im SAC wurde im November 1935 die Gründung einer wissenschaftlichen Kommission (Antrag R. Campell) an der Abgeordnetenversammlung abgelehnt. Dem Gegenantrag des Centralcomités wurde aber schliesslich zugestimmt, worauf die Förderung der hochalpinen Forschung in verschiedenen Gebieten als Aufgabe des SAC anerkannt wurde.

Im späten 20. und. anfangs 21. Jahrhundert haben bergbegeisterte Ärztinnen und Ärzte unterschiedlicher Fachrichtungen die Gebirgsmedizin in der Schweiz etabliert: Bruno Durrer, Urs Wiget und Hans Jacomet haben einst den Grundstein gelegt, indem sie vorhandenes Wissen kondensierten und die «medizinische Kommission des SAC» (MedCom SAC) gründeten: Diese setzte sich unter anderem für die gebirgsmedizinische Ausbildung von Ärztinnen und Ärzten, aber auch für die medizinische Ausbildung von Bergführerinnen und Pistenpatrouilleuren ein. Das von ihnen verfasste Handbuch «Erste Hilfe für Wanderer und Bergsteiger» war lange Zeit das Standardwerk in der Schweiz.

Die Erkenntnisse aus unterschiedlichen Spezialgebieten (unter anderem Leistungsphysiologie, Intensivmedizin, Gefässchirurgie, Pneumologie, Gebirgsrettung) verbreiterten in der Schweiz das Wissen in der Gebirgs- und Höhenmedizin wie auch in der Rettung aus unwegsamem Gelände. Dabei spielen die medizinischen Fachpersonen Oswald Oelz, Marco Maggiorini, Bengt Kayser, Beat Walpoth, Tobias Merz, Susi Kriemler, Jacqueline Pichler, Bruno Jelk und vielen anderen eine wichtige Rolle.

Nicht zuletzt haben auch diverse Expeditionen der Schweizerischen Gesellschaft für Gebirgsmedizin (SGGM), einige unter der Leitung von Urs Hefti, zu wegweisenden, wissenschaftlichen Erkenntnissen in der Gebirgs- und Höhenmedizin beigetragen.

Das vorliegende Ausbildungsbuch des SAC Verlags «Gebirgs- und Outdoormedizin, Erste Hilfe, Krankheit, Prävention und Training» ist die dritte, komplett überarbeitete Auflage des erstmals 2010 erschienenen Buches von Brunello/Walliser/Hefti. Es wendet sich wiederum an Fachpersonen wie auch Laien, die sich mit medizinischen Themen im Gebirge befassen möchten. Ziel des Buches ist, komplexe Zusammenhänge einfach und einprägsam erklärt darzustellen, auch für die Ausbildung.

Wir wünschen viel Vergnügen bei der vorliegenden Lektüre!

Daniel Walter, für die Autorenschaft,
im Dezember 2022

1. Unfälle und Verletzungen im Gebirge

1.1 Grundsätzliches in der Unfallsituation

Martin Walliser

Bei Unfällen herrscht oft ein Zustand des Schreckens, der Panik und des Durcheinanders. Zusammen mit dem lähmenden Gefühl des Kontrollverlustes entsteht eine ausgeprägte Stresssituation. Hektische, unkoordinierte und teilweise sogar sinnlose Aktivitäten sind die Folge. Faktoren wie die eigene Erschöpfung, Gruppendynamik oder Umwelteinflüsse können die Situation erschweren.

SOFORTMASSNAHMEN

Um in derartigen Stresssituationen dennoch richtig und der Situation entsprechend reagieren zu können, sind Algorithmen und Merksätze hilfreich. Solche Schemata werden auch von professionellen Rettern angewendet, beispielsweise das ABCDE bei Kreislaufstillstand oder im Schockraum.

Erster Grundsatz in einer Unfallsituation:
SICHERHEIT – ERKENNEN – BEURTEILEN – HANDELN

Sicherheit: Die Sicherheit hat oberste Priorität. Wie ist meine eigene Situation oder die meiner Begleiter? Besteht unmittelbar weitere Gefahr? Eigene Sicherheitsvorkehrungen treffen: sicherer Stand, Sichern der Begleiter, Material sichern, Warnung weiterer Personen.

- Sich selbst und den Patienten aus dem Gefahrenbereich bringen und sichern, um Folgeunfälle zu vermeiden.
- Unfallstelle sichern.
- Patienten gegen Kälte und Sonnenstrahlung schützen.
- Die Bergung soll rasch und möglichst schonend ablaufen. Erst am sicheren, geschützten Ort folgen die Erste-Hilfe-Massnahmen.

Erkennen: Versuchen, sich einen Überblick zu verschaffen! Was genau ist passiert? Bestehen objektive Gefahren (Absturzgefahr, Steinschlag, Eisabbrüche, Lawinen) für die Verletzten und auch die Unverletzten? Wie viele Verletzte gibt es überhaupt? Wie schwer sind die Verletzungen? Wer kann was machen und welche Ressourcen sind vorhanden?

Beurteilen: Es lohnt sich, Zeit zu investieren, um sich einen Überblick zu verschaffen und sich anschliessend eine Handlungsstrategie zurechtzulegen. Sammle dich!

Die Planung des Vorgehens ist abhängig von den objektiven Gefahren, vom Ausmass der eingetretenen Schäden und Verletzungen sowie den vorhandenen personellen und materiellen Ressourcen. Falls mehrere noch zur Mitarbeit fähige Personen am Unfallplatz anwesend sind, ist die schnelle Auswahl der kompetentesten Führungsperson der zentrale Faktor für eine gezielte und koordinierte Lösung des Problems.
Durch die Verteilung von Aufgaben innerhalb einer Gruppe werden Fähigkeiten und Ressourcen besser genutzt, die Effizienz und das zielgerichtete Vorgehen verbessert und die einzelne Person wird entlastet. Die Aufgabenteilung möglichst früh vornehmen, damit Sofortmassnahmen ergriffen werden können. Gelingt es nicht, die Gruppe konstruktiv zu organisieren, hat das negative Auswirkungen auf die Aktionsfähigkeit der Helfenden.

In einer Ausnahmesituation muss jemand in die Führungsfunktion treten.

Handeln: Erst nachdem der Übersichts- und Planungsprozess stattgefunden hat, sollte mit einer möglichst zielgerichteten Handlungsweise das Problem angegangen werden. Es ist sehr wichtig, dass man nicht durch überstürztes Vorgehen sich selbst oder noch zur Mitarbeit fähige Gruppenmitglieder gefährdet.

Erkennen	**Beurteilen**	**Handeln**
Überblick verschaffen	Gefahren erkennen	Selbstschutz
Ruhe bewahren	Gefahr für Patienten?	Alarmierung
Was ist geschehen?	Gefahr für Helfende?	Unfallstelle absichern
Wer ist beteiligt?	Gefahr für andere Personen?	Nothilfe leisten

Zweiter Grundsatz in einer Unfallsituation:
ALARMIEREN – SICHERN – BERGEN – ERSTE HILFE

Alarmieren: Die zeitnahe Alarmierung ist in den Alpen einer der wichtigsten Faktoren. Je früher die Alarmierung, desto schneller erreicht die professionelle Unterstützung den Unfallort. Falls nur ein Retter am Unfallort ist, ist eine sehr frühe Alarmierung sinnvoll. Auch wenn nur wenige Angaben bekannt sind. Es verringert das Risiko, dass aufgrund der limitierten Ressourcen die Alarmierung verzögert oder gar vergessen wird und so wertvolle Zeit verloren geht.

Selbstverständlich benötigt nicht jede Bagatellverletzung Hilfe von aussen – die Frage muss aber bei jedem Unfallereignis gestellt werden. Bei einer einfachen Verletzung, zum Beispiel einem verstauchtem Sprunggelenk, ist eine Alarmierung erst dann angebracht, wenn die Gehunfähigkeit des Patienten definitiv feststeht. In einer Gruppe kann diese Aufgabe delegiert werden. Der Ausführende beschafft sich zuerst die benötigten Informationen, damit eine korrekte und vollständige Meldung durchgegeben werden kann. Die dafür aufgewendeten paar Minuten, sind meist nicht entscheidend.
In entlegenen Gebieten im Ausland kann die Alarmierung einen völlig anderen Stellenwert haben. Möglicherweise sind Alpinisten vollständig auf sich alleine gestellt, und Hilfe für einen Abtransport nur mit Glück zu organisieren. Die Kenntnis der regionalen Gegebenheiten, der Alarmierungsmöglichkeiten und der Rettungsorganisationen, häufig im Ausland nur durch die Armee betrieben, sollte auf jeden Fall schon vor einem Unfall vorhanden sein!

Sichern: Eine Gefährdung der Retter muss nach Möglichkeit vermieden werden. Heroische Aktionen, die die möglicherweise einzige Rettungsperson einer Gefahr aussetzen, sind sinnlos und gefährden die Verletzten genauso wie die Rettenden. Aus diesem Grund muss in erster Linie der Schutz der Rettenden vor Absturz, Stein-, Eisschlag und Lawinen gewährleistet sein. Erst anschliessend werden die Verletzten geschützt.

Bergen: Um Verletzte vor objektiven Gefahren zu schützen, ist oftmals eine Bergung notwendig. Das Ziel ist, die Verletzten aus einer unmittelbaren Gefahrenzone wegzubringen. Selbstverständlich ist zu beachten, dass bei diesem Schritt keine zusätzlichen Schäden verursacht werden (beispielsweise bei Wirbelsäulenverletzungen). Bei unmittelbaren Bedrohungen müssen aber je nach Situation Kompromisse eingegangen werden.

Erste Hilfe: Erst wenn die objektive Sicherheit der Retter und der Verletzten gewährleistet ist, kann mit der Ersten Hilfe begonnen werden.

Der Ablauf der Ersten Hilfe richtet sich nach den erlittenen Verletzungen und dem Zustand des Patienten. Eine einfache Verstauchung stellt eine eher einfache Unfallsituation mit vielen Behandlungsmöglichkeiten dar – die Fehlerquellen sind gering. Bei komplizierten Verletzungen oder Mehrfachverletzungen (Polytrauma) empfiehlt sich folgende Vorgehensweise:

- ABCDE und lebensrettende Sofortmassnahmen
- Body Check
- erweiterte Erste-Hilfe-Massnahmen

- Transportvorbereitungen und Lagerungen
- Überwachung

ALARMIERUNG

Der Vollständigkeit halber werden an dieser Stelle die wichtigsten Punkte der Alarmierung zusammengefasst. Eine detaillierte Beschreibung ist in weiteren SAC-Publikation zu finden, zum Beispiel «Erste Hilfe für Wanderer und Bergsteiger».
Egal, ob eine Meldung für einen Unfall, eine Erkrankung oder einen sonstigen Notfall erfolgt, wichtig ist der systematische und strukturierte Aufbau. Es existieren Meldeprotokolle (zum Beispiel SAC-Notfallblatt) die im Ernstfall wertvolle Hilfe leisten und grundsätzlich zur Notfallausrüstung dazugehören. Meist werden folgende «W»-Fragen gestellt:

Die Notfallmeldung
Wer alarmiert?
Was ist geschehen?
Wann?
Wo? Ortsbezeichnung/Koordinaten
Wie viele verletzte Patienten/Personen?
Weiteres? z.B. Sichtverhältnisse, Wind, Heli-Landeplatz

ALARMIERUNGSMITTEL

Mobiltelefone

Heute ist im Alpenraum die Alarmierung über das Mobiltelefon meist das Mittel der Wahl. Es bestehen zwar noch einige Lücken in der Netzabdeckung, auch in der Schweiz. Diese können jedoch häufig durch einen Positionswechsel vermieden werden. Im Normalfall kann auch mit PIN-gesicherten Handys oder bei entfernter SIM-Karte ein Notruf auf die gängigen Notrufnummern 1414 und 144 (im Wallis) erfolgen. Die europaweite Notfall-Rufnummer 112 ist auch in der Schweiz wählbar. Der Anruf wird auf die regionalen 117-Notrufzentralen der Polizei umgeleitet.
Bei schlechtem Empfang oder schwacher Batterie ist eine Alarmierung per SMS möglich. Über die GSM Ortung (Global System for Mobile Communications) ist die Lokalisierung eines im Netz angemeldeten Mobiltelefons möglich; die behördliche Bewilligung vorausgesetzt. Die Genauigkeit der Ortung hängt von der Anzahl, der Distanz und der Lage der beteiligten Antennen ab. Über Apps (zum Beispiel die Rega-App), welche die GPS-Funktionen nutzen, werden sehr genaue Positionen mit einer Alarmmeldung mitgeschickt.

Wird in der Schweiz über eine dieser Telefonnummern 144, 1414, 1415, oder 112, 117, 118 alarmiert, fragen die professionellen Notrufzentralen die Unfallangaben gezielt ab und überprüfen sie auf Vollständigkeit. Dabei wird die Koordination verschiedener Rettungsmittel übernommen, falls beispielsweise eine Helikopterrettung wetterbedingt nicht in Frage kommt oder zusätzlich Spezialisten oder weitere Einsatzkräfte nötig sind.

Für Unfälle in den Bergen empfiehlt sich eine direkte Alarmierung einer Luftrettungsorganisation: 1414 und 144 (im Kanton Wallis). Diese koordiniert ohne Zeitverzögerung die Rettungsmittel und fragt gezielt die für eine alpine Rettung benötigten Informationen ab. Aus den Rettungshelikoptern ist eine direkte Verbindung zu den Alarmierenden möglich. Dies verkürzt das Auffinden des Ereignisortes.
Im Ausland sind die Notrufnummern unterschiedlich und eine vorgängige Abklärung ist sinnvoll. Über die Rega-Ausland-Alarmnummer +41 333 333 333 kann jederzeit Hilfe angefordert werden.

Satellitentelefone

Ausserhalb der Abdeckung von Mobiltelefon- und Funknetzen ist das Satellitentelefon eine sehr sichere und je nach Netz auch in den Polarregionen funktionierende Alternative. Die gängigsten Systeme sind Iridium, Thuraya, Globalstar und Inmarsat. Eine Abklärung über die jeweilige Abdeckung im Zielgebiet ist zwingend. Für Expeditionen können Geräte gemietet werden.
Es gibt zusätzliche Dienste, die auf Satellitentechnologie zurückgreifen und über welche ein Alarmsignal weltweit abgesetzt werden kann.
PLBs (Personal Locator Beacon) sind ein günstiges Einweg-Alarmierungssystem, das ohne festes Abonnement läuft und langlebige Batterien hat. Allerdings ist nur das Absetzen eines Alarms mit Positionsangabe möglich, kein wechselseitiger Informationsaustausch.
Satellite Messengers (Garmin inReach Mini oder SPOT Gen4) erlauben ebenfalls eine weltweite Alarmierung, inklusive Versenden von Textnachrichten. Diese Dienste sind abonnementspflichtig.

In gewissen Ländern ist die Anwendung solcher Geräte strengstens verboten! Eine vorgängige Abklärung ist zwingend.

Funkgeräte

Grundsätzlich ist der Betrieb von Funkgeräten in der Schweiz konzessionspflichtig und die Geräte müssen den Vorschriften des Bundesamt für Kommunikation ent-

sprechen. Geräte, die nur für Notrufe auf der zugeteilten Frequenz von 161.300 MHz verwendet werden, sind von der Konzessionspflicht ausgenommen.
Der E-Kanal (emergency channel) mit der Frequenz von 161.300 MHz wird 24 Stunden und 365 Tage im Jahr von der REGA-Einsatzzentrale abgehört. Er steht gesamtschweizerisch allen für die Alarmierung bei Notfällen zur Verfügung, falls ein Alarm per Telefon nicht möglich ist. Die Alarmierung erfolgt mit dem Selektivruf und ist mit oder ohne Tonsquelch 123.0 Hz möglich. Beim Kauf eines neuen Notfunkgerätes muss beachtet werden, dass dieses den Tonsquelch von 123.0 Hz aussendet.
Das Notfunknetz benutzt die Infrastruktur des Rega-Funknetzes mit schweizweit 42 Funkstationen. Aber auch hier bestehen sogenannte Funklöcher und eine Alarmierung ist von jedem Standort in der Schweiz garantiert. Oft genügt aber eine kleinräumige Änderung des Standortes.
In ausländischen Gebirgen müssen die gängigen Alarmierungsfrequenzen und Anrufstellen vorgängig in Erfahrung gebracht, allfällig notwendige Konzessionen eingeholt und die technischen Mittel beschafft werden.

Im Funkverkehr kann nur eine Person gleichzeitig sprechen, dies ist in Zeiten der Mobilkommunikation sicher für die meisten Leute ungewohnt. Der Aufruf «Empfänger von Sender antworten» wird mit «Verstanden – gesprochener Text – Antworten» beantwortet, damit der Funkpartner weiss, dass er jetzt sprechen kann.

Alternative Alarmierungsmittel

Der Einsatz von Signalraketen und Lichtsignalen ist stark von Witterung und geographischen Verhältnissen abhängig, akustische Signale (z. B.Trillerpfeife) zusätzlich von der Distanz. Aus diesen Gründen sind diese Mittel nur beschränkt einsetzbar.

INTERNATIONALE NOTSIGNALE

Aufgrund der hohen Mobilfunk und Funkabdeckung haben die altbewährten Notsignale im Bergsport an Bedeutung verloren. Stehen aber keine technischen Kommunikationsmittel zur Verfügung, kommen sie zur Anwendung. Die Signale können optisch und akustisch abgesetzt werden. Die Reichweite hängt stark von den Umweltverhältnissen ab.
Das bekannte SOS kommt ursprünglich aus der Seefahrt und der damals üblichen Kommunikation über das Morsealphabet. Es ist seit 1. Juli 1908 offiziell als Seenotsignal anerkannt und wurde von da an auch in anderen Bereichen eingesetzt.

SOS-Signal

Alarmierung: drei kurze, drei lange, drei kurze Signale · · · – – – · · ·

Bestätigung: drei kurze Signale · · ·

Alpines Notsignal

Das alpine Notsignal wurde 1894 auf Vorschlag des Engländers Clinton Thomas Dent eingeführt und hat sich rasch international bewährt. Es besteht aus einem optischen oder akustischen Signal beliebiger Art.

Alarmierung: 6 Signale innerhalb 1 Minute absetzen. 1 Minute Pause. Wiederholung der 6 Signale.

Bestätigung: 3 Signale innerhalb 1 Minute absetzen. 1 Minute Pause. Wiederholung der 3 Signale.

1.2 Erste Hilfe / Basic Life Support (BLS)

Anna G. Brunello, Daniel Walter

Im folgenden Kapitel werden zum einen ein strukturiertes Vorgehen in Notsituationen, zum anderen die lebensrettenden Sofortmassnahmen gemäss den gültigen Algorithmen des «Basic Life Support (BLS)» in verständlicher Weise dargestellt.

Vor einem Herzstillstand lässt sich bei den Betroffenen oft eine langsame Verschlechterung des Zustandes feststellen. Hier sind Aufmerksamkeit, ein gesunder Menschenverstand und wie im Bergsteigen sonst auch, das eigene Bauchgefühl gefragt, insbesondere, wenn man als Gruppe oder auch als Tourenleiterin oder Tourenleiter unterwegs ist.

Der gesunde Menschenverstand und das eigene Bauchgefühl sind wertvoll in der Erkennung und Bewältigung von medizinischen Notfallsituationen.

Gesamtbeurteilung nach dem ABCDE-Schema

Ein standardisiertes Vorgehen bei Verletzten oder akut schwer erkrankten Patienten, wie oben erwähnt, gibt der helfenden Person Sicherheit. Das ABCDE dient zur gesamtheitlichen Beurteilung des Ereignisses, erfasst den Zustand, führt zu lebensrettenden Massnahmen und erlaubt schliesslich auch eine strukturierte Überwachung.

Das ABCDE-Schema ergibt eine Prioritätenliste, wobei A-Probleme am schwerwiegendsten sind und somit therapeutisch rascher angegangen und behoben werden müssen als B-, C-, D- oder E-Probleme. Beispiel: Ein verschlossener Atemweg (A-Problem) muss sofort geöffnet werden, damit es nicht zum Ersticken kommt.

Stadien des Bewusstseins

In der Praxis hat es sich für den Laien bewährt, zuerst das Bewusstsein zu prüfen:

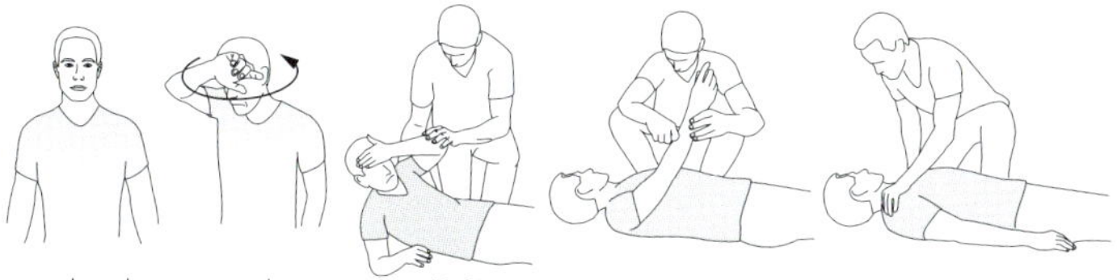

Abb. 1: *Stadien des Bewusstseins*

Die Ursache für Bewusstseinsstörungen können sein:

- Das Hirn betreffende Ursachen: Schädelhirntrauma, Hirnblutung, Hirnschlag
- Unterzuckerungen
- Schwere Entgleisungen des Elektrolythaushaltes und Flüssigkeitsverlust
- Unterkühlung
- Vergiftung

A (AIRWAYS) ATEMWEGE UND B (BREATHING) ATEMSTÖRUNGEN

Patienten mit Atemstörungen stehen oft unter einem massiven Stress, der sich mit Luftnot, Unruhe bis hin zu Panik zeigt. Das Öffnen der Jacke und die sitzende Position bringen oft eine Linderung der Beschwerden.

Eine lebensbedrohliche Behinderung der Atmung kann vorkommen bei:

- schweren, anaphylaktischen (allergischen) Ereignissen
- Asthma
- Verletzungen des Brustkorbes
- Höhenlungenödem
- Fremdkörperaspiration

Siehe die entsprechenden Kapitel für die Erkennung und Behandlung der jeweiligen Krankheitsbilder.

Eine Atemstörung ist ein absoluter Notfall!

Ist die Person bewusstlos, sollen die Kleider geöffnet werden, um die Auf-und-Ab-Bewegungen des Brustkorbes besser zu sehen. Hier muss die helfende Person eine normale von einer nicht normalen Atmung unterscheiden: Zur nicht normalen Atmung gehört insbesondere die Schnappatmung, welche durch atemähnliche oder gurgelnde Geräusche gekennzeichnet ist, ähnlich dem Schnappen nach Luft eines sich an Land befindenden Fisches. Die Schnappatmung tritt oft am Anfang eines Herzkreislaufstillstandes auf und kann einige Minuten dauern.

Wenn der Patient bewusstlos ist und nicht oder nicht richtig atmet, befindet er sich in einem Herzkreislaufstillstand. Es muss sofort mit Wiederbelebungsmassnahmen begonnen werden (s. unten).
Im Zweifelsfall und/oder bei Unsicherheiten wird gehandelt, als ob keine Atmung vorhanden wäre.

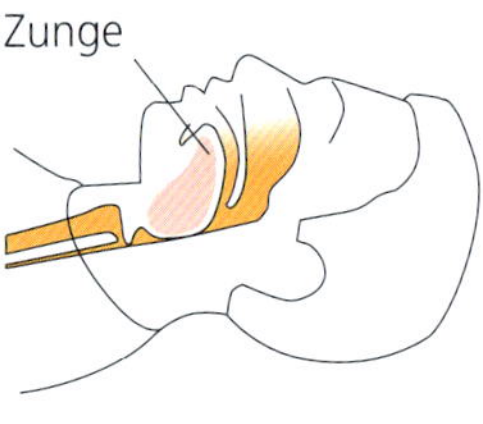

Abb. 2: *Der häufigste Grund für einen verschlossenen Atemweg (Nase, Mund, Rachen) bei dem bewusstlosen Patienten ist die zurückgefallene Zunge.*

Sind die Atemwege (Mund, Rachen, Nase) frei?

- Kopf überstrecken, Mundhöhle kurz inspizieren, offensichtliche Fremdkörper und Erbrochenes wenn möglich entfernen. Vorsicht: Nicht mit den Fingern den Mund der betroffenen Person ausräumen, da Beissgefahr...!
- Halswirbelsäule schienen (Halsschienengriff, SAM® Splint) bei einem Unfallgeschehen mit Verdacht auf Halswirbelsäulen-/Kopftrauma, insbesondere bei Bewusstlosigkeit.

Atmung vorhanden? Ist die Atmung normal?

- Eine normale Atemfrequenz bei einem Erwachsenen ist 12 – 20 Atmungen pro Minute: Hebt sich der Brustkorb symmetrisch?
- Sind auffallende Geräusche hörbar (röcheln, pfeifen)?
- Wenn keine Atmung oder eine Schnappatmung oder eine Zyanose (Blauverfärbung von Lippen und Haut) besteht, soll eine Atemspende versucht werden, wenn dies erlernt und möglich ist. Vorzugsweise wird eine Taschenmaske (Pocket-Mask) gebraucht.

Das Einblasen (Insufflieren) der Ausatemluft des Atemspenders direkt, also in Form einer «Mund-zu-Nase-Beatmung», resp. «Mund-zu-Mund-Beatmung» sollte nicht mehr durchgeführt werden – oder höchstens in Ausnahmefällen (z. B. innerfamiliär, Säugling). Der Grund liegt in der erhöhten Möglichkeit einer Ansteckung insbesondere durch Viren (Hepatitis C, Hepatitis B, HIV, Sars-CoV-2 etc.) und in der Ineffizienz wegen Ekel (oft unbekannte Person, Erbrochenes oder Blut im oder um den Mund).

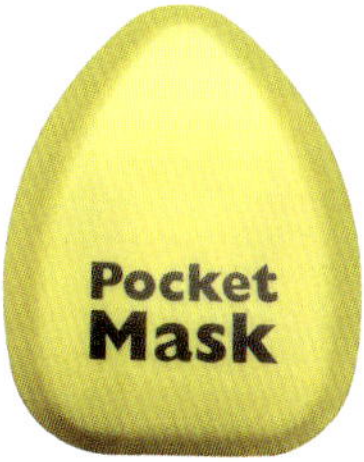

Wenn beatmet wird, soll mittels Taschenmaske (Pocket-Mask» eine so genannte «Maskenbeatmung» durchgeführt werden. Dabei kann die beatmende Person von der «Überkopfposition» (also in Längsachse des Opfers, am Kopf kniend) den Kopf relativ gut in eine entsprechende Position bringen, in der die Atemspende korrekt und effizient appliziert werden kann. Zudem sind die hygienischen Verhältnisse besser.

Fremdkörperaspiration

Bei einer Fremdkörperaspiration (oft bei Kleinkindern, Personen mit Beeinträchtigung oder Betagten) gelangt ein Fremdkörper oder (unzureichend gekaute) Nahrungsbestandteile in den «falschen Hals» (in die Luft- statt in die Speiseröhre). Die Fremdkörperaspiration kann rasch dramatisch werden: Die komplette Verlegung der Atemwege führt zum Tod durch Ersticken.

Beim Bergsport ist ein solches Ereignis bei hastiger Nahrungsmittelaufnahme, zum Beispiel, wenn während des zügigen Wanderns gegessen wird, denkbar. Ist das Abhusten des Fremdkörbers nicht mehr möglich, sollen als nächstes kräftige Schläge auf den Rücken (zwischen die Schulterblätter) gegeben und weiterhin zum Husten animiert werden. Erst wenn das auch nicht hilft, soll das sogenannte «Heimlich-Manöver» durchgeführt werden.

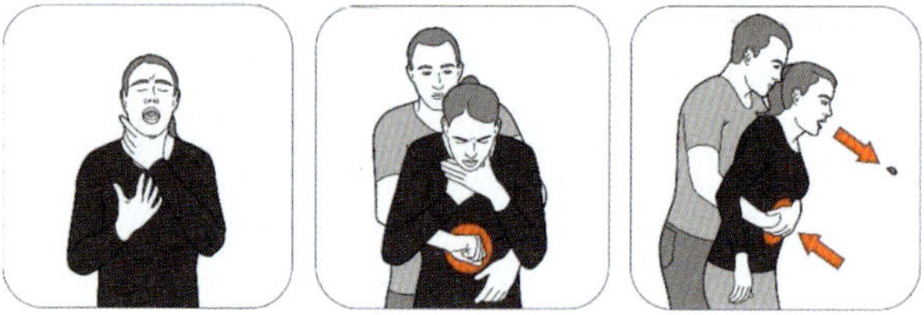

Abb. 3: *Heimlich-Manöver. Durch ruckartiges, kräftiges Drücken des Oberbauches wird eine Druckerhöhung im Brustkorb erzeugt, was den Fremdkörper nach oben mobilisieren soll. Das Heimlich-Manöver darf bei kleinen Kindern nicht angewendet werden. Wird die betroffene Person bewusstlos, werden sofort die Wiederbelebungsmassnahmen nach BLS eingeleitet.*

C (CIRCULATION) KREISLAUF

Auch in den Bergen können sich Notsituationen ergeben, bei denen der Kreislauf stark beeinträchtig ist:

- Schwere, blutende Verletzungen oder auch bei Blutungen «nach innen», wie bei einer Milzverletzung (siehe Seite 36) nach einem Unfall.
- Flüssigkeitsverlust verursacht z. B. durch Erbrechen, Durchfall (auf einem Trekking in fernen Ländern) oder auch bei längerem Schwitzen, sprich einer hohen körperlichen Belastung ohne Flüssigkeitsaufnahme über mehrere Stunden hinweg.
- Grosser Herzinfarkt oder Herzrhythmusstörungen
- Anaphylaktischer Schock bei einer allergischen Reaktion (siehe Seite 89).

Ist der Kreislauf infolge der oben genannten Gründe nicht mehr in der Lage, einen adäquaten Blutfluss aufrecht zu erhalten, spricht man von einem Schock. Patienten im Schock sehen meist bleich-gräulich aus und sind kaltschweissig. Sie sind oft unruhig und verwirrt.

> **!** Wird ein Schockzustand nicht oder zu spät erkannt und behandelt, kann es nach wenigen Stunden zu einem Kreislaufstillstand und zum Tod führen.

Wie ist der Kreislauf?

- Hautfarbe (bleich?) und Hauttemperatur (warm, kalt oder feucht?)
- Puls und Blutdruck können auf einen Kreislaufzusammenbruch (Schockzustand) hinweisen. Der Puls kann an den Schlagadern (Arterien), also am Hals, an den Handgelenken und in den Leisten, getastet werden. Nur Geübte sollen Puls und Blutdruck bestimmen.

Massnahmen:

- Schocklagerung (siehe Seite 45)
- Herzdruckmassage, wenn keine Lebenszeichen

Bei Blutungen:

- Sichtbare Blutungen sollen gestillt werden mittels kräftigem Druckverband, wenn diese Massnahmen nicht genügen, soll ein sogenanntes «Tourniquet» angebracht werden (siehe Seite 49).
- Nicht sichtbare Blutungen/innere Blutungen, zum Beispiel im Brustkorb, im Bauch oder im kleinen Becken können lebensbedrohlich werden und sind präklinisch schwer therapeutisch anzugehen: Mit spezifischen Lagerungen und einer Beckenkompression (siehe Seite 37) kann versucht werden, die Situation zu optimieren. Allerdings braucht das Opfer so schnell wie möglich ein Spital mit entsprechenden Möglichkeiten (chirurgisch, interventionell-angiologisch), um die Blutung zu stillen.

Ein unverzüglicher Transport ins Zentrumsspital kann überlebenswichtig sein bei inneren Blutungen.

Weiter wird im ABCDE-Schema nach neurologischen Auffälligkeiten gesucht: Bewusstseinsstörungen und motorische oder sensible Defizite weisen meisten auf eine schwere Erkrankung/Verletzung des Kopfes und/oder der Wirbelsäule hin und müssen rasch erkannt werden (siehe auch Body Check Seite 28).

D (DISABILITY) AUSFÄLLE

- Wie ist die Bewusstseinslage? Ist das Opfer verhaltensauffällig (verwirrt, desorientiert, agiert)?
- Haben die Pupillen eine seitengleiche Reaktion?
- Sind Ausfälle (Sensibilität, Kraft, Lähmung) erkennbar?

E (ENVIRONMENT/EXPOSURE) UMGEBUNG

Schliesslich soll zum Schluss der strukturierten Beurteilung nach dem ABCDE-Schema die Umgebung (Environment) beachtet und eine Ganzkörperuntersuchung durchgeführt werden. Gerade in alpinem Ambiente können insbesondere Effekte von Kälte (Nässe, Wind), aber auch Wärme (intensive Sonneneinstrahlung) erhebliche Auswirkungen haben, welche die Situation zusätzlich verschlechtern können.
Beim E wird auch nach Verletzungsmustern gesucht (Body Check siehe Seite 28).

ERSTE HILFE MIT BLS (BASIC LIFE SUPPORT)

Vorausgesetzt, die Umgebung ist für die Retter und das Opfer sicher, werden nach dem Alarmieren die Wiederbelebungsmassnahmen (BLS) am Ereignisort eingeleitet. Ansonsten soll eine «Crashbergung» des Opfers an einen objektiv sicheren Ort vorgenommen werden und dort die BLS durchgeführt werden.

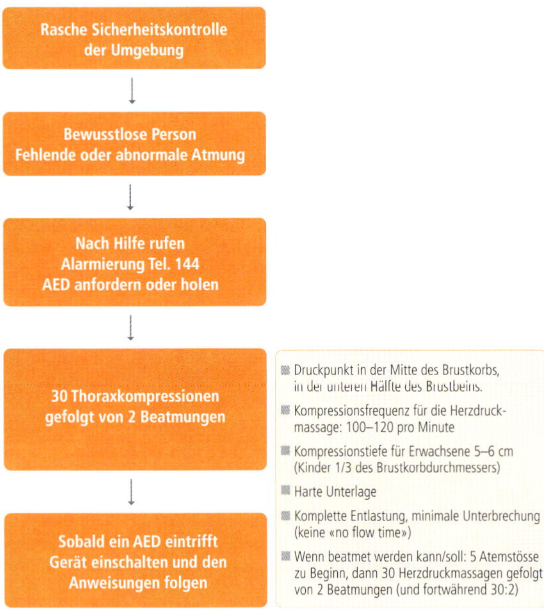

Abb. 4: *Basic-Life-Support (BLS)-Algorithmus.*
Freie Anpassung nach den Swiss-Resuscitation-Council (SRC)-Guidelines 2021

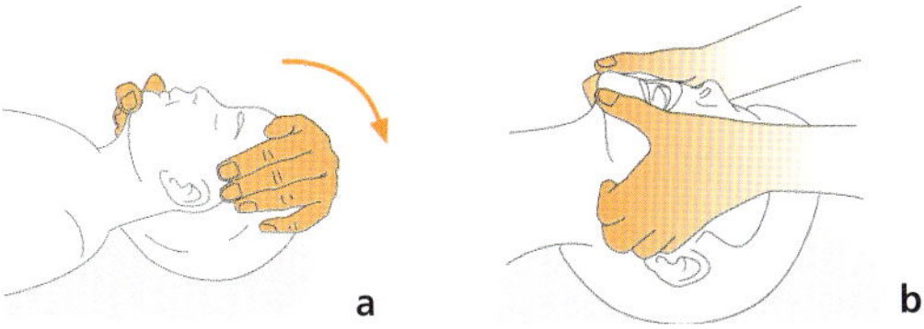

Abb. 5 a und b: *Eröffnen der Atemwege durch a) «Head-Tilt-Chin-Lift» und den b) «Esmarch-Griff». Der «Head-Tilt-Chin-Lift» ist ein Verfahren, mit dem verhindert wird, dass die Zunge die oberen Atemwege blockiert. Das Manöver wird durchgeführt, indem der Kopf bei bewusstlosen Patienten nach hinten geneigt wird, häufig durch Druck auf die Stirn und das Kinn. Beim Esmarch-Handgriff wird der Unterkiefer nach vorn geschoben. Der Esmarch-Griff ist bei Verdacht auf eine potentiell verletzte Halswirbelsäule schonender.*

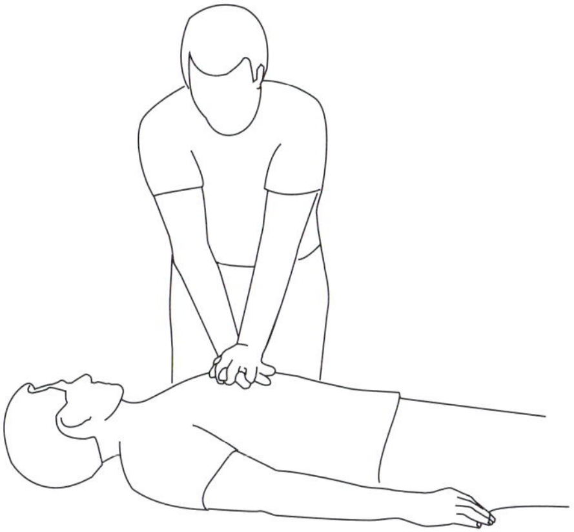

Abb. 6: *Herzdruckmassage: Sitze auf den Knie neben dem Opfer. Druckpunkt in der Mitte des knöchernen Brustkorbes, in der unteren Hälfte des Brustbeines, beide Handballen übereinander, Arme gestreckt, Schultern des Helfers senkrecht über den Händen. Drücke mindestens 5 cm tief, dann volle Entlastung, ohne den Kontakt mit dem Brustbein zu verlieren.*

Das Erlernen und Trainieren der Wiederbelebungsmassnahmen gibt dem Helfer/der Helferin Sicherheit und erhöht die Überlebenschancen des Opfers beträchtlich.

Patientenschaden durch die Herzdruckmassage
Laien könnten zögern, eine Reanimation bei einer nicht ansprechbaren Person zu beginnen, weil sie befürchten, dass die Herzdruckmassage bei einer Person, die sich nicht im Herzstillstand befindet, ernsthaften Schaden verursachen könnte. Diese Befürchtung ist nicht begründet: Bei Hinweisen für einen Herzkreislaufstillstand muss mit Wiederbelebungsmassnahmen begonnen werden, insbesondere auch bei Zweifeln, ob ein Kreislaufstillstand vorliegt.

Durch die Herzdruckmassage kann dem Opfer keinen Schaden zugefügt werden.

Krampfartige Bewegungen von kurzer Dauer im Rahmen eines Herzstillstands sind häufig und können bei Laien Unsicherheit auslösen und sie somit davon abhalten, die lebensrettenden Massnahmen einzuleiten. Im Zweifelfall soll die Herzdruckmassage begonnen werden.

Der automatische, elektrische Defibrillator (AED): AEDs sind auf öffentlichen Plätzen wie auch in öffentlich zugänglichen Gebäuden wie auch in Skigebieten mit entsprechenden Hinweisen zu finden. Das AED-Piktogramm (siehe Abb. 7) ist in der Regel gut sichtbar und leicht erkennbar angebracht.

Bei ca. 75% dieser Patienten besteht nach dem Kreislaufstillstand eine unkoordinierte elektrische Aktivität, die mit einem AED wieder in einen geordneten Herzrhythmus übergeführt werden kann. Der AED gibt laienverständliche Sprachanweisungen, nachdem der Herzrhythmus der Patientin/des Patienten analysiert wurde. Im gegebenen Fall wird die helfende Person aufgefordert, einen Elektroschock abzugeben.

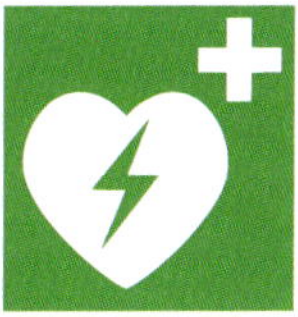

***Abb. 7:** Der AED ist Teil der Herz-Lungen-Wiederbelebung. Je früher dass das Gerät zum Einsatz kommt, desto grösser ist die Wahrscheinlichkeit für ein behinderungsfreies Überleben.*

Beginn und Dauer der Reanimationsmassnahmen

Es gibt nur wenige Gründe, warum Wiederbelebungsmassnahmen gar nicht erst begonnen oder frühzeitig (vor Eintreffen eines professionellen Rettungsdienstes) abgebrochen werden sollen.

- Wenn die Sicherheit der Retter nicht gewährleistet ist, darf die Person dort nicht behandelt werden.
- Liegen mit dem Leben nicht vereinbare, schwerste Verletzungen vor (z. B. abgetrennter Kopf), dann muss nicht mit einer Reanimation begonnen werden.
- Wenn die Retterin/der Retter komplett entkräftet ist nach einer lange durchgeführten Reanimation und keine Aussicht auf Erfolg besteht (z. B. weit und breit kein AED vorhanden), dann kann, wenn möglich nach telemedizinischer Rückfrage, eine Reanimation abgebrochen werden. Dies soll aber nicht der Regelfall sein.

Eine spezielle Situation hinsichtlich der Reanimation stellen sehr stark unterkühlte (hypotherme) Patienten dar: Bei Lawinenopfern oder z. B. Personen in kaltem Wasser können durch die starke Abkühlung keine Lebenszeichen mehr gefunden werden und auch das EKG zeigt keine (offensichtliche) elektrische Aktivität. Dieser Zustand wird «Scheintod» genannt.

- Ein Grundsatz der Retter lautet: Stark unterkühlte Patienten dürfen nicht für tot erklärt werden, bevor sie nicht warm und tot sind. Damit bekommen stark hypotherme, scheintote Patienten die richtige Therapie.
- Die Todesfeststellung bzw. -bestätigung ist eine ärztliche Aufgabe!

1.3 Ganzkörperuntersuchung (Body Check)

Martin Walliser

Grundsätzliches zum Body Check

Nachdem die Vitalfunktionen ABCDE untersucht und mittels Sofortmassnahmen behandelt und stabilisiert wurden (wie im Kapitel 1.2 beschrieben), beinhaltet der sogenannte Body Check die Patientenbehandlung und Betreuung. Wie der Name schon sagt, geht es hier um eine Ganzkörperuntersuchung, die systematisch von Kopf bis Fuss ausgeführt wird.

Ziel des Body Check ist, keine therapiebedürftigen Verletzungen zu verpassen.

Bei früher Alarmierung und kurzer Anflugzeit wird der Body Check meist nicht allzu grosse Sorgen bereiten, da die Profis den Patienten oft schon übernehmen, bevor das ABCDE fertig ist. Bei längeren Wartezeiten oder falls sogar eine terrestrische Rettung durchgeführt werden muss, oder wenn die Betroffenen in abgelegenen Gebieten im Ausland auf sich alleine gestellt sind, sieht es anders aus. Es ist auch klar, dass Laien mit limitierter Ausrüstung bei den Therapiemöglichkeiten stark eingeschränkt sind – es gibt aber einige Verletzungsformen, die lebensbedrohlich sein können, die wir aber auch mit einfachen, improvisierten Mitteln behandeln können. Bei Schwer- und Mehrfachverletzten sowie bei Bewusstlosen ist der Body Check deshalb eine absolute Notwendigkeit. Es empfiehlt sich auch, vermeintlich Leichtverletzte von Kopf bis Fuss anzuschauen.

Bei schmerzhaften Einfachverletzungen kann eine relevante Verletzung (z. B. der Wirbesaule oder der inneren Organe) überdeckt und so verpasst werden.

SYSTEMATISCHER BODY CHECK VON KOPF BIS FUSS

Grundsätzlich wird der Patient vor jeder Untersuchung und Massnahme angesprochen und orientiert! Bei ansprechbarem Patienten hilft seine Auskunft oder Schmerzangabe, um möglichst schnell auf die relevanten Verletzungen zu stossen. Bei nicht ansprechbarem Patienten ist aber die körperliche Untersuchung beim

Body Check umso wichtiger, da möglicherweise wichtige Verletzungen sonst nicht erkannt werden.

Um eine möglichst vollständige Untersuchung zu gewährleisten, empfiehlt es sich, systematisch vorzugehen. Selbstverständlich ist eine derartige Untersuchung am zuverlässigsten und aussagekräftigsten am ausgezogenen Patienten durchzuführen. Im Gelände muss aber situationsgerecht gehandelt werden und eine Auskühlung des Patienten ist nach Möglichkeit zu vermeiden. Häufig müssen wir uns auf eine Tastuntersuchung durch die Kleidung beschränken oder zumindest nur die Körperteile exponieren, bei denen eine Untersuchung in bekleidetem Zustand unmöglich oder nicht aussagekräftig ist. Bei ansprechbarem Patienten kann vor der Untersuchung nach Schmerzen oder speziellen Empfindungen gefragt werden. Im Normalfall erfolgt zuerst eine Untersuchung mit den Augen, bei der unter Umständen schon äussere Blutungen, Fehlstellungen oder Schwellungen festgestellt werden können. Anschliessend erfolgt eine Tastuntersuchung, bei der Schwellungen, Verhärtungen, Fehlstellungen (Gelenke) und schmerzhafte Stellen erkannt werden können. Diese Tastuntersuchung erfolgt mit Vorteil strukturiert und von oben nach unten: Beginn mit Kopf und Hals, anschliessend Brustkasten, Bauch und Becken. Am Schluss werden noch Arme und Beine abgetastet. Diese Tastuntersuchung kann Auskunft geben über innere Verletzungen im Brust- und Bauchbereich, Beckenverletzungen und auch Knochenbrüche. Das Durchbewegen der Arme und Beine zum Abschluss der Untersuchung kann uns Aufschluss über bis anhin noch nicht erkannte Gelenksverletzungen geben. Zu guter Letzt kann der Patient, falls genügend Hilfspersonal zur Verfügung steht, mit entsprechender Vorsicht und korrekter Technik auf die Seite gedreht werden (siehe Abb. 8), damit die gesamte Rückseite des Patienten untersucht werden kann. Diese Massnahme ist gerechtfertigt, falls wir aufgrund des Unfallmechanismus offene Verletzungen oder Blutungsquellen ausschliessen müssen.

Nicht erkannte Blutungen können in diesen Situationen zu schweren Blutverlusten und nachfolgenden Schockzuständen führen.

Der Body Check kann mit einer gewissen Erfahrung in sehr kurzer Zeit (10 – 30 Sekunden) durchgeführt werden, mit einer hohen Wahrscheinlichkeit relevante Verletzungen zu erkennen!

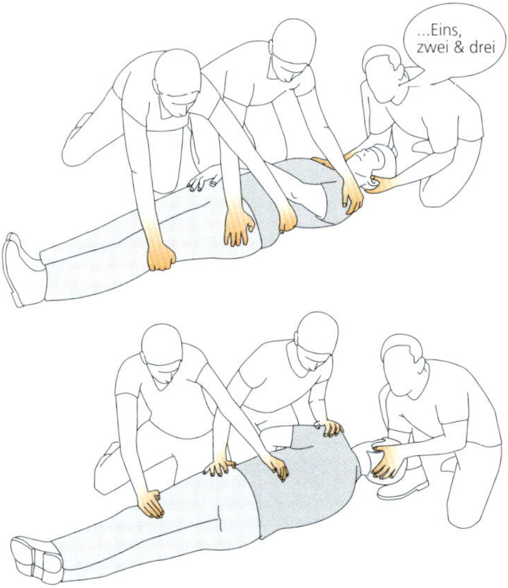

Abb. 8: *Wirbelsäuleschonende Drehung des Patienten, um den Rücken zu untersuchen: En Bloc drehen oder «Logroll». Zu beachten ist der gekreuzte Griff. Der Retter am Kopf gibt das Kommando.*

Anleitung für das folgende Kapitel
In der Folge werden der Body Check sowie die wichtigsten Verletzungen beschrieben. Es werden medizinische und funktionelle Aspekte erklärt, die Diagnostik erläutert und Behandlungsmöglichkeiten aufgezeigt. Diverse Erläuterungen sind für medizinische Laien sicher nicht sehr nützlich, können aber für Leser mit einer medizinischen Vorbildung hilfreich sein und vertiefte, weiterführende Informationen liefern.

Verletzungen an Kopf und Hals

Beginn der Untersuchung am behaarten Kopf. Bei Verletzungen der Kopfhaut können starke Blutungen auftreten, die zu einem beträchtlichen Blutverlust führen können. Falls diese auf der Rückseite lokalisiert sind, werden sie gelegentlich erst spät bemerkt.

Behandlung: Das Anbringen eines Druckverbandes kann am Kopf sehr schwierig sein, möglicherweise ist es am einfachsten, stark blutende Gefässe direkt mit dem Finger abzudrücken.

Augen

Augenverletzungen durch direktes Trauma sind selten. Das Auge ist durch Reflexe und anatomisch sehr gut geschützt. Häufiger sind kleine, unfallbedingte Fremdkörper wie Stein- oder Glassplitter (Brille).

Behandlung: Schwere Augenverletzungen können im Gelände nicht behandelt werden. Ein schützender, sauberer Verband verhindert Verschmutzung und stellt das Auge ruhig. Fremdkörper können vorsichtig mit einem Nastuchzipfel oder einem Wattestäbchen entfernt werden. Der untere Bindehautsack entfaltet sich fast vollständig, wenn man das Unterlid nach unten hält und den Patienten nach oben Blicken lässt. Beim oberen Bindehautsack ist das schon etwas schwieriger, weit oben liegende Fremdkörper können häufig erst nach Umklappen des Oberlids (Augendeckel) entfernt werden – was über ein aufgelegtes Holzstäbchen oberhalb des festen Augendeckels erreicht werden kann.

Schädel-Hirn-Trauma (SHT)

Verletzungen des Gehirns können mit und ohne Fraktur des Schädelknochens einhergehen. Die mildeste Form eines SHT ist die **Gehirnerschütterung** (heutzutage als Leichte Traumatische Hirnverletzung (LTHV) bezeichnet). Sie ist definiert durch eine normalerweise auftretende und bis mehrere Minuten dauernde Bewusstlosigkeit und eine Gedächtnislücke. Zusätzliche Symptome können Übelkeit und Erbrechen sein. Aufgrund der äusseren Untersuchung kann aber über das Ausmass des Schadens am Gehirn kein sicherer Rückschluss gezogen werden. Je nach Energieeinwirkung kann es zu einer Quetschung der Hirnmasse kommen **(Contusio Cerebri)**, unter Umständen mit mehr oder weniger ausgeprägten Einblutungen in die Gehirnmasse **(intracerebrale Blutungen).** Derartige Verletzungen sind meist mit längerer Bewusstlosigkeit einhergehend und können vom Erscheinungsbild her nicht von einer schweren Gehirnerschütterung unterschieden werden.

Es kann im Weiteren zu sogenannten intrakraniellen Blutungen kommen. Die häufigsten Formen sind das **Epiduralhämatom** (Blutung aus einer Hirnhautarterie, meist mit einem Schädelbruch einhergehend). Bei dieser Form der Blutung tritt häufig ein sogenanntes klares (lucides) Intervall auf, der Patient ist nach einer Bewusstlosigkeit wieder wach und ansprechbar, im Verlauf kann sich der Zustand aber schnell verschlechtern, der Patient wird erneut bewusstlos und es kann eine Pupillendifferenz auftreten. Das heisst, dass auf der verletzten Gehirnseite der Druck ansteigt und der Nerv, der für die Engstellung der Pupille verantwortlich ist (III. Hirnnerv, N. Oculomotorius) eingeklemmt wird, die Pupille wird weit. Eine weitere Form einer intrakraniellen Blutung ist das **Subduralhämatom**, das vor allem bei älteren Leuten nicht zwingend mit einem Schädelbruch einhergehen muss. Diese Form zeichnet sich durch eine mehr oder weniger rasch, zunehmende Verschlechterung der Hirnfunktion aus (Eintrübung).

Bei allen Schädel-Hirn-Verletzungen kann deshalb die Untersuchung der Pupillenreaktion wertvolle Hinweise auf den Zustand des Gehirns liefern. Insbesondere beim bewusstlosen Patienten haben wir im Gelände keine andere Beurteilungsmöglichkeit.

Bei schon sofort nach dem Unfall vorliegender Bewusstlosigkeit mit Pupillendifferenz ist deshalb von einer schweren Hirnverletzung auszugehen, vorwiegend auf der Seite mit erweiterter, verlangsamt oder nicht mehr reagierender Pupille. Eine beidseitige Erweiterung der Pupillen kann eine schwere allgemeine Schädigung des Gehirns mit Hirnschwellung bedeuten.

Beidseitig erweiterte Pupillen können aber auch Zeichen eines schweren Sauerstoffmangels ohne zugrunde liegendes SHT sein. Dies kann beispielsweise bei Ateminsuffizienz (siehe A- und B-Probleme, Seite 19) oder schweren Schockzuständen (C-Probleme, Seite 22) vorkommen.

Eine weitere häufige Form von SHT sind die so genannten Schädelbasisbrüche. Diese Frakturen gehen durch die Schädelbasis, welche den Gehirnschädel und den Gesichtsschädel verbindet. Es kann häufig der Austritt von Blut und Gehirnflüssigkeit aus Ohr oder Nase festgestellt werden, eine Bewusstlosigkeit muss nicht vorliegen.

Behandlung des Schädel-Hirn-Traumas: Im Gelände ist eine Behandlung kaum durchführbar. Die besten Resultate werden erzielt, wenn wir die Sauerstoffversorgung (A- und B-Probleme lösen) und die Durchblutung (C-Probleme) des Gehirns aufrecht erhalten können. Unter Umständen kann durch eine Oberkörper-Hochlagerung der Druck innerhalb des Schädels etwas gesenkt werden (siehe Abb. 15).

GESICHTSSCHÄDELVERLETZUNGEN

Verletzungen des Gesichtsschädels gehen häufig mit starken Blutungen einher, die von aussen kaum gestillt werden können. In solchen Situationen ist vor allem beim Bewusstlosen auf den Schutz der Atemwege zu achten, dies kann meist nur durch eine korrekte Seitenlage erreicht werden. Schwellung, Fehlen der normalen Gesichtskontur, Asymmetrien beim Abtasten, Fehlbiss und Krepitation (Knochenreiben) und Doppelbilder können weitere klinische Zeichen für so genannte Mittelgesichtsfrakturen sein.

Behandlung: Lagerung nach Möglichkeit mit erhöhtem Oberkörper, saubere Verbände, Blutstillung (kann schwierig sein).

Weiter geht die Untersuchung mit den Weichteilen des Halses. Schwellungen im Halsbereich oder Verletzung des Kehlkopfes sind Alarmzeichen, die Atemwege des Patienten sind möglicherweise bedroht.

VERLETZUNGEN DER WIRBELSÄULE UND DES RÜCKENMARKES

Beim geringsten Verdacht auf eine Verletzung der Halswirbelsäule (HWS) muss auf einen korrekten Schutz der HWS geachtet werden, um Folgeschäden oder zusätzliche Schädigung bei Transport und Umlagerung oder anderen Massnahmen zu vermeiden. Verdachtsmomente sind in erster Linie ein passendes Trauma (Sturz aus grosser Höhe, Anprall des Kopfes), entsprechende Begleitverletzungen (SHT, Verletzung der Brust- und Lendenwirbelsäule) oder Schmerzangabe im Bereich der HWS. Beim bewusstlosen Patienten ist der Schutz der HWS besonders wichtig (Massnahmen siehe Seite 53), da bei Verlust der Muskelspannung die Verletzbarkeit des Rückenmarkes bei Vorliegen eines instabilen Bruches noch grösser ist.

Beim ansprechbaren Patienten sind Schmerzen und Schwellung der HWS sowie Gefühlsstörungen (Ameisenlaufen, Kribbeln), Gefühlsausfälle oder sogar Lähmungserscheinungen an Armen und Beinen Alarmzeichen und deuten auf eine schon bestehende Schädigung des Rückenmarkes hin (Tetraplegie).

Dies trifft ebenfalls für Verletzungen der Brust- und Lendenwirbelsäule (Paraplegie) zu. Der Einfachheit halber werden die tieferliegenden Wirbelsäulenverletzungen ebenfalls an dieser Stelle erwähnt, wobei diese Strukturen beim Body Check erst ganz am Schluss in Seitenlage (Logroll) gezielt untersucht werden.
Die Ausdehnung und die Lokalisation der neurologischen Störungen können einen Aufschluss über den Ort der Rückenmarksverletzung geben (siehe Abb. 9).

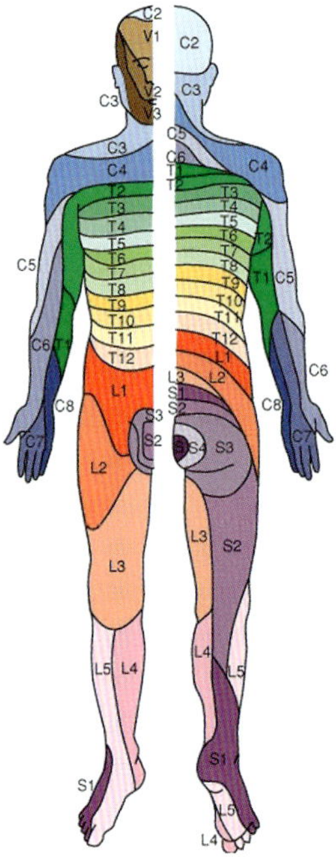

Abb. 9: *Einteilung des menschlichen Körpers in Dermatome: unter Dermatom (griech. «Derma» Haut und «Tomus» Schnitt) versteht man das von einem Rückenmarksnerven (Spinalnerven) innervierte segmentale Hautgebiet. Gefühlstörungen und Missempfindungen ab einem bestimmten Hautareal weisen auf eine bestimmte Höhe der Rückenmarksschädigung hin (Hals- [C], Brust- [T], Lenden- [L], Kreuzbein- [S] Wirbelsäule).*

Zusammen mit einer kompletten Rückenmarksverletzung kann es zu einer Lähmung der Gefässe unterhalb des Querschnitts kommen, bedingt durch den Ausfall der Nerven, welche die Gefässmuskulatur unter Spannung setzen. Dies kann, auch wenn kein Blutverlust vorliegt, zu einem Blutdruckabfall führen. Im Gegensatz zu der häufigsten Schockform durch Blutverlust ist hier die Haut im betroffenen Gebiet nicht kühl und kaltschweissig, sondern warm und trocken, der Puls ist eher langsam. Dieser Zustand wird auch als neurogener Schock bezeichnet und bildet eine Ausnahme unter den Schockzuständen.

Behandlung

Aufgrund der Symptome und der Schmerzen kann keine sichere Aussage über das Ausmass der Rückenmarksverletzung oder die Stabilität der Wirbelsäule gemacht werden. Im Gelände ist deshalb bei vermuteten Verletzungen der Wirbelsäule auf eine möglichst schonende und sichere Lagerung zu achten. Unter Umständen kann der Patient sogar bis zum Abtransport in der vorgefundenen Position belassen werden – falls diese sicher und nicht allzu unangenehm für den Patienten ist, der Abtransport nach kurzer Zeit erfolgen kann und keine Bewusstlosigkeit vorliegt. Allerdings muss ein möglicherweise auftretendes A-Problem schnell gelöst werden können, die Rückenlage oder allenfalls die Seitenlage bieten hier die Besten Interventionsmöglichkeiten und eine Umlagerung – möglichst unter Vermeidung zusätzlicher Schäden – ist oft notwendig! Eine kontinuierliche Überwachung des Patienten bis zum Abtransport ist zwingend.

VERLETZUNGEN DES BRUSTKASTENS (THORAX)

Die Untersuchung des Brustkastens wird bei Schwerverletzten normalerweise schon beim ABCDE durchgeführt. Falls anfänglich kein B-Problem vorliegt, der Patient aber im Verlauf Atemnot oder atemabhängige Schmerzen angibt, muss der Brustkasten ebenfalls untersucht werden.

Allein eine gebrochene Rippe kann aufgrund der Schmerzen zu einer eingeschränkten Atmung führen.

Mehrere gebrochene Rippen oder ein instabiler Thorax (mehrere Rippen an mehreren Orten gebrochen) können zu einer massiven Einschränkung der Atemfunktion führen. Falls es zu Lungenverletzungen kommt (meist durch Rippenbrüche), kann durch Luftaustritt aus den Lungen ein sogenannter **Pneumothorax** entstehen. Das bedeutet, dass sich im normalerweise luftleeren Raum zwischen Lunge und Brustwand Luft befindet und die betroffene Lunge teilweise bis vollständig zusammenfallen kann. Falls diese Luft durch einen inneren Ventilmechanismus unter Spannung gerät, sprechen wir von einem **Spannungspneumothorax**. Die Spannung verdrängt dann auch noch die andere Lunge, das Herz wird unter Druck gesetzt und das Blut kann nicht mehr in den Kreislauf strömen, es kommt zu einer Einflussstauung. Die Zeichen dafür sind extreme Atemnot, rasender Puls und gestaute Halsvenen. Nur die notfallmässige Ableitung der Luft (Nadel / Drainage) kann diese Situation entschärfen. Hier sind Laien ohne entsprechende Ausrüstung und Ausbildung leider mit den therapeutischen Möglichkeiten am Ende. Eine weitere Verletzungsform ist ein **offener Pneumothorax**. Dies kann durch eine Stichverletzung, beispielsweise durch Eispickel oder

Steigeisen, geschehen. Es kann eine Wunde am Brustkasten festgestellt werden, durch die mehr oder weniger Luft und Blut austreten kann. In dieser Situation ist die Ausbildung eines Spannungspneumothorax bei folgendem Verband eher unwahrscheinlich.

Behandlung: Ein luftdichter, möglichst sauberer Verschluss (Plastiksack / Folie) wird über der Wunde auf drei Seiten fixiert (mittels Klebeband oder Tape). So wird das Eindringen von Luft in den Thorax verhindert, der Überdruck kann sich aber selber entlasten: Ventilverband.

VERLETZUNGEN DES BAUCHRAUMES (INNERE ORGANE)

Vor allem bei mehrfach verletzten Patienten kommen häufig zusätzliche Verletzungen im Bauchraum vor. Diese werden oft erst im Verlauf entdeckt, deshalb muss der Bauch beim Body Check sorgfältig untersucht werden.

Schmerzen im Bauchraum können Zeichen für äussere, aber auch für innere Verletzungen sein. Eine Schwellung des Bauches verbunden mit einem «C-Problem» weisen auf eine Organverletzung mit Blutung hin. Am häufigsten sind Verletzungen der Milz und der Leber, es kann aber auch zu Gefässverletzungen im Bauchraum kommen (siehe Seite 162). Diese Verletzungen sind, fern von Spitaleinrichtungen, kaum behandelbar. Bei Verletzung eines Hohlorganes im Bauchraum (Magen-Darm-Trakt) kann es nach einer gewissen Zeit (Minuten bis Stunden, je nach verletztem Abschnitt) zu einer Bauchfellentzündung mit harter Bauchdecke, Abwehrspannung, Fieber und starken Schmerzen kommen.

Behandlung: Bei inneren Verletzungen im Gelände ist die einzige umsetzbare Massnahme eine optimale Lagerung (Schocklagerung mit Entlastung der Bauchdecke) und allenfalls eine Schmerztherapie.

BECKENVERLETZUNGEN

Bei entsprechender Energieeinwirkung (Sturz aus grosser Höhe beim Klettern, Sturz mit hoher Geschwindigkeit beim Skifahren) sind Frakturen des Beckens keine Seltenheit. Die instabilen Beckenfrakturen (mindestens einseitig instabiler Beckenring) können zu grossem Blutverlust und Schockzustand führen. Starke Schmerzen und beim Abtasten zueinander verschiebbare Beckenschaufeln mit mehr oder weniger ausgeprägten Schockzeichen (abhängig vom zeitlichen Ablauf) sind Alarmzeichen.
Die Tastuntersuchung muss meist durch die Kleider hindurch ausgeführt werden. Um sich ein Bild der vorliegenden Beckenverletzung machen zu können, muss man die Symphyse (vorne am Beckenring, direkt vor der Blase) und die Beckenschaufeln (seitwärts am Becken) ertasten können (siehe Abb. 10). Wenn die Symphyse nicht mehr getastet werden kann, haben wir es wahrscheinlich mit einer Beckenringsprengung zu tun. Wenn vorne das Becken aufgerissen ist, muss auch hinten am Beckenring eine Verletzung vorliegen.
Wenn sich die Beckenschaufeln zusammenpressen lassen und hier eine Beweglichkeit festgestellt wird, liegt mit Sicherheit eine Beckenringfraktur vor und wir müssen mit beträchtlichem innerem Blutverlust rechnen.

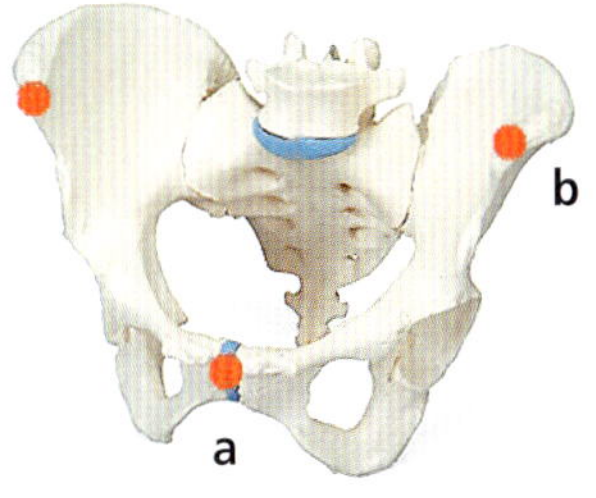

Abb. 10: *Beckenring, Tastpunkte (a = Symphyse, b = Beckenschaufeln).*

Behandlung: Der Bruch (und auch die Schmerzen) finden sich meistens auf der Seite mit verkürztem Bein! Durch Zug am kürzeren Bein und nach innen Drehen der Füsse kann schon eine teilweise Reposition erreicht werden. Das Zusammenbinden der Beine in Innenrotation und mit ca. 10–20° gebeugten Knie- und Hüftgelenken verkleinert schon das Beckenvolumen und den möglichen Raum für eine Einblutung. Der Beckenring soll in dieser Situation noch zusätzlich durch einen Beckenkompressionsverband von aussen komprimiert werden, so lässt sich die Blutung unter Umständen eindämmen oder sogar kontrollieren. Diese Massnahme kann mit Gürteln, Hüfttraggurten oder Klettergurten durchgeführt werden und ist lebensrettend.

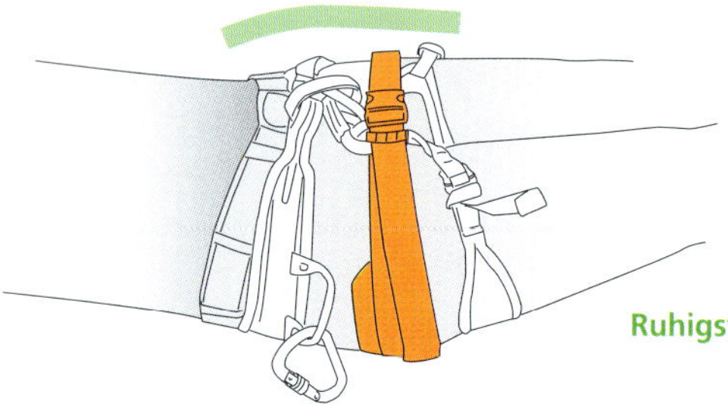

Abb. 11: *Ruhigstellung eines Beckenbruches mit Klettergurt und Hüfttragriemen. Falls nur ein Gurt vorhanden, ist die ideale Position über dem Ende der Oberschenkelknochen (Trochanter-Region). Falls ein zweiter Gurt (z.B. Klettergurt) vorhanden ist, kann dieser über den Beckenschaufeln angelegt werden. Dazu muss er von der «normalen» Lage etwas weiter fusswärts geschoben werden. Die Beine sind auf Knie und Fusshöhe zusätzlich fixiert, Heft- und Kniegelenke leicht gebeugt.*

VERLETZUNGEN DER ARME UND BEIN (EXTREMITÄTEN)

Dies sind die häufigsten Verletzungen überhaupt in den Bergen und führen immer wieder zu Helikopterrettungen, da vor allem bei Beinverletzungen die Gehfähigkeit eingeschränkt oder sogar verloren wird.
Im Kapitel 1.4 erfolgt eine ausführliche Beschreibung verschiedener Massnahmen zur Reposition, Stabilisierung und Fixation verletzter Extremitäten.
Im Folgenden werden einzelne Verletzungsgruppen zuerst allgemein beschrieben. Im Anschluss erfolgt eine detailliertere Beschreibung der häufigsten Verletzungen aus dieser Gruppe von oben nach unten.

KNOCHENBRÜCHE (FRAKTUREN)

Frakturen an Armen und Beinen gehören zu den häufigsten Verletzungen bei Bergsteigern und Outdoorsportlerinnen. Schmerzen, Schwellung, unnatürliche Stellung und Beweglichkeit, Krepitation (Knochenreiben) sind die wichtigsten klinischen Zeichen. Bei Verletzungen des Weichteilmantels über einer Fraktur sprechen wir von einer offenen Fraktur. Je nach Grad der Verschmutzung und der Weichteilschäden verschlechtert sich auch hier die Prognose auch nach korrekt durchgeführter Behandlung (Infektionsgefahr, Heilungsstörungen). Bei der Diagnose ist die Schmerzangabe des Patienten der wichtigste Hinweis. Die Untersuchung erfolgt mit Auge und Tastsinn. Häufig gibt der Seitenvergleich Hinweise auf das Ausmass einer Fehlstellung! Bei offensichtlichen Frakturen mit Fehlstellung ist die Diagnose einfach. Es gibt aber auch Frakturen, die wir nicht so einfach erkennen. Dies kann bei Knochenrissen ohne Fehlstellung der Fall sein.

Behandlung: Bis zur definitiven Behandlung eines Knochenbruches (z. B. Operation) besteht die Behandlung im Gelände aus Geraderichten (Reponieren) eines stark verschobenen Knochens oder Gelenkes, Ruhigstellung und Schmerzbehandlung, wenn Mittel vorhanden (siehe Seite 299). Weitere Massnahmen in der akuten Phase sind, die verletzte Extremität hochzulagern und zu kühlen – so können bis zu einem gewissen Grad die Schmerzen minimiert werden.

Schlüsselbeinbruch

Bei Sturz auf die Schulter oder direktem Trauma kann das Schlüsselbein brechen. Es ist eine häufige Verletzung, die recht schmerzhaft ist, der Arm kann meistens nicht mehr aktiv gebraucht werden. Es ist eine normalerweise harmlose Verletzung, die meist ohne Operation behandelt werden kann. In der Akutphase reicht die Ruhigstellung des Arms (siehe Seite 160).

Ober-, Unterarmbruch

Diese Brüche werden meist durch Stürze verursacht. Schmerzen und Fehlstellung sprechen für sich. Offene Frakturen sind hier eher selten, die Reposition und die Ruhigstellung bereiten meist keine Probleme.

Handgelenksbruch (Speiche – Radius und/oder Elle – Ulna)

Eine der häufigsten Frakturen überhaupt! Offene Frakturen kommen gelegentlich auch vor. Auch hier ist die Reposition unter Zug häufig gut möglich, bei instabilen Frakturen besteht jedoch die Tendenz, dass die Reposition wieder verloren geht. Die Fixation in der besten erreichten Stellung ist auch hier meist unproblematisch. Wichtig sind Hochlagern und Kühlen!

Hand-, Fingerfrakturen

Bei Einklemmungen, Steinschlag oder auch bei Stürzen sind die Hände stark exponiert und offene Frakturen sind häufig. Die Reposition, das Verbinden und die Fixation in einer Finger-Vorderarmschiene stellen uns meist vor keine grossen Probleme. Eine fachärztliche Beurteilung empfiehlt sich jedoch auch bei vermeintlichen Bagatellverletzungen. Frühes Hochlagern und Kühlen kann die immer auftretende Schwellung verzögern.

Oberschenkelbruch

Ein eher seltener Bruch, der meist geschlossen ist, aber durch den möglichen grossen Blutverlust (über zwei Liter) gefährlich sein kann, vor allem wenn noch andere Blutungsquellen vorhanden sind. Die rasche Reposition und Fixation dieser Fraktur kann den Blutverlust minimieren. Die Fixation von aussen ist schwierig, das Zusammenbinden beider Beine scheint in dieser Situation die einfachste Massnahme. Kreislaufüberwachung und allenfalls Schocklagerung sind elementare Zusatzmassnahmen.

Unterschenkelbruch

Dies ist ein häufiger Frakturtyp (Gehen im groben Blockschutt usw.), aufgrund der spärlichen Weichteildeckung sind offene Brüche nicht selten. Die Reposition ist meist gut möglich und es bestehen diverse Fixationsmöglichkeiten, auch mit einfachen Mitteln. Frühe Hochlagerung und Kühlung sind bei diesen Brüchen sehr wichtig.

Sprunggelenksbruch, Malleolarfraktur

Nach der Handgelenksfraktur ist das die häufigste Fraktur. Sie tritt vor allem mit niedrigem Schuhwerk im unwegsamen Gelände, aber auch in hohen Schuhen auf. Offene Frakturen sind nicht selten und gelegentlich kommt es zu einer zusätzlichen Ausrenkung (Luxation) des Sprunggelenkes. In dieser Situation ist eine rasche Reposition besonders wichtig und hilft, den delikaten Weichteilmantel zu schützen.

Wieso soll ein gebrochener Knochen gerichtet und ruhiggestellt werden? Der Körper versucht, einen gebrochenen Knochen mit der Muskulatur zu stabilisieren. Der Muskel zieht sich zusammen und bei jeder Muskelzuckung aufgrund von Schmerzen kommt es zu Bewegungen im Bruch. Diese Bewegungen sind schmerzhaft und zerreissen schon entstandene Blutgerinnsel. Deshalb entstehen bei einem einigermassen gut gerichteten und stabilisierten Knochenbruch weniger Blutungen und weniger Schmerzen. Es kommt auch zu weniger Begleitverletzungen direkt im Bereich des Bruches (Sehnen, Gefässe und Nerven).

VERRENKUNGEN, AUSRENKUNGEN (LUXATIONEN)

Bei einer Luxation springt das Gelenk aus seiner natürlichen Führung und bleibt in dieser Stellung fixiert. Es sind relativ häufige Verletzungen und es gibt Gelenke, die häufiger luxieren als andere, obwohl grundsätzlich jedes Gelenk bei entsprechender Energieeinwirkung luxieren kann. Meistens treten Begleitverletzungen auf, im einfachen Fall eine Überdehnung/Zerrung der Gelenkkapsel, häufig aber kommen Risse von Gelenkkapsel und stabilisierenden Bändern dazu, manchmal sogar Nerven- oder Gefässschäden. Deshalb ist jede Luxation eine ernstzunehmende Verletzung, die auch nach erfolgreicher Reposition von einem Spezialisten beurteilt und einer entsprechenden Nachbehandlung zugeführt werden muss.

Die Luxationen und deren Behandlung werden im Kapitel 1.4 Erweiterte Erste Hilfemassnahmen auf Seite 59 aufgeführt.

VERSTAUCHUNGEN

Verstauchungen sind mehr oder weniger ausgedehnte Gelenkverletzungen, die unter Umständen nur gezerrte oder angerissene Gelenkkapseln und Bänder mit entsprechender Schwellung und Schmerzen zur Folge haben – sozusagen missglückte Luxationen. Es können aber eine Vielzahl von Strukturen im und um das Gelenk verletzt sein. Im Gelände können wir meist nicht viel über zusätzliche Knorpelschäden, Knochenrisse oder Weichteilverletzungen sagen. Das Gelenk ist eben verstaucht, geschwollen, schmerzhaft und häufig nicht mehr belastbar.

Behandlung: Eine Ruhigstellung ist bei ausgeprägtem Befund sicher nicht falsch, insbesondere wenn der Verdacht auf eine Fraktur im Raum steht. Ansonsten kann man ausser Hochlagern, Kühlen, Schmerztherapie und Schonung des betroffenen Gelenkes nicht viel anbieten. Es empfiehlt sich, eine fachärztliche Beurteilung zu Ausschluss von Begleitverletzungen durchzuführen.

WEICHTEILVERLETZUNGEN (HAUT, MUSKELN, SEHNEN)

Lokalisierte Schmerzen und Funktionsausfälle nach Trauma können Verletzungen von Muskulatur oder Sehnen bedeuten. Gelegentlich führen sie zur Gehunfähigkeit, häufig treten diese Verletzungen an der unteren Extremität auf. Welche Strukturen genau verletzt sind, finden wir im Gelände meistens nicht heraus, eine Evakuation drängt sich aufgrund der Gehunfähigkeit auf. Hochlagern, Kühlen und Schmerztherapie ist das einzige, was wir im Gelände anbieten können, eine Ruhigstellung kann hilfreich sein, falls beispielsweise der Streckapparat eines Beines nicht mehr funktioniert und das Bein nicht mehr kontrolliert werden kann.

1.4 Erweiterte Erste-Hilfe-Massnahmen

Martin Walliser

Einführung

Stellen Sie sich vor, Sie sind mit einigen Freunden auf dem klassischen Trekking zum Everest Base Camp im Khumbutal in Nepal. Es ist keine medizinisch geschulte Person in der Gruppe. Während des Anstiegs gibt es keine nennenswerten Probleme und die Gruppe denkt, dass die reichhaltige Apotheke wohl doch überflüssig war... Beim Abstieg kommt die Gruppe etwas in Zeitnot und forciert das Tempo. Da macht ein Teilnehmer plötzlich einen Fehltritt, stürzt über den Wegrand hinaus zehn Meter ins steile Geröll hinunter. Er bewegt sich nach dem Sturz nicht, antwortet nicht, blutet aus mehreren Wunden und sein rechter Fuss ist grotesk rechtwinklig abgebogen.
Eine ähnliche Situation kann sich auch in den Schweizer Bergen bei schlechtem Wetter ergeben. Was kann man in einer solchen Situation, in der man auf sich alleine gestellt ist, tun? Einige Punkte werden in der Folge behandelt:

- Lagerungen von Verletzten und Erkrankten
- Wund-, Deck- und Stützverbände
- Geraderichten und Ruhigstellen von verschobenen Knochenbrüchen, Einrenken von verrenkten Gliedmassen (Reposition)

- Transportvorbereitung und improvisierte Transportarten
- Bemerkungen zum Notbiwak

LAGERUNGEN

Spezielle Lagerungen dienen dazu, beim Warten auf die Rettung die medizinische Situation des Patienten möglichst zu verbessern, zusätzliche Gefährdung zu vermeiden und es dem Patienten so bequem wie möglich zu machen.

- Bevor ein Patient in eine stabile Seitenlage gebracht wird, muss der Helfer absolut sicher sein, dass der Patient noch atmet! Die stabile Seitenlage (siehe Abb. 12) nur beim sicher atmenden Patienten anwenden, im Zweifelsfall unverzüglich mit den Wiederbelebungsmassnahmen (BLS, siehe Seite 24) beginnen.
- Den gesunden Menschenverstand walten lassen: Man sollte einen Patienten nur dann in der Absturzposition liegen lassen, wenn er sicher atmet und wenn die organisierte Rettung innert kürzester Zeit kommen wird – diese vertretbare Zeitspanne hängt vom Wetter (Kälte, Wind) und ebenso vom Ort (Sturz beim Klettern ganz in der Nähe einer SAC-Hütte) ab. Die Beurteilung eines Patienten ist in Rückenlage am zuverlässigsten durchführbar, ebenfalls können die Atemwege so am einfachsten freigehalten werden.
- Freie und sichere Atemwege haben absoluten Vorrang: Es muss darauf geachtet werden, dass der Patient frei atmen kann; wenn durch den Sturz der Kopf stark nach vorne gebeugt daliegt und der Patient geräuschvoll atmet («karchelt»), muss der Kopf vorsichtig im Nacken gestreckt werden und so festgehalten oder fixiert werden, bis die Rettung kommt. Ebenfalls sollte man schnell eingreifen können, falls eine Änderung des Zustandes erfolgt (z. B. Drehen des Patienten bei Erbrechen).
- Wenn der Patient wach und ansprechbar ist, wählt er die Stellung, die ihm am angenehmsten ist. Immer den Patienten fragen, wie er es haben möchte. Patienten mit Asthmaanfall, Atemschwierigkeiten in der Höhe oder Verdacht auf Herzinfarkt bevorzugen beispielsweise häufig eine Lagerung mit angehobenem, also aufrechtem Oberkörper. Patienten mit Bauchschmerzen oder Bauchverletzungen ziehen von sich aus die Beine an, um die Spannung von der Bauchdecke zu nehmen (siehe Abb. 13).

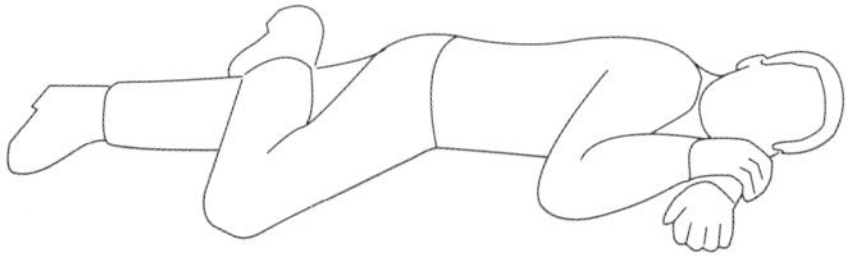

Abb. 12: *Seitenlagerung: Der Kopf muss leicht überstreckt werden und kann auf eine Unterlage gelagert werden (Jacke). Das Gesicht muss schräg nach unten gerichtet sein (tiefster Punkt).*

Bewusstlose Patienten

Bei Bewusstlosen, die auf dem Rücken liegen, ist die Sicherheit der Atemwege nicht gewährleistet. Das Zurückfallen der Zunge kann die Atemwege derart verlegen, dass der Patient erstickt. In Rückenlage können durch leichten Zug am Kinn und leichtes Kippen des Kopfes nach hinten die Atemwege freigehalten werden. In dieser Position kann die Atmung am einfachsten überwacht werden und der Beginn einer Reanimation wird nicht verzögert. Zusätzlich wird der Body Check und die Versorgung von weiteren Verletzungen ebenfalls normalerweise in Rückenlage durchgeführt.

Bei (wiederholtem) Erbrechen, wenn Blut oder Sekret in den Rachen fliesst oder wenn der Patient nicht lückenlos überwacht werden kann, soll der Patient früh in eine stabile Seitenlage gebracht werden.

Bei schockierten und bewusstlosen Patienten kann die Durchblutung der lebenswichtigen Organe dadurch verbessert werden, dass man in der stabilen Seitenlage einen Rucksack unter die Beine legt (modifizierte Schocklagerung, klassische Schocklagerung siehe Abb.14). Auch kann die Hanglage genutzt werden, um die Beine etwas höher als den Rumpf zu lagern – ca. 10° genügen.

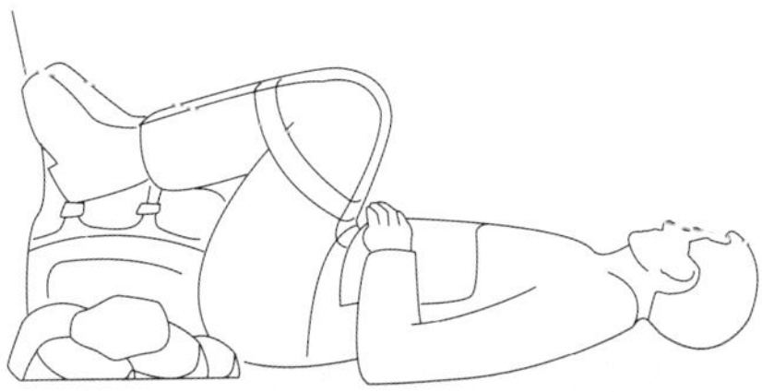

Abb. 13: *Bauchverletztenlagerung: In leichten Fällen ist es auch möglich, dass der Patient auf dem Rücken liegt (Oberkörper erhöht, Beine angewinkelt). Das Anziehen der Beine entspannt die Bauchdecke und vermindert somit den Schmerz.*

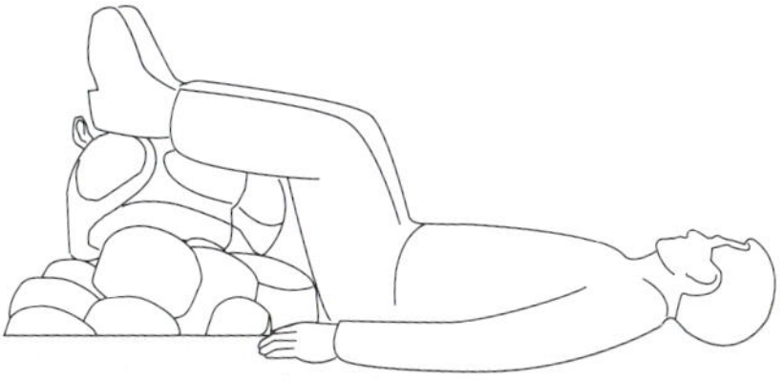

Abb. 14: *Klassische Schocklagerung: Patient liegt in der Regel auf dem Rücken, die Beine ca. 30° erhöht bei Flachlagerung von Oberkörper und Kopf. Bei nicht bewusstlosen Schock-Patienten mit Atemnot, Brustverletzung, Schädelverletzung oder Herzinfarkt ist Hochlagerung des Oberkörpers angezeigt.*

Bewusstlose, atmende Patienten, bei denen man eine Verletzung des Brustkorbes und/oder der Lunge befürchtet (Bluthusten, offene Wunden über dem Brustkorb) und die man in die Seitenlage bringen muss, weil sie erbrechen oder allein gelassen werden müssen, sollte man auf die verletzte Seite legen, damit Blut oder Sekret nicht auch noch in die gesunde Lunge fliessen kann.

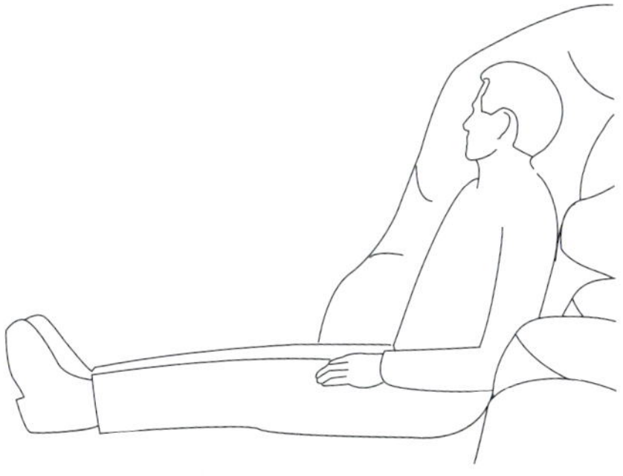

Abb. 15: *Oberkörper-Hochlagerung.*

Lagerung bei Verletzung der Wirbelsäule

Bei wachen und ansprechbaren Patienten kommt der Verdacht auf Wirbelsäulenverletzung meist durch die Schilderung von Symptomen wie Gefühlsstörungen, Lähmungen und starke Schmerzen im Bereich der Wirbelsäule auf. Die Patienten müssen möglichst sicher gelagert werden, um zusätzliche Verletzungen zu vermeiden. Bei der Umlagerung in die flache Rückenlage müssen unbedingt Torsionsbewegungen (Verdrehen) der Wirbelsäule vermieden werden (Drehen en bloc, siehe Abb. 8).

Bei Bewusstlosen ist die Situation viel schwieriger einzuschätzen. Von einer Verletzung der Wirbelsäule muss bei entsprechender Energieeinwirkung (Sturz aus mehr als drei Meter Höhe, Treffer eines schwereren Steins auf den Helm usw.) grundsätzlich ausgegangen werden und insbesondere die Halswirbelsäule muss in derartigen Situationen konsequent geschützt werden (siehe Seite 53). Da die Sicherheit der Atemwege absoluten Vorrang hat, wird ein bewusstloser Patient auch bei gesicherter Rückenverletzung in Seitenlage gebracht, wenn er erbricht oder nicht lückenlos überwacht werden kann.

ALLGEMEINE VERBÄNDE

Verbände dienen zur Abdeckung von Wunden, zur Blutstillung und auch zum Schutz vor weiteren Verschmutzungen. Sie können auch zur Ruhigstellung von Gliedmassen verwendet werden.

Einige Verbände kann man leicht improvisieren: Jeder hat sich schon ein Taschentuch um den verletzten Finger gebunden: Schnürsenkel, Ersatzkleider, Hosengurte, Skiriemen sind ab und zu wertvolle Hilfsmittel.

Ein Verband muss nicht «schön», sondern zweckmässig sein. Auch muss darauf geachtet werden, dass der Verband die Blutzirkulation nicht einschränkt.

Wundverbände bei Blutungen

Eine oberflächliche Hautverletzung, die nicht stark oder lange blutet, kann mit einer möglichst sauberen Kompresse (Gazekompresse, sauberes Taschentuch, Bindenanfang) abgedeckt werden und mit einem nicht zu straffen Verband auf der Wunde fixiert werden (z. B. Dreiecktuch-Verbände siehe Abb. 16).

> Mit einem einfachen **Dreiecktuch** kann man zweckmässige Notverbände anlegen. Es eignet sich vor allem zum Abdecken eines grossflächigen Wundgebietes, das damit vor weiterer Verschmutzung geschützt wird.

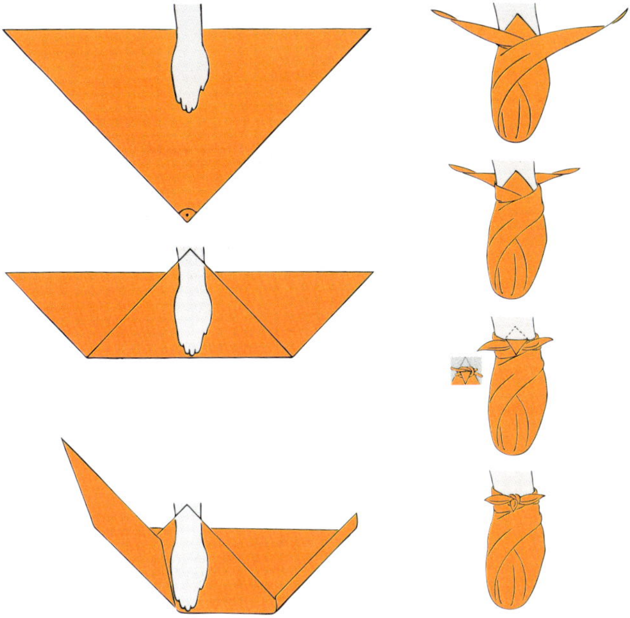

Abb. 16: *Hand oder Fuss so auf das Tuch legen, dass die Mitte der Basis weit oberhalb des Handgelenkes oder der Ferse zu liegen kommt (es bildet sich sonst eine offene Tasche). Die Tuchspitze zum Gelenk umgeschlagen und einknoten.*

Tiefe Verletzungen wie Stich- oder Schnittverletzungen (vor allem an der Hand) sollten sauber abgedeckt und verbunden werden und so schnell als möglich fachärztlich beurteilt werden (möglichst innerhalb der ersten sechs Stunden).

Bei starken Blutungen geht es darum, den Blutverlust möglichst gering zu halten – das heisst, die Blutung muss möglichst rasch gestillt werden. Bei kräftigen Blutungen sollte man direkt mit den Fingern oder der Faust in die Wunde drücken und so die Blutung sofort möglichst schnell zu kontrollieren. Blutungen am Stamm (Kopf, Rücken, Gesäss) sind in der Praxis häufig und die Stillung einer Blutung ist schwieriger als an Armen und Beinen. Glücklicherweise betreffen die Blutungen am Stamm meist keine grösseren Gefässe. Bei Blutungen an den Extremitäten kann durch Hochlagern und allenfalls durch das Abdrücken der zuführenden Arterie am Oberarm oder

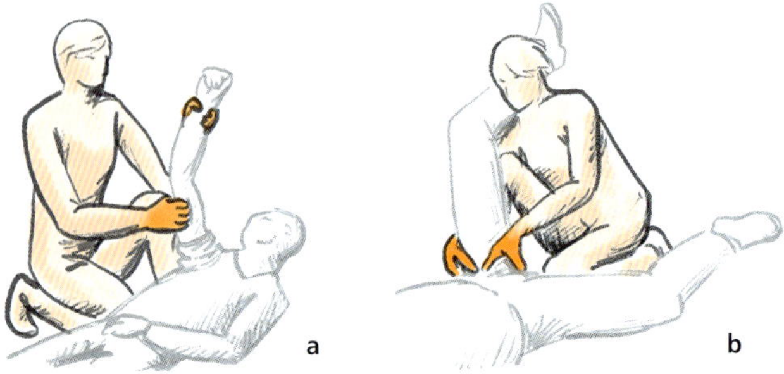

Abb. 17a–b: *Druckpunkte und Hochlagerung: a) Oberarmschlagader am Oberarm auf der Innenseite (in der Furche zwischen Beuge und Streckmuskeln) mit vier Fingern gegen den Knochen drücken. b) Oberschenkel-Schlagader in der Leiste mit beiden Daumen oder der Faust gegen das Schambein drücken.*

in der Leiste die Blutung noch schneller kontrolliert werden. Bei Schnitt- und Risswunden kann man die Wundränder seitlich zusammendrücken. Bei Wunden der Kopfhaut, die stark bluten, stillt man die Blutung sofort, indem man mit der flachen Hand draufdrückt. Diese ersten Massnahmen können auch durch den Patienten selber durchgeführt werden und müssen so lange aufrechterhalten werden, bis das notwendige Verbandsmaterial bereitgestellt ist.
Nach der ersten Blutstillung müssen stark blutende Wunden an Gliedmassen mit einem Druckverband versehen werden.

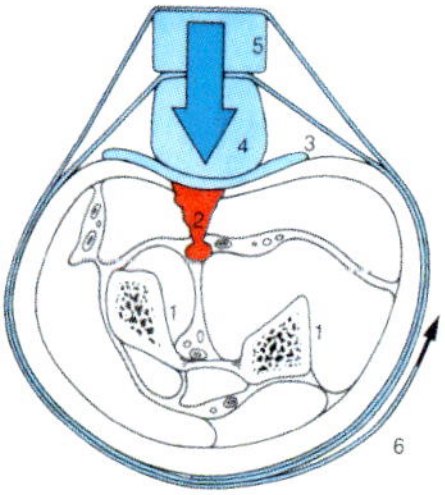

Abb. 18: *Druckverband: 1 Knochen, 2 Wundgebiet, 3 Kompresse, 4 erstes Druckpolster, 5 allenfalls zweites Druckpolster, 6 Bindetouren (wenn möglich elastische Binde)*

Druckverband

Eine oder zwei straffe Bindentouren werden über die Wunde geführt und darauf ein der Grösse der Wunde angepasster harter Gegenstand (Stein, gerollte Binde ...) gelegt und wieder mit mehreren straffen Bindentouren festgehalten. Der Druck muss möglichst nur auf die Wunde wirken und sollte den Blutfluss im Glied nicht völlig abdrücken: Pulssuche! (Handgelenk, Fussrücken, Innenseite des Fussglenkes etwas unterhalb des Innenknöchels). Wenn man den Puls nicht mit Sicherheit spürt oder wenn Gefühlsstörungen auftreten, sollte man den Verband leicht lösen, ohne den ganzen Verband zu öffnen. Es ist von Vorteil, die Zeit zu notieren, wann der Verband angelegt wurde.

> Bei Druckverbänden ist entscheidend, dass noch Blut unter dem Verband durchfliessen kann, damit der entferntere Teil der Gliedmasse durchblutet bleibt. Die Stillung der Blutung hat aber in jedem Fall Priorität, auch wenn es nicht möglich ist, die peripheren Pulse zu erhalten.

Abbinden der Gliedmasse (Arm, Bein) mittels Tourniquet

Das Abbinden einer Gliedmasse kann sinnvoll sein, wenn die vorangegangenen Massnahmen (direkte Kompression der Blutung, Druckverband) nicht ausreichend waren. Beim Abriss (Amputation) einer Extremität (z. B. bei einer Seilschlaufe bei einem Sturz) oder wenn eine Gliedmasse eingeklemmt ist (z. B. unter einem schweren Stein) und eine langwierige Bergung bevorsteht und die Blutung nicht anders angegangen werden kann, ist der primäre Gebrauch eines Tourniquets eine Option.

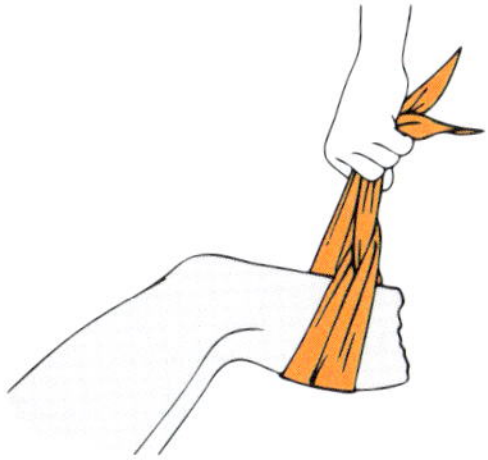

Abb. 19: *Torniquetverband: Anbringen möglichst nahe der Verletzung (maximal eine Handbreite herzwärts der Verletzung) und nicht direkt über den Gelenken. Die Abbindung bleibt bis zur ärztlichen Behandlung bestehen, wenn immer es möglich ist. Bei längeren Wartezeiten kann es sinnvoll sein, nach jeweils 60–90 Minuten die Abbindung vorsichtig und langsam zu lockern, um die Durchblutung der Extremität wieder zu ermöglichen. Oft kann dann die fortbestehende Blutung mit einem Druckverband gestillt werden. Ist die Blutung immer noch zu stark, muss wieder abgebunden werden. Zeit notieren!*

BEHANDLUNG BEI AMPUTATIONEN

Im Falle einer Amputation ist die Blutstillung das wichtigste Anliegen. Das Abbinden erfolgt eine gute Handbreit über, also herzwärts der Wunde und es muss darauf geachtet werden, dass keine einschnürenden Materialien (Schuhbänder, Reepschnur) verwendet werden, um einen Gewebsschaden zu vermeiden. Eine elastische Binde, ein Gürtel oder beispielsweise ein auf 4 bis 5 cm Breite zusammengelegtes Dreieckstuch können dafür verwendet werden, damit kann man mittels Drehverschluss kontrolliert den Druck aufbauen bis die Blutung aufhört (oder siehe Abbildung 19). Beim Abriss kleinerer Körperteile wie Finger, Zehen oder Ohren blutet es zu Beginn oft gar nicht so stark, die Blutung kann meist mittels direktem Finger- oder Handdruck kontrolliert werden.

Vorgehen: Die Zeit des Unfalls notieren, die Rettung mit der entsprechenden Angabe aufbieten und eventuell noch vorhandene Körperteile einsammeln und einfach trocken in einem sauberen Tuch dem Patienten mitgeben. Wenn möglich soll der abgetrennte Körperteil kühl gelagert werden, ohne jedoch Frostschäden zu verursachen. Durch korrekte Massnahmen kann der Gewebsschaden durch Sauerstoffmangel begrenzt werden und eine Replantation ist theoretisch noch mehrere Stunden möglich.

Auf keinen Fall darf das Amputat direkt mit Schnee oder Eis in Berührung kommen. Wenn dichte Plastiksäcke und Schnee vorhanden sind, legt man das Amputat in einen Plastiksack, welcher wiederum in einem Sack liegt, der halb mit Wasser und halb mit Eisstücken oder Schnee gefüllt ist.

WUNDDESINFEKTION

Kleinere Wunden, insbesondere an der Hand, können durchaus lokal desinfiziert werden, falls ein Desinfektionsmittel vorhanden ist. Bei grossflächigen oder tiefen Wunden macht es aber wenig Sinn, hier ist die ärztliche/chirurgische Behandlung im Vordergrund. Die Wundbehandlung in grösseren Höhen (Expedition, Trekking) ist schwieriger; aufgrund des tieferen Sauerstoffgehaltes im Gewebe und auch einer oft verzögerten Behandlung steigt das Infektrisiko an.

SPEZIELLE VERBANDSTECHNIKEN

Stützverband mit elastischen Binden: Im Bergsport sind Verstauchungen und Gelenküberlastungen keine Seltenheit. Beim Skitourengehen oder Skifahren zum Beispiel kommen Verletzungen des Kniegelenkes oder Daumengelenkes (Skidaumen) häu-

fig vor. Wenn die Verletzung als nicht allzu schwer eingeschätzt wird und der Patient noch gehen und/oder Skifahren kann, kann das verletzte Gelenk mit einer elastischen Klebebinde oder einer einfachen elastischen Binde so gestützt werden, dass die Abfahrt noch einigermassen schmerzfrei möglich ist.
Es gibt unendlich viele Verbandstechniken. In spezifischen Kursen (zum Beispiel Samariter- und Nothelferkurse) können diese Techniken gelernt und geübt werden. Entscheidend ist dann meist, was für Verbandsmaterial vor Ort aufgetrieben werden kann.

Stützverband mit Taping: Mit einem unelastischen «Tape» (z. B. Leukotape®) kann man verletzte Gelenke so stabilisieren, dass ein Weitergehen möglich wird. Ausserdem kann man damit Brüche von Fingern und Zehen stabilisieren. Am besten eignet sich ein 3,75 cm breites Tape dazu. Die behaarte Haut wird mit Vorteil vor Anlegen des Verbandes rasiert und gut getrocknet. Vor Expeditionen und Trekkings kann man zu Hause einen Testverband anlegen, um zu sehen, ob man den Klebstoff auf der Haut erträgt.

Auch für Taping-Techniken gibt es spezifische Kurse oder man kann sich das von einer Fachperson zeigen lassen. Im Anschluss nur ein paar wichtige Punkte:

- Falls Finger oder Zehen miteinander verbunden werden (sogenanntes Buddy-Taping, ein verletzter Finger wird an einen oder zwischen zwei gesunde Finger fixiert) muss darauf geachtet werden, dass nicht Haut auf Haut liegt. Eine Gaze oder ein textiles Polster soll vor dem Tapen eingelegt werden.
- Da die Tape-Bänder in Längsrichtung kaum dehnbar sind, muss darauf geachtet werden, dass diese nicht komplett um eine Gliedmasse herumgehen. Falls es zu Schwellungszuständen kommt, kann die Blutversorgung behindert werden.
- Ein Tape kann mehrere Tage belassen werden, sofern die Haut darunter dies gut erträgt und nicht aufgrund von zu viel Feuchtigkeit einweicht. Ansonsten muss eine Tape-Pause gemacht werden, damit sich die Haut wieder erholen kann.

RUHIGSTELLUNGEN UND SCHIENEN (IMMOBILISATION UND FIXATION)

Grundsätzliches zu Ruhigstellungen

Eine korrekte Schienung von Knochenbrüchen verhindert weitere Zusatzverletzungen durch die scharfen Bruchränder der Knochen, die im Weichteilmantel Nerven, Blutgefässe, Sehnen und Muskeln verletzen können. Zusätzlich ist eine ruhiggestellte Fraktur weniger schmerzhaft für den Verletzten.
Die an Hand und Vorderarm wie auch an Fuss und Unterschenkel liegenden Verletzungen können recht gut mit Schienenmaterial oder auch mit improvisiertem Material fixiert werden.

Für die näher am Körper liegenden Verletzungen eigenen sich Ruhigstellungen am Körper (mit Hilfe von Kleidungsstücken bei Arm-Schulterverletzungen oder durch Fixation eines Beines am unverletzten Bein) ausgezeichnet und sind ohne grossen Materialaufwand möglich.

> Die Ruhigstellung und Fixation eines verletzten Körperteils ist die wichtigste Massnahme zur Schmerzbekämpfung im Gelände.

Improvisiertes Material

Falls keine Apotheke im Rucksack ist und auch das Verbandsmaterial fehlt, muss man improvisieren. Kleidungsstücke, Ersatzwäsche oder andere verfügbare Textilien können eingesetzt werden, um zu verbinden und um Schienen zu fixieren. Es versteht sich von selbst: Je sauberer desto besser. Auch Schienenmaterial kann oft improvisiert werden mit Ausrüstungs Material, das wir dabei haben (Skifelle, Klettergurt, Beckentraggurt des Rucksacks, Seil- und Bandschlingenmaterial, Skistöcke und vieles mehr).

Vorgefertigtes Schienenmaterial

Zur Fixation und Stabilisation von diversen Verletzungen im Gelände eignet sich der SAM® Splint sehr gut. Er ist leicht und kann beispielsweise gefaltet im Rückenteil des Rucksacks mitgenommen werden.

> Der SAM® Splint wurde durch Dr. Sam Scheinberg, einem amerikanischen Orthopäden, vor mehr als 30 Jahren erfunden. Er besteht aus einem 0,3 Millimeter starken Streifen aus Weichaluminium, eingebettet in zwei Schichten aus geschlossenzelligem Schaumstoff.

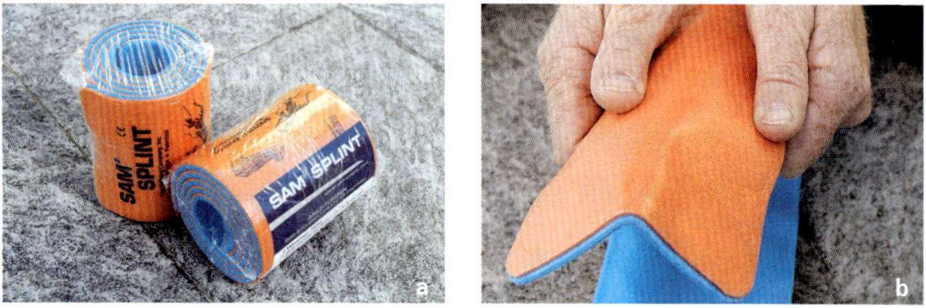

Abb. 20 a–b: *SAM® Splint: Die Stabilität der Schiene wird durch eine halbröhrenförmige Vorbiegung erreicht.*

Halswirbelsäule (HWS)

Als Prinzip gilt, dass jedes bewusstlose Unfallopfer einen Bruch im Bereich der Halswirbelsäule (HWS) hat – bis zum Beweis des Gegenteils.

Durch die korrekte Immobilisation der Halswirbelsäule werden beim Bewusstlosen unter anderem die Atemwege offen gehalten.
Der SAM® Splint erlaubt eine schnelle, improvisierte Immobilisation der HWS. Ein Helfer stabilisiert den Kopf und die HWS gemäss Abb. 21. Grobe Kleidungsstücke werden etwas gelockert (oder aufgeschnitten) – dünnere Kleidungsstücke können ohne Weiteres in die SAM®-Splint-Immobilisation hineingenommen werden.

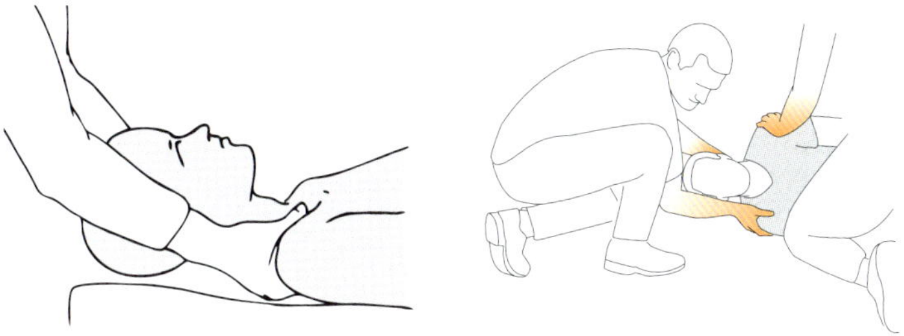

Abb. 21: *Der Hals-Schienengriff wird angewendet, wenn der Patient umgelagert werden muss (zum Beispiel aus der Bauchlage), bevor der Halskragen angelegt wird. Er verbindet den Schultergürtel mit dem Kopf und schient so den Hals. Eine Schiene kann ohne den Griff zu wechseln oder loszulassen angelegt werden.*

Der Patient liegt auf dem Rücken (in Seiten- oder Bauchlage ist es viel schwieriger!). Ein Ende des flach gedrückten SAM® Splints wird unter Nacken und Kinn durchgeschoben und satt am Hals angezogen. Dabei muss der Helfer, der den Kopf hält, das Geraderichten (nicht gewaltsam überstrecken) des Halses erlauben.
Der Rest des SAM® Splints wird satt um den Hals herumgewickelt und am besten mit einem Kleber oder einer Bindentour gefestigt (siehe Abb. 22).

Wichtig: Der SAM® Splint soll so nahe wie möglich am Körper liegen und das Kinn soll über dem SAM® Splint auf dem Brustbein/den Schlüsselbeinen abgestützt werden. Idealerweise wird er unter der Jacke und den Wärmeschutzschichten durchgezogen, diese können dann meist wieder verschlossen werden (Reisverschlüsse). Dies gewährt einen guten Schutz des Patienten auch gegen Wärmeverlust!
Wenn bei Patienten, die nicht bewusstlos sind, Druckstellen spürbar sein sollten, können diese leicht durch Ausbiegen des Materials erträglich gemacht werden.

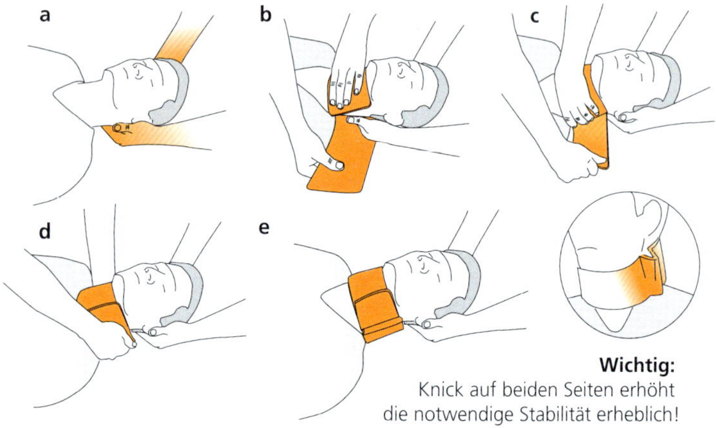

Abb. 22 a–e: *HWS-Fixation mit SAM® Splint. Der Rand unterhalb vom Kinn kann bei Bedarf etwas ausgebogen werden.*

In den letzten Jahren ist man in der professionellen Rettung von einer all zu rigorosen Fixation der Halswirbelsäule eher abgekommen, einerseits wegen möglicher Lageruungsschäden und andererseits weil die Fixation vom wachen Patienten oft als sehr unangenehm empfunden wird. Bei nicht korrekter Anwendung werden zudem die Atemwege einschränkt und die Ruhigstellung ist oft ungenügend.

Eine klare Notwendigkeit zur Fixation der Halswirbelsäule besteht aber, wenn folgende Bedingungen erfüllt sind:

- Bewusstloses Unfallopfer mit grosser Energieeinwirkung auf Kopf und Hals.
- Waches Unfallopfer mit eindeutiger Angabe von starken Schmerzen im Halsbereich nach entsprechendem Trauma, vor allem wenn zusätzlich noch neurologische Störungen angegeben werden (Kribbeln, Gefühlsstörungen und Lähmungen an Armen und Beinen).

Verletzungen von Arm und Schultergürtel

Für Verletzungen von Fingern, Hand und Handgelenk ist der SAM® Splint die ideale Schienung. Für Fingerverletzungen kann dieser auch gekürzt werden. Für Ruhigstellungen von Ellenbogen, Oberarm, Schulter und Schlüsselbein eignet sich die Fixation am Körper mittels Kleidungsstücken am Besten und ist einfach umzusetzen.

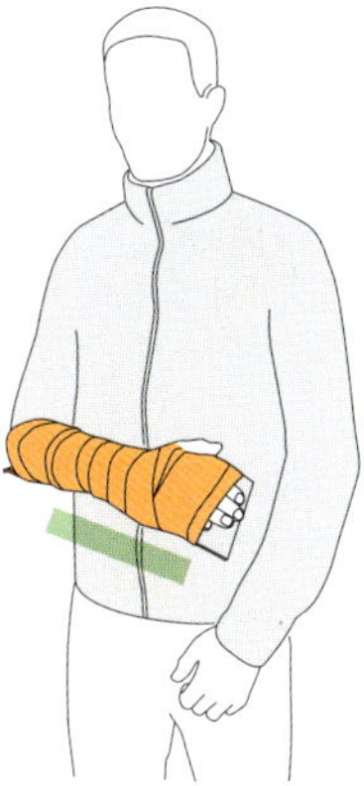

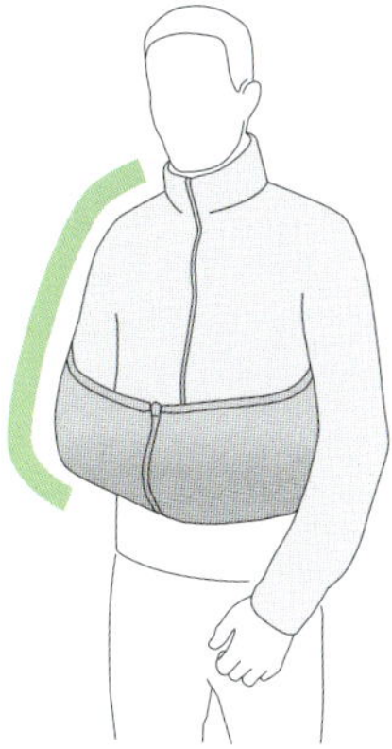

Vorderarm / Hand
Mit dem **Vorderarm SAM® Splint** können sämtliche Verletzungen von Hand, Handgelenk und Vorderarm ruhig gestellt werden.

Ellbogen / Oberarm / Schulter
Die mit Kleidung **improvisierte Ruhigstellung** ermöglicht die Ruhigstellung aller Verletzungen um den Ellenbogen, den Oberarm, die Schulter (inklusive Ausrenkung) und das Schlüsselbein.

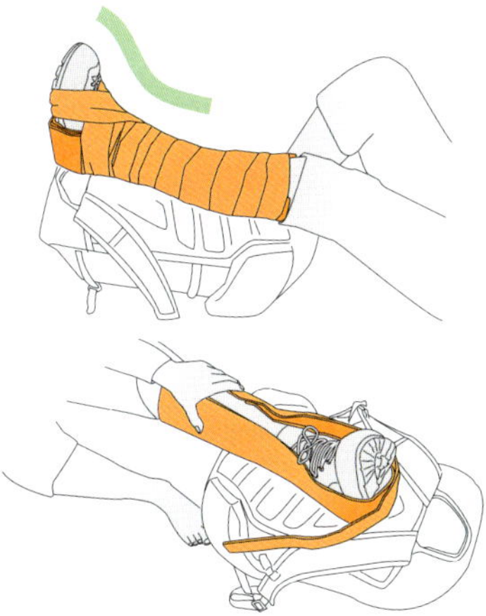

Mit dem **Unterschenkel SAM® Splint** können Verletzungen von Fuss und Sprunggelenk bis zur unteren Hälfte des Unterschenkels stabilisiert werden.

Ruhigstellung:
Region Zehen bis zum Knie

Falls die Schienen zu kurz sind, können zwei gegenseitig überlappende Schienen angebracht werden.

Verletzungen der Beine

Für Verletzungen von Fuss und Sprunggelenk bis zu nahe am Sprunggelenk liegenden Unterschenkelfrakturen ist ebenfalls der SAM® Splint die einfachste Schienung. Verletzungen des Knies und des Oberschenkels werden am effizientesten mittels Fixation des verletzten Beines an das gesunde Bein bewerkstelligt. Instabile Beckenverletzungen – Achtung, grosser innerer Blutverlust möglich – werden am Besten mittels «Beckengurt» fixiert. Diese Massnahme kann unter Umständen eine innere Blutung kontrollieren und somit lebensrettend sein.

Die Ruhigstellung des Kniegelenkes und des Oberschenkels ohne professionelles Material ist aufwendig und schwierig. Durch Zusammenbinden der Beine können diese Verletzungen einfach und schnell fixiert werden – allerdings wird dann ein liegender Transport unumgänglich.

Oberschenkel

Ruhigstellung: Mitte Unterschenkel bis Becken

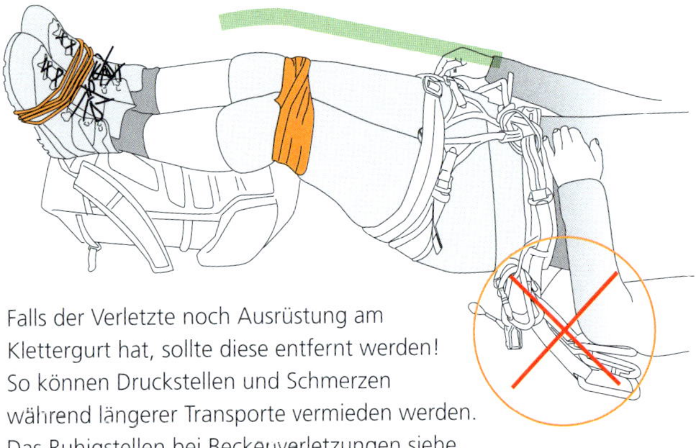

Falls der Verletzte noch Ausrüstung am Klettergurt hat, sollte diese entfernt werden! So können Druckstellen und Schmerzen während längerer Transporte vermieden werden. Das Ruhigstellen bei Beckenverletzungen siehe Seite 37.

GERADERICHTEN (REPOSITION) VON KNOCHENBRÜCHEN

Sofern eine rasche Rettung und ärztliche Behandlung eines stark verschobenen Knochenbruchs nicht möglich ist, zum Beispiel unter erschwerten Umständen (kein Flugwetter, Canyoning, Höhlentouren), soll der Bruch unter kontinuierlichem Zug gerichtet werden (Reposition). Als Referenz kann meist die Gegenseite dienen.

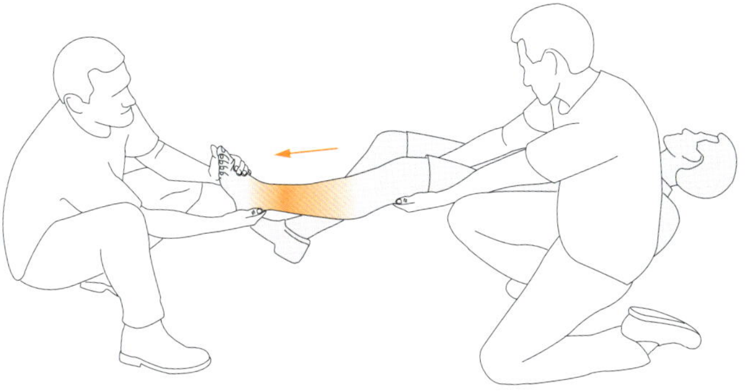

Diese Prozeduren können stark schmerzhaft sein, vor allem wenn die gebrochenen Knochen ineinander verkeilt sind. Offene Knochenbrüche sollten vor einer allfälligen Reposition oberflächlich von gröberen Schmutzpartikeln gereinigt werden. Nach Reposition kann dann ein möglichst sauberer Verband angelegt werden. Einengungen und Abschnürungen durch Verbände müssen unbedingt vermieden werden, obwohl bei Blutungen die Blutstillung Vorrang hat!

Der erfahrenste Helfer sollte vor dem Berühren des Patienten das geplante Manöver kurz Schritt für Schritt durchdenken und den anderen klare Kommandos geben. Unmittelbar vor der Reposition muss der Patient über die geplanten Schritte informiert werden. Erst wenn das nötige Material (Binden, Seilstücke, SAM® Splint usw.) bereitliegt, kann begonnen werden.
Vorhandene Schmerzmittel werden dem Patienten natürlich verabreicht, der Wirkungseintritt jedoch nicht abgewartet (Zeitverlust! Bis eine Schmerztablette wirkt vergehen 30–60 Minuten).

Das Fixationsmaterial kann am gesunden paarigen Glied angepasst werden, damit die Schiene schon beim ersten Anlegen genau passt.

Dies, weil durch die Abknickung Blutgefässe, Haut, Muskeln und Nerven so geschädigt werden können, dass eine spätere Rekonstruktion (Operation) erschwert wird – **weniger Gewebeschädigung.**
Ein ruhiggestellter Knochenbruch verursacht sehr viel weniger Schmerzen als ein Bruch, der sich bei jedem Umlagern oder während des Transportes ständig bewegt – **Schmerzkontrolle.**
Zusätzlich kann bei einer zuverlässigen Ruhigstellung die Blutung im Bruchbereich zum Stillstand kommen, was bei einem nicht fixierten Bruch aufgrund der ständigen Bewegungen nicht passieren kann – **Blutungskontrolle.**

Bei Misslingen kann, falls zumutbar, ein zweiter Versuch gemacht werden, man soll aber auf gar keinen Fall durch inkorrekte Krafteinwirkung zusätzliche Schäden setzen. Falls sich kein gutes Resultat erreichen lässt, wird der Bruch in der bestmöglichen Stellung fixiert!

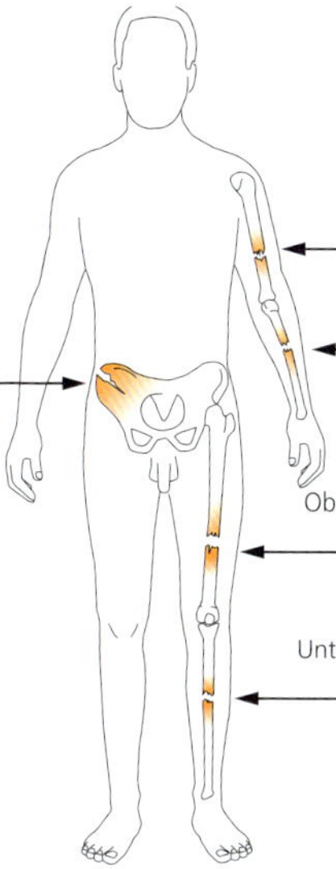

Blutverlust in ml bei Frakturen

Geschlossener Bruch
(Haut intakt)

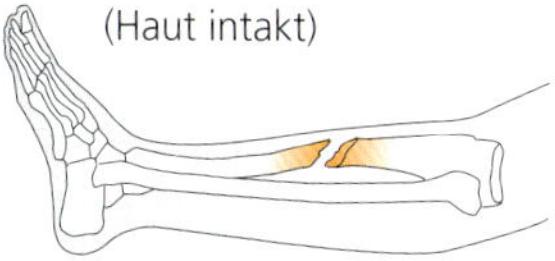

Offener Bruch
(Haut über dem Bruch verletzt)

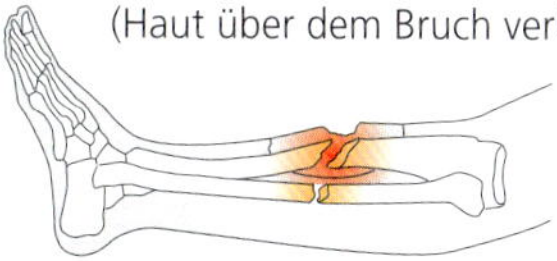

EINRENKEN (REPOSITION) VON AUSGERENKTEN GELENKEN (LUXATIONEN)

Grundsätzlich kann jedes Gelenk ausgerenkt werden. Am häufigsten kommt dies bei Finger und Schultergelenken vor. Eine Kombination zwischen Gelenkbruch und gleichzeitiger Luxation des Gelenkes kann ebenfalls vorkommen.

Im Alpenraum, wo eine Rettung eines Patienten meist in relativ kurzer Zeit möglich ist, gibt es wohl selten gute Gründe, ein Gelenk im Gelände ohne weitere Diagnostik einzurenken. Falls aber eine Evakuation in nützlicher Frist nicht möglich ist und keine ärztliche Hilfe zur Verfügung steht, sieht die Situation schon ganz anders aus. Dies kann durchaus auf einer Expedition, einem Trekking oder auch während einer Höhlentour oder einem schwierigen Canyoning passieren. Falls man sich in einer derartigen Situation der Diagnose sicher ist und eine Reposition glückt, erspart man dem Verletzten viele Schmerzen und er kann unter Umständen aus eigener Kraft den Rückweg antreten.

Ruhigstellung
Jedes ausgerenkte Gelenk soll ruhiggestellt werden, auch nach erfolgreicher Reposition. Die meist mehrwöchige Ruhe braucht es, damit sich die verletzten Strukturen wieder stabilisieren können und nicht schon am gleichen Abend eine erneute Reposition durchgeführt werden muss. Auch nach erfolgreicher Reposition im Gelände muss eine ärztliche Kontrolle stattfinden.

In der Folge werden die häufigsten Luxationen beschrieben und mögliche Manöver zur Wieder-Einrenkung (Reposition) erläutert.

Fingerluxation
Kommt nicht selten vor im Bergsport. Wie bei allen Ausrenkungen gilt auch hier, dass das Einrenken so rasch als möglich nach dem Unfall am besten gelingt. In der Regel kann der Patient durch einfaches Ziehen am Finger die Verrenkung beheben. Nachher kann man mit einem Stück SAM® Splint in kurzer Zeit eine Fingerschiene basteln: Man schneidet ein Stück mit einem Messer ab oder biegt das Material viele Male hin und her, bis es bricht. Meist kann der Finger auch einfach an einen Nachbarfinger fixiert werden.

Handgelenk
Hier ist eine reine Luxation selten, häufiger ist die Kombination mit einem Gelenkbruch. Richten ebenfalls unter schonendem Längszug mit anschliessender Fixation.

Ellenbogenluxation
Diese Luxationsform kommt doch gelegentlich vor und kann auch mit Knochenbrüchen vergesellschaftet sein. Eine Reposition durch Laien ist schwierig. In den meisten Fällen empfiehlt sich hier eine Ruhigstellung des Arms an den Körper.

Schulterluxation
Die Schulterluxation ist eine der häufigsten Ausrenkungen überhaupt. Die Helfer sollten im Gelände so sicher wie möglich sein, dass es sich wirklich um eine Ausrenkung handelt und nicht um einen Bruch des Oberarmknochens nahe bei der Schulter.

Folgende Kriterien lassen im Gelände eine Diagnose mit grosser Sicherheit zu:

- Der Patient, der an einer Schulterluxation leidet, kann seinen Ellbogen nicht ganz an den Körper heranführen (wird durch sanften Druck auf den Ellbogen getestet).
- Wenn der Patient den Ellbogen der verletzten oberen Extremität gegen den Körper (Brustkorb – Flanke) pressen kann, handelt es sich sehr wahrscheinlich nicht um eine Verrenkung im Schultergelenk und es darf kein Einrenkungsversuch unternommen werden. Man muss dann den Arm so wie er steht fixieren.
- Die Schulterkontour verändert sich: Das Schultereck (Akromion) tritt deutlich hervor und darunter kann eine Delle bemerkt werden. Diese Befunde können gut ertastet werden und sind im Vergleich mit der gesunden Gegenseite besonders deutlich.

Schulterluxationen sollten nur im Gelände eingerenkt werden, wenn keine professionelle Hilfe in nützlicher Frist erwartet werden kann (ausser der Patient kennt die Technik für seine häufig vorkommende Verrenkung, auch habituelle Luxation genannt). Wenn eine Einrenkung versucht wird, sollte sie möglichst früh nach dem Unfall geschehen, bevor die schmerzbedingte Muskelspannung zu stark wird.

Die **Entspannung des Patienten** ist wichtig. Insbesondere bei der Schulter ist der Muskelzug entscheidend. Bei weitgehender Schmerzfreiheit (Zug am Arm weg vom Schultergelenk) und genügend Wärme ist die Chance auf Erfolg am besten.
Auch wenn das Manöver gelingt, hört man nicht immer das charakteristische «Plop», wenn der Oberarmkopf in die Gelenkpfanne springt. Nach einigen Minuten Zug wird der Helfer ermüden und den Zug progressiv nachlassen. Ab und zu spürt der Patient, dass die Schulter «drin» ist, auch wenn kein Geräusch gehört wurde. Im Falle eines Erfolges sind die Schmerzen deutlich besser oder schon ganz verschwunden.

Behandlung: Es gibt unzählige Methoden für die Einrenkung einer Schulterluxation.

Die Davoser Methode ist als passive Methode sehr sicher und es können praktisch keine Schäden zusätzlich gesetzt werden. Aus diesem Grund wird sie hier erwähnt.

Die medizinische Kommission der IKAR (Internationale Kommission für Alpines Rettungswesen) empfiehlt die vom Bündner Arzt Rudi Campell (ca. 1920) vorgeschlagene Methode, weil bei dieser Methode ebenfalls kaum Zusatzschäden entstehen.

Davoser Methode

Der Helfer unterstützt den Patienten, um in die sogenannte Schaukelstuhlposition zu gelangen. Das Knie auf der verletzten Seite wird in sitzender Position angehoben, bis die Hände vor dem Schienbein verschränkt werden können. Die Handgelenke können zusätzlich zusammengebunden werden, damit der Patient sich entspannen kann. Der Helfer kann den Fuss des hochgezogenen Beines fixieren.
Der Verletzte versucht nun, Zug auf den Arm auszuüben – dadurch lässt der Schmerz meist schon nach – und gleichzeitig die Muskulatur zu entspannen. Das «nach oben Schauen» kann die Muskelentspannung begünstigen. Meist braucht es mindestens 10–20 Minuten, bis sich die Schulter mehr oder weniger von selber reponiert.

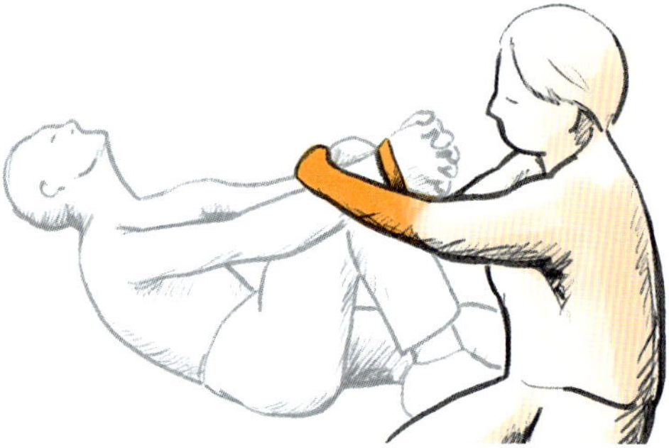

Abb. 23: *Davoser Methode*

Reposition nach Campell

Der Helfer fasst mit seiner dominanten Hand den Ellbogen der verletzten Seite und übt einen leichten axialen Zug von der Schulter weg aus. Damit versucht er, den Winkel im Schultergelenk zu erhalten, den der Patient spontan als am wenigsten schmerzhaft eingenommen hat.

Darauf übernehmen progressiv beide Arme des Helfers den Zug am Handgelenk des Patienten. Der Helfer richtet sich langsam unter stetigem Zug auf, bis er ungefähr senkrecht über dem Brustkorb steht. Wenn nötig, steigt er auf einen Stein. Der Zug wird progressiv, wenn möglich mit den Beinen und gestreckten Armen, aufrechterhalten und meist so stark sein, dass ein Teil des Brustkorbes des Patienten sich vom Boden abhebt.

Der Zug muss unter Umständen einige Minuten aufrecht erhalten werden. Dazu empfiehlt es sich, ein Taschentuch (T-Shirt usw.) um das Handgelenk des Patienten zu wickeln, um nicht abzugleiten.

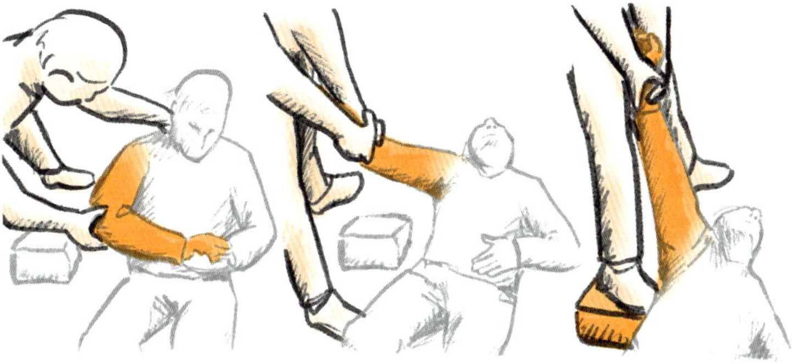

Abb. 24: *Schulter-Reposition nach Campell*

Wenn während der Zugsphase die Schmerzen im Schultergelenk deutlich zunehmen, muss der Versuch abgebrochen werden (Verdacht auf Einklemmung von Sehnen, Muskeln oder Nerven).
Falls es beim ersten Mal nicht gelingt, kann ein zweiter Versuch unternommen werden, falls es für den Patienten zumutbar ist.
Wenn das Manöver nicht gelingt, wird die Schulter in der am besten erträglichen Position ruhig gestellt und so rasch als möglich professionelle Hilfe gesucht.

Sprunggelenk (Knöchelregion) und sprunggelenksnaher Unterschenkelbruch
Die reine Luxation am Sprunggelenk ist sehr selten, meist sind es Verletzungen in Zusammenhang mit Gelenksbrüchen. Hier ist aber der Hautmantel speziell empfindlich und es empfiehlt sich eine rasche Reposition und Fixation.

Knie- und Hüftgelenksluxation
Dies sind schwere Verletzungen, die im Gelände auch von geübten Ärzten kaum reponiert werden können. Da zur Reposition grosse Krafteinwirkung notwendig ist, muss auch im Spital im Normalfall eine Narkose gemacht werden, Begleitverletzungen sind häufig. Im Gelände erfolgt am besten eine Fixation in der entsprechenden Stellung, um die Schmerzen zu minimieren.

Die Schuhe werden grundsätzlich nicht ausgezogen. Wenn der Schuh als zu eng empfunden wird, öffnet man vorsichtig die Schnallen oder lockert die Schnürsenkel (evtl. aufschneiden). Auch wenn etwas Blut im Schuh sichtbar ist, wird empfohlen, den Schuh nicht auszuziehen. **Ausnahme:** Bei langer Rettungszeit oder wenn man auf sich allein gestellt ist, den Schuh erst nach Erreichen eines geschützten Ortes ausziehen: Die Schwellung kann die Weichteile gefährden und im Schuh kann der Fuss nicht beurteilt werden. Gute Isolation ist bei Erfrierungsgefahr sehr wichtig, ansonsten aber eher hochlagern und kühlen!

TRANSPORTVORBEREITUNG

Wenn die organisierte Rettung informiert ist und kommen wird, sind die Transportvorbereitungen einfach:

- Den Patienten so ruhig und positiv wie möglich behandeln.
- Insbesondere bei Schwerverletzten ist eine lückenlose Überwachung und Betreuung zu gewährleisten.
- Mit dem Patienten besprechen, wer benachrichtigt werden soll (Eltern, Freunde).
- Mit Kleidern, Alufolien und dergleichen die Wärme des Patienten erhalten und ihn auch gegenüber dem Boden (Schnee) möglichst gut isolieren (auch im Sommer!).
- Versorgung mit Schmerzmitteln und allenfalls mit Flüssigkeit nach Bedarf.

Wenn genügend Zeit vorhanden ist, hilft den nachbehandelnden Ärzten ein Protokoll, in dem die Zeit des Unfalls und des Auftreten einer Zustandsveränderung notiert werden (zum Beispiel auf einem Notfallblatt*).
Wenn der Transport nicht durch eine professionelle Organisation durchgeführt werden kann, stellt sich dem erfahrensten Helfer eine anspruchsvolle Aufgabe.

Er muss unbedingt eine klare «Leaderposition» einnehmen und die Situation so umfassend wie möglich analysieren (sich ein wenig Zeit nehmen!): Wo gehen wir hin? Wie viele Helfer sind da? Besteht die Gefahr, die Situation des Patienten durch den Transport zu verschlimmern? Kriegen wir das hin oder müssen wir eine terrestrische Rettungskolonne abwarten?

* Z. B. Notfallblatt des Bundesamt für Sport (BASPO), 2532 Magglingen.

In der Schweiz wird es oft möglich sein, bei Schlechtwetter mit dem Mobiltelefon eine nahe gelegene Berghütte zu erreichen und um Helfer und Transportmaterial (Decken, Bahre, Schlitten) zu bitten. Alle oben besprochenen Punkte gelten auch für die Vorbereitung eines improvisierten Transports. Zusätzlich muss dem Auskühlen des Patienten ganz speziell Rechnung getragen werden: Patienten, die liegend transportiert werden müssen, werden am besten in einen Schlafsack gesteckt.

IMPROVISIERTE TRANSPORTE

Vor allem bei Schlechtwetter ist es ab und zu besser, den Patienten zu einer geschützten Stelle (Haus, Hütte, Zelt, Fahrzeug) zu tragen, als in Regen und Schnee auf die organisierte Rettung zu warten. Dieser Entscheid kann in Zusammenarbeit mit der Notrufzentrale 144 gefasst werden, die dem Helfer sagen kann, wie lange eine terrestrische Rettungskolonne bis zur Unfallstelle brauchen würde.

Ein-Helfer-Methoden (leicht verletzter Patient – nicht bewusstlos)

Tragetechnik mit Seil: Wenn ein Bergseil vorhanden ist, kann innert weniger Minuten ein praktikables Traggerät hergestellt werden.

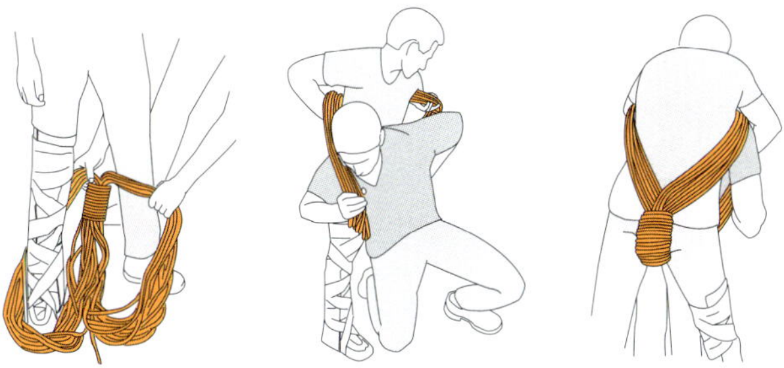

Abb. 25: *Abtransport mit Seiltrage: Das Seil muss im Ring aufgenommen werden – die Ringgrösse muss der Körpergrösse des Trägers und des Patienten angepasst werden (vorher ausprobieren!).*

Der Patient steigt mit Hilfe des Trägers in den Seilring, der Patient zieht den so entstandenen Seilsitz über die Hüften hoch. Der Helfer lädt die «Last» auf. Beim Aufrichten mit schweren Personen versucht der Helfer, sich an einem Stein, Baum, Hag oder Ähnlichem aufzuziehen, um seine Knie nicht zu sehr zu belasten.
Wichtig ist die Position des Seilknotens, der sich am Rücken des Patienten auf Gürtelhöhe befinden muss.
Das Tragen auf kurzen Strecken ist so nicht sehr anstrengend. Der Nachteil der Methode ist das relativ tiefe Herabhängen der Beine des Patienten, der sich beim Bergabgehen die (verletzten....) Füsse anschlagen kann.

Tragetechnik mit Rucksack: Der Rucksack mit den längsten Tragriemen wird ausgewählt. Der Rucksack darf gefüllt bleiben, sollte jedoch aus naheliegenden Gründen nicht zu schwer sein. Es ist von Vorteil, vor dem Aufladen Polstermaterial (Handschuhe, Mützen) für die Schultern des Trägers bereit zu halten. Die Tragriemen des Rucksackes werden so lange wie möglich gemacht und der Patient steigt mit Hilfe des Trägers in die Rucksacktragriemen hinein.

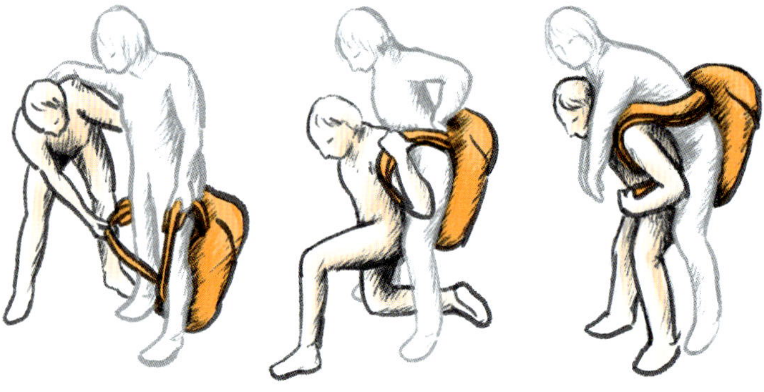

Abb. 26: *Tragetechnik mit Rucksack*

Darauf zieht der Patient den Rucksack so weit als möglich über die Hüften hinauf und der Träger schlüpft in die Tragriemen, polstert seine Schultern und stemmt den Patienten hoch. Wenn möglich schliesst der Träger den Hüftgurt des Tragrucksackes unter den Beinen des Patienten, damit das Gewicht auch auf den Hüften aufliegt. Der Vorteil dieser Methode ist die Schnelligkeit der Installation und die Tatsache, dass der Patient eher höher über den Schultern des Trägers liegt. Dazu können beide Rucksäcke (Träger und Patient) mitgenommen werden. Dies kann bei Expeditionen wichtig sein, wo das Überlebensmaterial nicht zurückgelassen werden darf.

Mehr-Helfer-Methode

Umlagern: Die im Folgenden gezeigten Methoden dienen dazu, den Patienten auf ein Transportmittel zu legen oder ihn über kurze Strecken zu transportieren. Solange der Patient bewegt wird, muss die HWS geschützt werden, auch wenn ein improvisierter Halskragen angelegt ist. Der Helfer am Kopf übernimmt das Kommando.

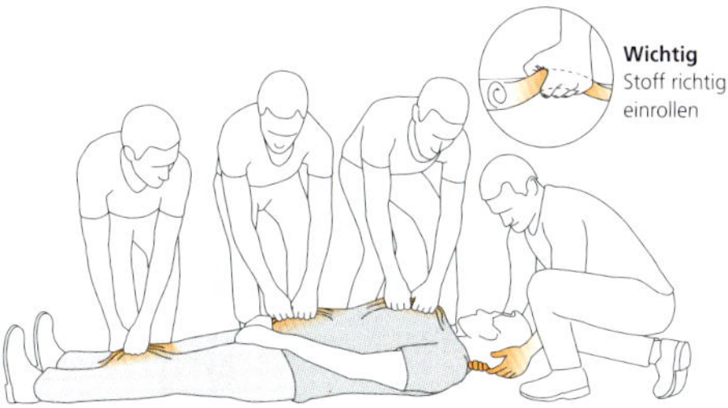

Abb. 27: *Der Kleidergriff ist sehr schonend und effizient, auch für Schwerverletzte und Rückenverletzte.*

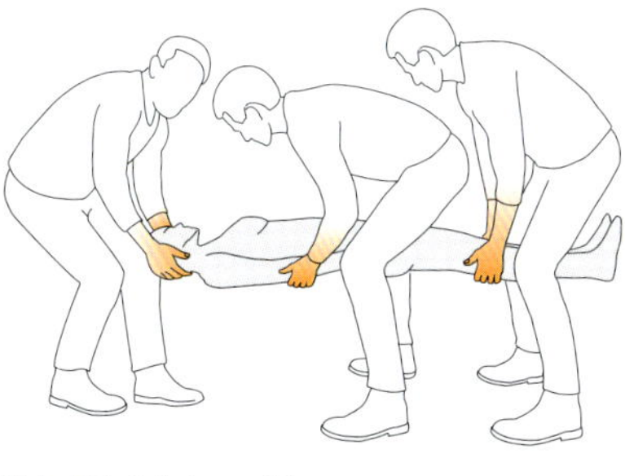

Abb. 28: *Brückengriff*

Rucksacktrage

Diese behelfsmässige Bahre ist ausserordentlich schnell hergestellt (weniger als zwei Minuten), braucht als Material nur, was man beim Wandern normalerweise dabei hat und erlaubt es, auch schwerverletzte und/oder bewusstlose Patienten sowie Wirbelsäulenverletzte improvisiert zu transportieren.

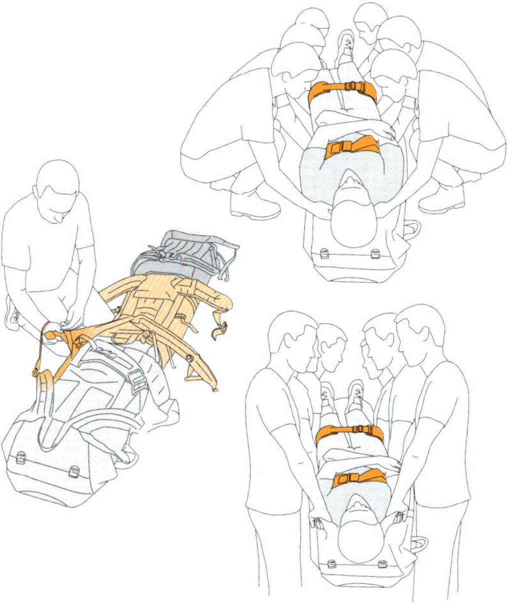

Abb. 29: *Die Trage wird möglichst nahe beim Patienten gebaut oder nahe zu ihm hingebracht. Der Patient wird mittels Schaufel-, Brücken- oder Kleidergriff unter Stabilisation der HWS und des Kopfes (SAM® Splint, In-Line-Stabilisation) auf die Bahre gelegt. Anschliessend wird der Patient durch die Hüftgurten der Rucksäcke auf der Bahre fixiert. Die Rucksackriemen müssen nun sehr straff angezogen werden, damit sie beim Tragen nicht reissen. Je nach Grösse des Patienten und Beschaffenheit des Bodens kann die Bahre zu viert oder zu sechst einhändig getragen werden. So hat jeder Träger eine Hand frei, um sich festzuhalten oder zu stabilisieren. Es ist wichtig, die Bahre nur an den Tragriemen der Rucksäcke zu tragen. Bei Kopf- und HWS-Verletzungen braucht es unter Umständen eine separate Person am Kopf, um eine optimale Stabilisation und Überwachung des Patienten während des Transportes zu gewährleisten. In diesem Fall wird der Patient mit den Füssen voran transportiert.*

Je nach Grösse des Patienten werden drei oder vier Rucksäcke ausgewählt. Die Rucksäcke werden von Vorteil nicht entleert – sie sollten alle mehr oder weniger gleich, nicht zu prall gefüllt sein. Die Rucksäcke werden in einer Reihe auf den Boden gelegt und die Tragriemen untereinander verbunden. Zum Ausschlaufen der Tragriemen muss ab und zu die Blockierungsnaht am Riemenende aufgeschnitten werden. Die Beckengurte werden breit offen gelassen, die Rucksackriemen so wenig wie möglich angezogen, damit sie nach Hineinlegen des Patienten nicht unter demselben zu liegen kommen.

Bei Verdacht auf Wirbelsäulenverletzungen muss gut abgewogen werden, ob der Patient wirklich transportiert werden soll oder nicht. Es gibt jedoch Situationen, bei denen das stundenlange Warten bei Kälte und Wind dem Patienten nicht zugemutet werden kann.

Mit ein bisschen Fantasie können Verbesserungen angebracht werden, wenn der Transport länger dauern sollte (z. B. auf Expeditionen): Es können Skistöcke oder auch Skis in die Rucksackriemen eingebracht werden, welche die Trage noch zusätzlich versteifen und stabilisieren. In speziellen Fällen wird der Patient in einen Schlafsack gehüllt, bevor er auf die Bahre gelegt wird. Die ganze Bahre kann auch auf Skis oder auf einer Blache über den Schnee gezogen werden.

GRUNDSÄTZE BEI NOTBIWAKS

In diesem medizinischen Ratgeber geht es nicht darum, wie ein Notbiwak eingerichtet werden kann. Folgende Grundsätze sollten aber, wenn irgend möglich, beachtet werden:

- Früh genug ein Biwak in Betracht ziehen, bevor die Gruppe durch langes Umherirren entkräftet und unterkühlt ist.
- Wind, Feuchtigkeit und Wassermangel (Dehydratation) sind die wichtigsten Faktoren, die auf den Erhalt der Körperwärme einwirken. Deshalb beim Bau eines Biwaks darauf achten, nicht zu sehr ins Schwitzen zu kommen, da die durchnässten Kleider dem Körper sehr viel Wärme entziehen. Wenn möglich die Kleider wechseln, sobald das Biwak fertig ist.
- Auf jeden Fall versuchen, sich gegenüber dem Boden zu isolieren (auf den Rucksack, Seilschlingen, Ski sitzen).
- Daran denken, dass in einem dicht verschlossenen Schneeloch der Sauerstoff aufgebraucht werden kann und/oder sich zu viel Kohlendioxid in der Luft ansammeln kann. Dies führt zuerst zu Schläfrigkeit, dann zur Bewusstlosigkeit und schliesslich zum Tod. Wenn eine Kerze vorhanden ist, sollte man sie brennen lassen. Wenn sie von selbst verlöscht, muss dringend für Frischluft gesorgt werden! Das Gleiche gilt für Höhenlagerzelte, die eingeschneit werden und damit immer luftdichter werden.

1.5 Triage bei mehreren Verletzten

Martin Walliser

Unfälle passieren unerwartet. Wenn man Glück hat, ist man einigermassen gut ausgerüstet und das Verhältnis Verunfallte zu Helfer ist günstig – bei den meisten Bergunfällen stehen mehr als ein Unverletzter zur Versorgung eines Verletzten zur Verfügung. In derartigen Situationen stellt sich die Frage nach Triage und Ressourcenknappheit kaum. Es kommt aber vor, dass man ausgerechnet wenn ein Unfall passiert, keine Apotheke dabei hat. Im schlimmsten Fall muss ein Unverletzter mehrere, vielleicht sogar schwerverletzte Patienten versorgen – hier kann es kritisch werden und unter Umständen muss man sich entscheiden, wo man zuerst helfen soll.
Solche Extremsituationen sind einfacher zu meistern, wenn man sich im Voraus Gedanken darüber gemacht hat und wenn man einige Grundlagen der Triage kennt.

Der Begriff Triage entspringt dem militärischen Jargon, wo dieses Problem schon seit den ersten kriegerischen Auseinandersetzungen bekannt ist – es hatte immer zu viele Verwundete und die Ressourcen mussten früh möglichst gewinnbringend eingesetzt werden – das heisst, bei hoffnungslosen Fällen sollten möglichst keine Ressourcen verschwendet werden.

Im zivilen Bereich geht es grundsätzlich um den Erhalt aller Leben, und die Festlegung der Prioritäten richtet sich grundsätzlich nach dem Schweregrad der Verletzungen. Entscheidungen über Überlebenschancen und Therapierbarkeit gehören in diesem Sinne nicht auf den Unfallplatz – Extremsituationen mit sehr vielen Schwerstverletzten und wenigen Rettern vielleicht mal ausgenommen.

Die Grundsätze gelten auch bei der Triage (siehe Seite 12).

Sicherheit – Schauen – Denken – Handeln
Alarmieren – Sichern – Bergen

Erst wenn diese ersten zwei Grundsätze berücksichtigt sind, gelangt man zur Ersten Hilfe. Im Falle einer Ressourcenknappheit kann man sich sinnlose Handlungen und Leerlauf nicht leisten, aus diesem Grund ist ein guter Überblick und gezieltes Handeln umso wichtiger. Deshalb gibt es auch hier wieder zwei Grundsätze:

KATEGORISIERUNG DER PATIENTEN NACH ABCDE

Bevor irgendetwas unternommen wird, sollte jeder mögliche Patient beurteilt und grob in die Problemkategorie A, B, oder C eingeteilt werden (siehe auch Seite 19). Die Beurteilung sollte nicht mehr als 30 Sekunden beanspruchen. Das ist der eigentliche Triageprozess. Patienten, die herumgehen, schreien und rufen gehören mit grosser Wahrscheinlichkeit nicht in die Kategorie der «A- und B-»-Probleme.

Die Probleme der Verletzten können sich im Verlauf jederzeit ändern.

Wenn man direkt bei einem Unfallgeschehen dabei ist (z. B. eine Wandergruppe wird durch einen grösseren Steinschlag erfasst), kann man davon ausgehen, dass auch

Schwerstverletzte innerhalb der ersten Minuten noch leben, obwohl sie möglicherweise tödliche Verletzungen davongetragen haben. Es kann zu diesem Zeitpunkt auch von einem professionellen Retter noch keine definitive Entscheidung getroffen werden und wir müssen diese Patienten mit einer hohen Priorität behandeln, obwohl sie schlechte Überlebenschancen haben. Nur bei offensichtlich sofortigem Eintreten des Todes kann ein Patient schon in der Frühphase als nicht mehr behandelbar beurteilt werden. Diese Entscheidung ist aber für Laien nur bei schwerster, mit dem Leben nicht kompatibler Körperschädigung (z. B. massivste Zerquetschung, Abtrennung des Kopfes) möglich.

Der nächste Triageschritt ist:

BEHANDLUNG DER PATIENTEN NACH ABCDE

Grundsätzlich soll die Behandlung von mehreren Verletzten (wie bei der Versorgung eines einzelnen Verletzten) nach den Regeln des ABCDE durchgeführt werden. Das heisst, dass ein Patient mit einem A-Problem (z. B. bewusstlos und verlegte Atemwege durch Blut) vor dem Patienten mit dem B- oder C-Problem behandelt werden soll. Für das Dilemma, wenn zwei A-Patienten gleichzeitig auftreten, gibt es leider keine Lösung. Hier muss aufgrund anderer Kriterien (zum Beispiel Kinder-Jugendliche vor den älteren Menschen) eine Entscheidung gefällt werden. Im tragischen Extremfall muss sich ein Retter für einen Patienten entscheiden, im Wissen, dass der andere nicht überleben wird. Solche Situationen, die auch für professionelle Retter mit grosser psychischer Belastung verbunden sind, sind zum Glück äusserst selten.

Die Effizienz der Massnahmen ist am grössten, wenn eine Führungsperson (muss bestimmt werden!) die Übersicht behält, die Triage macht und die verfügbaren Kräfte (bei mehreren Rettern) entsprechend der Triagierung einsetzt.

2. Medizinische Notfälle und vorbestehende Krankheiten

2.1 Herz-Kreislauf-Erkrankungen

Daniel Walter

KORONARE HERZKRANKHEIT

Die Herz-Kreislauf-Erkrankungen sind Todesursache Nummer 1 in den westlichen Ländern. Sie entstehen durch eine Verengung arterieller Gefässe (siehe Abb. 30, insbesondere Herzkranzgefässe, Halsgefässe) mit Plaques (Cholesterinablagerungen), begünstigt durch Nikotinkonsum, Zuckerkrankheit, arterielle Hypertonie, einen zu hohen Cholesterinwert sowie eine familiär bedingte Veranlagung. Verengungen der Herzkranzgefässe (Koronarien) haben eine ungenügende Durchblutung des Herzmuskels zur Folge, was die typischen belastungsabhängigen Brustschmerzen, die sogenannte Angina Pectoris, verursachen. Plaques können einreissen und die Bildung von Blutgerinnseln begünstigen (Thrombenbildung), wodurch das betroffene Herzkranzgefäss vollständig verschlossen wird. Die von diesem Gefäss versorgte Herzmuskelregion stirbt ab: Es entsteht ein Myokardinfarkt (Myokard = Herzmuskel). Die koronare Herzkrankheit ist die häufigste Ursache für einen sogenannten «plötzlichen Herztod»: Ohne sofort eingeleitete Wiederbelebungsmassnahmen (Herzdruckmassage und Gebrauch des AEDs) führt diese Herzrhythmusstörungen zum Tod des Patienten.

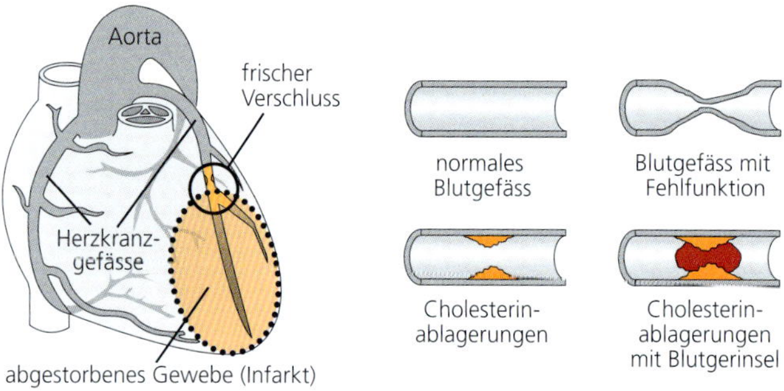

Abb. 30: *Verengung der Herzkranzgefässe*

Symptome

Die Angina Pectoris ist ein üblicherweise belastungsabhängiger Schmerz im Brustkorb. Typischerweise werden die Schmerzen als «Enge- und Druckgefühl» beschrieben. Sie sind nicht atemabhängig und lassen sich nicht durch Drücken auf den Brustkorb reproduzieren. Sie können in den Unterkiefer, den linken Arm oder zwischen die Schulterblätter ausstrahlen. Herzinfarktschmerzen können sehr stark sein und Todesangst auslösen. Manchmal sind die Beschwerden begleitet von vegetativen Zeichen (Kaltschweissigkeit, Unwohlsein), oft halten sie in Ruhe an.

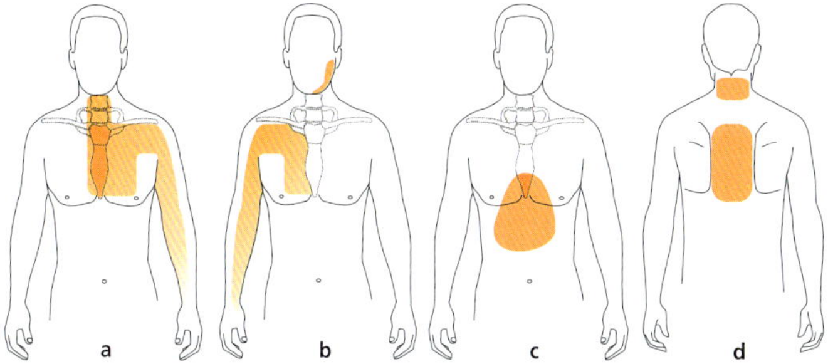

Abb. 31: **a) Typisches Beschwerdebild:** *Schmerzen im gesamten Brustraum. Brustschmerz, brennend, «Stein auf der Brust», ev. ausstrahlend in den linken Arm.* **b–d) Weniger typisches Beschwerdebild:** *Die Schmerzen strahlen häufig in andere Körperregionen wie Nacken, Hals, Unterkiefer, Zähne, Arme oder Oberbauch aus. Zusätzlich können Schmerzen zwischen den Schulterblättern auftreten.*

Bergsport und koronare Herzkrankheit

Körperliche Belastung per se verlangt eine vermehrte Durchblutung des Herzmuskels. Leistung in der Höhe bedeutet eine Reduktion des Sauerstoffpartialdruckes sowie eine Erhöhung der Herzarbeit verbunden mit gesteigerter Herzfrequenz und einem erhöhten Gefässwiderstand. Infolgedessen kann Bergsteigen ein Ungleichgewicht zwischen Sauerstoffangebot und Sauerstoffbedarf im Herzmuskel und somit Angina-Pectoris-Beschwerden verursachen.

Empfehlungen

Bergsport ist bei instabiler Angina Pectoris (Beschwerden auch in Ruhe, zunehmende Schmerzdauer oder Schmerzintensität) oder bekannter Herzschwäche (Herzinsuffizienz) kein geeigneter Sport.

Wenn die koronare Herzkrankheit stabil ist (keine Beschwerden unter medikamentöser Behandlung) darf mit Vorsicht Bergsteigen praktiziert werden. Eine vernünftige Wahl der Belastungsintensität sowie eine optimale Akklimatisierung an die Höhe sind besonders wichtig. Vor dem (Wieder-)Beginn der körperlichen Aktivität wird empfohlen, sich mit einem Arzt in Verbindung zu setzen. In bestimmten Fällen kann ein Belastungstest (z. B. Fahrradergometrie) vor einer geplanten Bergtour oder einem Aufenthalt in grosser Höhe indiziert sein.

Beschwerden auf einer Bergtour, die an eine koronare Herzkrankheit denken lassen, müssen als solche erkannt werden. Eine sofortige Alarmierung und ein rascher Transport in ein Zentrumsspital ist unter Umständen überlebenswichtig.

Primär soll die Situation erkannt und Ruhe bewahrt sowie ein Alarm abgesetzt werden. Wenn ein Transport in ein Zentrumsspital nicht zeitnah erfolgen kann (zum Beispiel wegen schlechtem Wetter oder langen Transportwegen oder bei einem Trekking im Ausland), dann soll telemedizinisch ärztliche Hilfe in Anspruch genommen werden. Bei Vorhandensein von erweiterten Notfallmedikamenten (Sauerstoff, Aspirin, Morphium und ggf. Nitroglycerin) können diese nach Rücksprache sinnvoll eingesetzt werden.

AORTENDISSEKTION (RISS DER HAUPTSCHLAGADER)

Die Hauptschlagader (Aorta) führt das Blut aus dem Herzen in Richtung Peripherie. Zu den ersten abgehenden Gefässen aus der Aorta gehören die Herzkranzgefässe und die Arterien, die das Gehirn mit Sauerstoff versorgen. Bei langjährigem, untherapiertem Bluthochdruck, fortgeschrittener Arteriosklerose oder genetisch bedingten Veränderungen kann es zu einem Einreissen der Wandschichten kommen, was akut lebensbedrohlich ist, weil es zu akuten Durchblutungsstörungen verschiedener Organe (Gehirn, Bauchorgane wie Darm und Nieren oder auch Beine sowie Arme) und auch zum Platzen der Hauptschlagader (Aortenruptur) kommen kann.

Symptome

Wenn die Aorta einreisst, dann kommt es zu plötzlichen, heftigen Schmerzen, abhängig von Ort der Läsion mehr im Brust- oder Bauchraum oder auch in den Rücken (zwischen die Schulterblätter) ausstrahlend. Die Beschwerden sind primär nicht von einem Herzinfarkt zu unterscheiden.

Empfehlung

Ein akuter Schmerz im Brustraumbereich ist ein absoluter Notfall! Es muss sofort professionelle Hilfe alarmiert werden, der Transport soll schnell und schonend in eine geeignete Institution (Zentrumsspital) erfolgen. Eine akute Aortendissektion ist eine seltene, aber bedrohliche Differenzialdiagnose von akuten Rückenschmerzen.

BLUTHOCHDRUCK (ARTERIELLE HYPERTONIE)

Der arterielle Druck wird in den Schlagadern gemessen. Er besteht aus zwei Werten: Der sogenannte systolische Druck (höherer Wert) wird während der Herzmuskelkontraktion (Herzschlag, Entleerung des Herzens) gemessen. Der diastolische Druck (tieferer Wert) entspricht der Herzmuskelentspannung (Relaxation, Füllung des Herzens). Der arterielle Blutdruck wird bestimmt durch das zirkulierende Blutvolumen, die Herzkraft (ausgeworfene Blutmenge pro Schlag), und den Widerstand des Gefässbaumes. Man spricht von einem Bluthochdruck bei systolischen Werten über 140 mmHg und diastolischen Werten über 90 mmHg.

Symptome

Die Symptome des Bluthochdruckes bleiben typischerweise lange stumm. Der Bluthochdruck ist mit einem erhöhten kardiovaskulären Risiko, zum Beispiel für Herzinfarkte, Schlaganfall und Niereninsuffizienz, assoziiert. Sehr hohe Blutdruckwerte können Kopfschmerzen, Nasenbluten oder auch Blutungen auf der Netzhaut verursachen.

Bergsteigen und Bluthochdruck

Die Senkung des Sauerstoffpartialdruckes in der Höhe und körperliche Aktivität verursachen die Aktivierung des sympathischen Nervensystems, also eine Aufregulation des vegetativen Nervensystems. Dies führt zu einer Erhöhung der Herzfrequenz, des Gefässwiderstandes und des arteriellen Druckes auch beim Gesunden. Diese Folgen hängen nicht nur von der Höhe selber, sondern auch von der Aufstiegsgeschwindigkeit ab. Deshalb ist eine gute medikamentöse Einstellung einer bekannten arteriellen Hypertonie wichtig.

Empfehlungen

Menschen, die an arterieller Hypertonie leiden, aber unter medikamentöser Behandlung normale Werte haben, können Bergsport praktizieren. Eine regelmässige körperliche Aktivität wird Patienten mit erhöhtem kardiovaskulären Risikoprofil sogar empfohlen. Vorsicht ist allenfalls empfohlen bei labilen oder schlecht kontrollierten Blutdruckwerten.

2.2 Lungenerkrankungen

Jacqueline Pichler Hefti

Ein Aufenthalt in den Bergen führt nicht grundsätzlich zu vermehrten Problemen der unteren Atemwege oder der Lunge. Ebenso sind lungenspezifische Notfälle im

Gebirge selten. Sie können aber im Rahmen von schweren allergischen Reaktionen, im Rahmen eines Höhenlungenödems ab ca. 3000 m oder bei Personen, die ein bekanntes Asthma bronchiale haben, auftreten. Auf die Behandlung dieser ernsten Situationen wird in diesem Kapitel nicht eingegangen. In jedem Fall sind die rasche Alarmierung und notfallmässige ärztliche Betreuung notwendig. Dasselbe gilt für jede Art der plötzlich auftretenden schweren Atemnot in Ruhe, schweren Hustenattacken oder Engegefühl der Brust.

Atemnot kann insbesondere bei Untrainierten beim Bergaufgehen, Wandern oder Sporttreiben auftreten und hat selten einen Krankheitswert. Mit zunehmender Höhe und abnehmendem Sauerstoffangebot kann das Gefühl der Atemnot deutlich zunehmen. Exponiert man sich schnell einer grösseren Höhe, zum Beispiel mit einer Seilbahnfahrt auf das Klein Matterhorn (3883 m), ist diese Missempfindung oft sehr ausgeprägt und auch das Risiko für höhenmedizinische Probleme nimmt zu (siehe Seite 174).
Erschweren zusätzliche Symptome das Bergsteigen oder nimmt die Atemnot unerklärlich zu, wird eine Weiterabklärung bei der Spezialistin empfohlen.

Asthma bronchiale

Beim Asthma bronchiale handelt es sich um eine entzündliche Erkrankung der Atemwege. Oft ist eine Allergie die Ursache, aber auch körperliche Anstrengung kann zu den typischen Symptomen wie Husten, Atemnot und pfeifender Atmung führen. Die Symptome treten meist anfallsartig auf, können aber auch über einen längeren Zeitraum andauern. Für die meisten Patienten mit leichten und selten auftretenden Asthmasymptomen im Alltag ist der Aufenthalt oder die sportliche Aktivität im Gebirge unproblematisch. Bei einer Allergie auf Hausstaubmilben kann sich in den Bergen eine Besserung bemerkbar machen. Asthmapatienten müssen zwingend eine funktionstüchtige Inhalationstherapie zur Anfallsprophylaxe mit sich führen. Das Ablaufdatum des Sprays und die Anzahl der Dosen sind zu beachten. Die moderne inhalative Bedarfstherapie für leichtes Asthma bronchiale muss neben einem Bronchodilatator (Erweiterung der Atemwege), immer auch ein inhalatives Corticosteroid als antientzündliche Therapie beinhalten.

Chronisch obstruktive Lungenerkrankung (COPD) und andere Lungenerkrankungen

Personen mit einer bekannten Erkrankung der Lunge, wie COPD, pulmonale Sarkoidose oder interstitieller Lungenerkrankung, können bereits in geringen Höhen um ca. 1500 bis 2200 m eine verminderte Höhentoleranz und/oder eingeschränkte Leistungsfähigkeit aufweisen. Liegt zusätzlich ein Lungenhochdruck oder schwerer Sauerstoffmangel vor, ist ein Aufenthalt in den Bergen nicht zu empfehlen. Besteht trotzdem der

Wunsch nach einem Aufenthalt in moderater Höhe, sollte ein auf dem Gebiet versierter ärztliche Person beurteilen mit welchen Massnahmen allenfalls eine Exposition möglich ist. Idealerweise lassen sich Patienten mit pulmonalen Erkrankungen spezialärztlich zu Aktivitäten im Gebirge und der maximal empfohlenen Höhe beraten. Bei einer leichten Form der COPD sollte man sich in jedem Fall langsam an eine neue Höhe herantasten und im Zweifelsfall ebenfalls eine Abklärung beim Lungenspezialisten durchführen lassen. Eine Abklärung vor Flugreisen kann ebenfalls sinnvoll sein.

Grundsätzlich ist körperliche Aktivität bei Lungenkranken fast immer zu empfehlen. Personen, welche längere Zeit wenig oder keinen Sport betrieben haben, welche Rauchen oder früher geraucht haben oder anderweitig gesundheitlich vorbelastet sind, sollten sich langsam an sportliche Aktivitäten herantasten und mit leichten körperlichen Aktivitäten beginnen. Die Faustregel empfiehlt, zuerst die Häufigkeit der Aktivität zu steigern und erst dann die Dauer und Intensität zu erhöhen. Ein medizinisch betreutes Training im Rahmen einer ambulanten pulmonalen Rehabilitation kann sinnvoll sein, um ein gezieltes Training zu starten und dem Patienten Sicherheit zu vermitteln, welche Intensitäten sicher und gut verträglich sind.

2.3 Neurologische Erkrankungen

Daniel Walter

Der Schlaganfall gehört in den industrialisierten Ländern zu den führenden Invaliditäts- und Todesursachen. Unnötiger Zeitverlust kann für die betroffene Person fatale Folgen haben. Insbesondere auf einer Bergtour darf eine neu aufgetretene neurologische Störung weder übersehen noch unterschätzt werden.

Der eigentliche Hirnschlag (Hirninfarkt) tritt in ca. 85–90 % der Fälle aufgrund einer plötzlichen Minderdurchblutung (Ischämie) einer Hirnregion auf. Seltener (10–15 %) wird der Schlaganfall durch eine Hirnblutung verursacht.

> Ohne bildgebende Diagnostik (Computertomographie) sind Hirninfarkt und Hirnblutung nicht sicher zu unterscheiden. Deshalb soll auch keine Blutverdünnung (Aspirin) gegeben werden, ohne dass eine Diagnose im dafür geeigneten Spital gestellt wurde.

HIRNSCHLAG

Ursache für einen Hirnschlag sind Gerinnselbildungen im Gefäss oder Einengungen der Gefässwand. Die Minderdurchblutung führt zu einem Sauerstoffmangel im betroffenen Gebiet. Abhängig vom Ort der Einengung (früh oder spät im Gefässverlauf) sind die Folgen resp. der Funktionsverlust unterschiedlich stark ausgeprägt. Wenn sich innerhalb kurzer Zeit (wenige Minuten bis zu einer Stunde) nach Symptombeginn die entsprechenden neurologischen Störungen zurückbilden, dann spricht man von einer «TIA» (Transitorische Ischämische Attacke, «Schlägli»). Halten die Ausfälle länger als ein Tag an, dann redet man von einem sog. «ischämischen Schlaganfall».

Symptome

Die einzelnen Hirnregionen erfüllen unterschiedliche, klar definierte Funktionen, sodass sich ein Hirnschlag oder ein «Schlägli» mit plötzlichen und vielseitigen Störungen präsentieren kann:

- Seh- und Sprachstörungen, undeutliches Sprechen
- Gefühlsstörungen oder Schwäche in einer Gesichtshälfte, in einem Bein, einem Arm oder einer Körperseite
- Koordinationsstörungen von Armen und Beinen sowie Gangstörungen
- Schwindel in Zusammenhang mit den anderen genannten Symptomen

Die wichtigste Massnahme ist die sofortige Alarmierung!
TIA und Hirnschlag sind medizinische Notfälle und bedürfen eine sofortigen Beurteilung durch Spezialisten im Spital. Die Therapie hat nur in einem engen zeitlichen Fenster Aussicht auf Erfolg und wird in spezialisierten Zentrumsspitäler (Stroke Center oder Stroke Unit) durchgeführt.

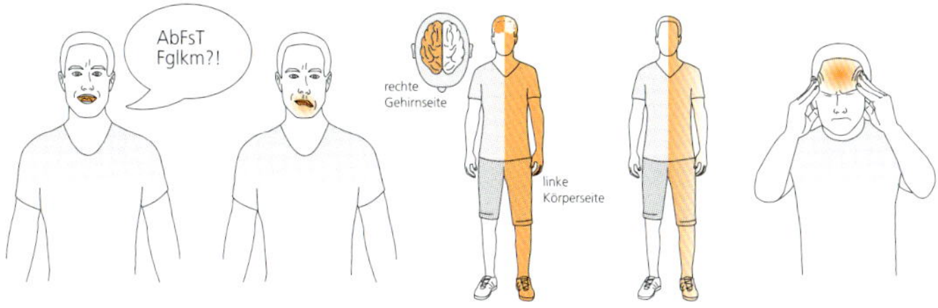

Abb. 32: *Symptome eines Schlaganfalls*

HIRNBLUTUNG

Als Hirnblutung bezeichnet man eine Blutung im Hirn selbst (sog. «intracerebrale Blutung») oder im Gehirn umgebenden Liquorraum (sog. «Subarachnoidalblutung»). Diese entsteht insbesondere bei Menschen mit hohem Blutdruck durch das Platzen von kleinen Gefässaussackungen (Aneurysmata). Die Merkmale einer Hirnblutung:

- ähnliche Symptome wie bei einem Hirnschlag
- zusätzlich oft sehr, sehr starke Kopfschmerzen oder Schmerzen im Nacken
- epileptische Anfälle und/oder rasch eintretende Bewusstlosigkeit

> Die wichtigste Massnahme ist die sofortige Alarmierung!
> Bei allen Formen von Hirnblutungen handelt es sich um lebensbedrohliche Erkrankungen, die mit einer hohen Sterblichkeit einhergehen.

2.4 Krampfleiden (Epilepsie)

Daniel Walter

Ein epileptischer Anfall ist eine plötzliche, periodisch wiederkehrende Störung der Hirnaktivität, verursacht durch eine unkontrollierte und krankhafte elektrochemische Aktivität der Nervenzellen. Epilepsien können angeboren, erworben oder aber auch bei einer akuten Hirnschädigung durch Sauerstoffmangel (siehe Seite 80), Zuckermangel (siehe Seite 83) oder einer Hirnblutung sowie weitere Auslöser auftreten.
Es gibt viele Faktoren, die das Auftreten eines epileptischen Anfalls bei bekannten

Epileptikern oder aber auch bei prädisponierten Menschen begünstigen können: Stress, Schlafentzug, extreme Erschöpfung, Dehydratation (Flüssigkeitsmangel im Körper), Fieber und schwere Unterzuckerung zählen dazu.

Bei den Betroffenen können vor einem Anfall Unwohlsein, eine veränderte Wahrnehmung (Angstgefühle, unangenehmer Geruch) sowie ein Schreianfall auftreten. Typische Zeichen für einen epileptischen Anfall sind:

- rhythmisches, zuckendes Krampfen von einer oder mehreren Extremitäten, eventuell mit Sturz («Fallsucht»)
- schaumiger Schleim im Mund und Zungenbiss
- unkontrollierter Stuhl-/Urinabgang
- Bewusstlosigkeit, nach dem Anfall, oft anhaltend

Meist endet ein Krampfanfall nach wenigen Minuten von selbst. Selten hält der Anfall auch länger an.

Akute Massnahmen:

- Alarmieren
- ABCDE-Schema anwenden (siehe Seite 18)
- Die betroffene Person vor einem ungewollten Kopfanprall schützen.
- Bei einem bekannten Krampfleiden hat die vom epileptischen Anfall betroffene Person eventuell Notfallmedikamente bei sich, die gemäss dem «Notfallplan bei epileptischem Anfall» (individuell angefertigt vom behandelnden Arzt) gegeben werden können/sollen. Damit kann der Anfall beendet werden.

Was bedeutet das für den Bergsteiger bzw. die Bergsteigerin?

- Patienten, die keine Fahrzeuge lenken dürfen (z. B. während einer Behandlungsumstellung oder nach einem Anfall), wird davon abgeraten, Bergsportarten zu praktizieren.
- Eine gut therapierte Epilepsie ohne Anfallsaktivität hingegen ist kein Grund, auf Bergsport verzichten zu müssen.
- Anfälle sind unter körperlicher Aktivität sehr selten. Regelmässig betriebene sportliche Aktivität kann das Anfallsrisiko generell reduzieren.
- Grosse und extreme Höhen gelten im Allgemeinen nicht als Auslöser eines Anfalls.
- Allerdings können bei körperlicher Aktivität in grosser Höhe typische Auslöser gehäuft auftreten (Stress, Erschöpfung, Dehydratation).
- Besonders auf mehrtägigen Touren oder Trekkings kann die Einnahme der Epilepsiemedikamente zu den vorgegebenen Zeiten schwierig sein.

- Die Einnahme zusätzlicher/anderer Medikamente muss immer mit einem Arzt abgesprochen werden, da gewisse Medikamente zu relevanten Wechselwirkungen (z. B. Abschwächung der Wirkung) mit einer Epilepsiemedikation führen können.
- Die Gruppe und/oder die Leitungsperson informieren.

2.5 Stoffwechselerkrankungen

Daniel Walter

ZUCKERKRANKHEIT (DIABETES MELLITUS)

Als «Diabetes mellitus» wird eine Gruppe von Störungen des Kohlenhydratstoffwechsels bezeichnet, dessen Leitbefund eine Überzuckerung des Blutes (Hyperglykämie) darstellt. Ursache ist entweder eine Autoimmunerkrankung mit Zerstörung der Insulin produzierenden Zellen in der Bauchspeicheldrüse, was zu einem absoluten Insulinmangel führt (Diabetes mellitus Typ 1). Die zweite Störung ist eine Insulinresistenz, teilweise kombiniert mit einem Sekretionsmangel beziehungsweise einem relativen Insulinmangel (Diabetes mellitus Typ 2).
Der Typ-1-Diabetes kann in jedem Alter vorkommen, betrifft aber hauptsächlich Jüngere (auch Kinder und Jugendliche), während der Typ-2-Diabetes oft übergewichtige Personen betrifft. Der Diabetes mellitus gehört mit dem Bluthochdruck, Übergewicht und Nikotinkonsum zu den Risikofaktoren für kardiovaskulare Krankheiten. Insbesondere der Typ-2-Diabetes ist weltweit eine Massenerkrankung geworden.
Ein normaler und konstanter Blutzuckerspiegel wird durch ein feines Zusammenspiel zwischen Zuckersenkung (nach Mahlzeiten) und Zuckererhöhung (bei Nüchternheit) ermöglicht. Insulin senkt den Blutzuckerspiegel, indem es Körperzellen dazu anregt, Glukose (Zucker) aus dem Blut aufzunehmen. Personen mit einem Diabetes Typ 1 müssen Insulin spritzen, um den Blutzucker konstant zu halten. Für Typ-2-Diabetiker hingegen gibt es eine grosse Auswahl an therapeutischen Optionen, welche von Gewichtsabnahme und mehr Bewegung über oral eingenommene Medikamente bis zu subkutanen Spritzen (nicht-Insuline und Insuline) reicht.
Bei langfristig schlecht eingestellten Diabetikern entwickeln sich schwerwiegende Komplikationen. Dies sind Gefässerkrankungen (u. a. an Herz, Nieren und Netzhaut) und Nervenschädigungen (Gefühlsstörungen an den Füssen, Beeinträchtigung der Blasen- und Mastdarmfunktion sowie Störung der Sexualfunktion), was im Kontext des Bergsportes auch zu einer erhöhten Anfälligkeit für Erfrierungen, Seh- und Gefühlsstörungen sowie zu einer schlechten Wundheilung führen kann.

Unter-/Überzuckerung

Eine Unterzuckerung (Hypoglykämie) entsteht in der Regel bei insulinabhängigen Patienten, die zu viel Zucker verbrauchen, z. B. auf einer langen Bergtour. Auch die Aufname von zu wenig Zucker oder Kohlenhydraten, z. B. weil die Zeit zum Essen fehlt oder aufgrund von Übelkeit, führt zu einer Unterzuckerung. Oder wenn sich ein Patient (versehentlich) zu viel Insulin spritzt.

Die Zeichen für eine Hypoglykämie (Unterzuckerung) müssen bekannt sein, insbesondere wenn eine Person mit Diabetes Insulin spritzen muss.

Symptome Unterzuckerung

Typische Anzeichen für eine Unterzuckerung sind nachlassende Leistung, Heisshunger, Nervosität, Unruhe, Schwitzen und schneller Puls. Insbesondere das Gehirn ist einem Zuckermangel gegenüber sehr empfindlich, da das Gehirn nur Glukose als Energielieferant gebrauchen kann. Entsprechend kommt es zu Wesensänderungen mit Gereiztheit, Koordinationsstörungen, Doppelbildern, Konzentrationsstörungen, Verwirrtheit, Sprachstörungen, Verlangsamung, Lähmungserscheinungen und schliesslich zu lebensbedrohlichen Krampfanfällen und Bewusstlosigkeit.

Eine Unterzuckerung kann schnell eintreten und rasch gefährlich werden. Begleitpersonen ist oft nicht bewusst, dass die betroffene Person in Unterzuckerung bereits in einem frühen Stadium (vor dem Eintreten der Bewusstlosigkeit) nicht immer in der Lage ist zu reagieren und proaktive Hilfe benötigt. Bei entsprechenden Anzeichen frühzeitig Zucker zuführen! Dies kann in Form von gesüssten Getränken, Früchten oder kohlehydratreichen Snacks geschehen. Auch können Zuckerwürfel (es muss nicht Traubenzucker sein) in die Wangentasche gelegt werden.

Fühlt sich ein Patient nach Zuckereinnahme wieder gut, kann die Tätigkeit weitergeführt werden. Regelmässiges Messen des Blutzuckers ist aber notwendig, da einige Insuline eine lange Wirkung aufweisen. Sind Krampfanfälle und/oder ist eine Bewusstlosigkeit aufgetreten, muss der Betroffene zwingend ärztlich beurteilt und überwacht werden.

Symptome Überzuckerung

Eine hyperglykämische Entgleisung (Hyperglykämie: zu viel Zucker im Blut) führt zu verschiedenen Veränderungen des Körpers, welche sich in starkem Durstgefühl und häufigem Wasserlösen, Abgeschlagenheit und Müdigkeit, Bauchkrämpfen bis hin zu Krampfanfällen und Bewusstlosigkeit manifestieren können. Eine Hyperglykämie braucht länger, bis sie schwere Symptome verursacht als eine Hypoglykämie.

Diabetes und Bergsport

Regelmässige körperliche Aktivitäten (z. B. Wandern und Skitouren) sind eine ausgezeichnete Möglichkeit, das Herz-Kreislauf-System, den Stoffwechsel und die Muskulatur zu trainieren. Trainierte Diabetiker sind für anstrengende Alpinsportarten bis hin zu Expeditionen genauso geeignet wie Nicht-Diabetiker. Bei körperlicher Belastung und veränderter Nahrungsaufnahme auf einer Tour ist allerdings der Bedarf an Kohlenhydraten und Insulin verändert. Beim Skitouren sinkt die Blutglukose schnell, insbesondere bei Kälte. Wesentlich weniger Glukose konsumierend ist Klettern, wobei dort freigesetztes Adrenalin den Zucker eher anhebt.
Folgende Aspekte sind bei Bergsportaktiven Diabetikern zu beachten:

- Die Blutglukose muss engmaschig kontrolliert werden, allenfalls auch nachts, um Unterzuckerungen nach einer langen und anstrengenden Tour nicht zu verpassen.
- Schnell resorbierbare Kohlenhydrate (z. B. Schokoriegel oder Biberli) müssen jederzeit, auch am Ende einer Klettertour, griffbereit sein.
- Die Medikamente dürfen nicht verloren gehen. Gegebenenfalls an verschiedene Teilnehmer der Gruppe verteilen oder an verschiedenen Orten mittragen.
- Gerätschaften wie Glukosemessgeräte mit Teststreifen oder Sensorsysteme, auch Pumpensysteme sind für grosse und extreme Höhen nicht validiert.
- Pumpensysteme und Gerätschaften kontrollieren. Feine Schlauchsysteme können bei sportlicher Betätigung unbemerkt dekonnektieren resp. ausreissen.
- Besonders bei Pumpensystemen kann es durch fehlendes Insulin (kein Basisinsulin vorhanden) schnell zu einer Ketoazidose kommen, welche sich durch plötzliche starke Übelkeit und Erbrechen bemerkbar macht.
- Bei Einstellung mit einer Insulinpumpe muss je nach Insulin die Basalrate schon vor oder spätestens zu Beginn der Bergsportaktivität gesenkt werden, manchmal auf lediglich 20 bis 30 % der Basalrate.
- Pumpensysteme und Insulinpens wie auch Glucagonspritzen (Antidot zum Insulin) können potentiell einfrieren. Insuline sind Eiweisse und werden unwirksam bei Temperaturen unter dem Gefrierpunkt (respektive nach dem Auftauen). Das konsequente Tragen der Utensilien körpernah ist bei Kälte zwingend. Schlauchlose Systeme bzw. ein kurzes Schlauchsystem (30 cm) anstelle der Standardlänge (60 cm) können hilfreich sein.
- Gegen Hitze können Insuline in einer Kühltasche oder improvisiert in einer Thermosflasche gelagert werden. Kurzzeitig ertragen Insuline auch Temperaturen bis 40 Grad Celsius, was grundsätzlich aber vermieden werden sollte.

Vor Höhenaufenthalten ist bei Diabetikern eine augenärztliche Untersuchung wegen möglichen Veränderungen des Augenhintergrundes zwingend. Denn fortgeschrittene Schäden an den Gefässen im Auge können zu Blutungen in der Höhe und somit zu Einschränkungen beim Sehen führen.

SCHILDDRÜSENERKRANKUNGEN

Akute Schilddrüsenerkrankungen sind im Kontext der Gebirgs- und Outdoormedizin nicht von Bedeutung. Hingegen sind Unter- und Überfunktionen, welche über Wochen und Monate entstehen, relevant.

Unter-/Überfunktion

Eine **Schilddrüsenunterfunktion (Hypothyreose)** verlangsamt sämtliche Stoffwechselprozesse im Körper und verringert die Leistungsfähigkeit. Grund für eine Unterfunktion ist oft eine autoimmun bedingte Schilddrüsenerkrankung (sog. «Hashimoto-Thyreoiditis»), ein Jodmangel oder eine Schilddrüsenoperation mit Entfernung von Schilddrüsengewebe. Eine **Schilddrüsenüberfunktion (Hyperthyreose)** ist oft autoimmun (sog. «Morbus Basedow») oder durch einen «autonomen Knoten» bedingt. Dabei wird in einem Knoten in der Schilddrüse lokal zu viel Schilddrüsenhormon produziert.

Symptome

Symptome der Schilddrüsenunterfunktion sind Müdigkeit, Konzentrationsstörungen, depressive Verstimmung, Gewichtszunahme, Frieren sowie allenfalls Verstopfung, Libidoverlust und Haarausfall. Hinweise für eine Schilddrüsenüberfunktion ergeben sich bei Nervosität, beschleunigtem Herzschlag/Herzrhythmusstörungen und Gewichtsverlust.

Schilddrüsendysfunktionen und Bergsport

Ein signifikanter Schilddrüsenhormonmangel ist mit einer guter Performance beim ambitionierten Klettern oder Bergsteigen nicht vereinbar. Eine Hyperthyreose hingegen ist gesundheitlich gefährlich, weil eine potentiell lebensbedrohliche Schilddrüsenvergiftung (Thyreotoxikosis) eintreten kann.

Bergsport kann bei guter medikamentöser Einstellung einer Schilddrüsendysfunktion problemlos betrieben werden. Die medizinisch nicht indizierte Einnahme von Schilddrüsenhormonen (sog. «Hyperthyreosis factitia»), z.B. beim Wettkampfklettern oder Höhenbergsteigen, ist zu unterlassen, da dies unberechenbar, nicht nützlich, aber gefährlich sein kann.

2.6 Magen-Darm-Erkrankungen

Daniel Walter

AKUTE BAUCHSCHMERZEN

Bauchschmerzen sind draussen, ohne weitere Möglichkeiten der Diagnostik (Labor, Ultraschall, Computertomographie) schwierig zu beurteilen. Entsprechend dem Schmerzcharakter, der Lokalisation des Schmerzes und anderer Hinweise (Alter, Geschlecht, Beschwerdeverlauf) kann eine Vermutung («educated guess») angestellt werden, weswegen bei akuten Bauchschmerzen auch telemedizinischer Ratschlag hilfreich sein kann. Schmerzquellen können vom Bauchraum selber oder angrenzenden Strukturen, z. B. dem Retroperitoneum, oder auch aus dem Brustraum (Herz!) in den Bauch ausstrahlen.

Symptomatik

- Konstanter Schmerz: Schmerz von soliden Organen (Bauchspeicheldrüse, Niere, Leber etc.) oder Schmerz wegen Entzündung respektive Reizung des Bauchfelles (Blinddarmentzündung, Divertikulitis etc.)
- Krampfartiger wellenförmiger Schmerz («Kolik»): Gallensteinabgang, Nierensteinabgang in den Harnleitern, Darmkolik

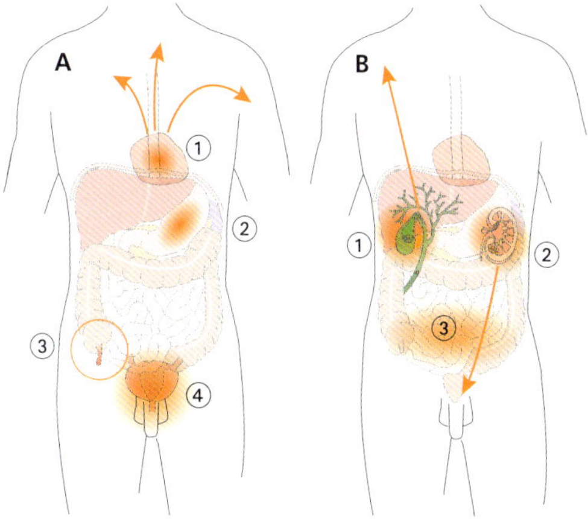

A | Dauerschmerz

1. Herzinfarkt
2. Magenentzündung
3. Blinddarmentzündung
4. Blasenentzündung

B | Kolikartiger Schmerz

1. Gallensteinabgang
2. Nierenstein-/Harnleitersteinabgang
3. Darmkolik

Alarmsymptome bei akuten Bauchbeschwerden

Bei «Bauchschmerzen mit Alarmsymptomen» muss zwingend ärztlicher Rat eingeholt bzw. eine medizinische Institution aufgesucht werden.

- Fieber, Schüttelfrost, harter Bauch, schlechter Allgemeinzustand (blasse Haut, schneller Puls etc.) blutiges oder kotiges Erbrechen, blutiger Stuhlgang
- Nicht durch Menstruation zu erklärende Blutung aus der Vagina
- Verdacht auf in den Bauch fortgeleiteten Schmerz vom Herzen aus

Empfehlungen

In unklaren Situationen sollte anfangs nichts zu essen oder trinken gegeben werden, um den «Bauch zu beruhigen». Später schluckweise zu trinken anbieten, insbesondere bei Durchfall. Schonkost, z. B. Zwieback, Reis, Kartoffeln, Fenchel kann in kleinen Portionen eingenommen werden. Bei Durchfall ist Stopfkost in Form geriebener Äpfel, reifer Bananen oder gegarter Karotten sinnvoll. Die Lagerung bei Bauchschmerzen erfolgt meist spontan mit angezogenen Beinen. Eine wärmende Bettflasche entspannt die Bauchdecken zusätzlich.

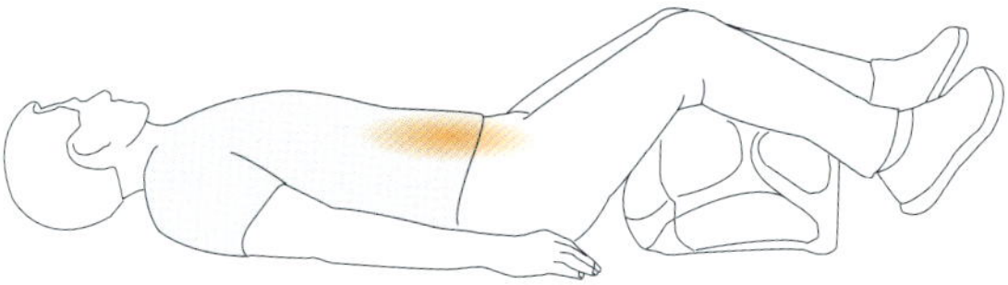

Abb. 33: *Entlastung der Bauchdecke mit angezogenen Beinen.*

An Schmerzmittel kann bei einem Dauerschmerz die Gabe von Paracetamol (Dafalgan®) und bei einem kolikartigen Schmerz Butylscopolamin (Buscopan®) in Erwägung gezogen werden. Die Schmerzmitteleinnahme kann aber das Fortschreiten der Symptome auch verschleiern, weswegen die Medikamentengabe gut indiziert sein soll. Bei vorhandenen Alarmsymptomen ist ein Transport zum Arzt oder ins Spital mit der Möglichkeit zur weiteren Diagnostik zu organisieren.

2.7 Allergie und Anaphylaxie

Daniel Walter

Eine allergische Reaktion ist eine krankhafte, überschiessende Abwehrreaktion des Immunsystems auf eine bestimmte, an sich harmlose Substanz (Allergen, Antigen). Wenn diese Reaktion des Immunsystems akut abläuft, wird sie Anaphylaxie genannt. Die häufigsten Allergien entstehen durch Allergene, die über die Luft übertragen und in den Atemwegen respektive auf den Schleimhäuten von Nase und Augen wirken (Inhalationsallergene). Dies sind zum Beispiel Pollen von Gräsern und Bäumen, Pilzsporen oder Hautschuppen von Tieren.

Aber auch eingenommene Substanzen (Ingestionsallergene) können allergen wirken: Besonders schwere Reaktionen sind bekannt auf Medikamente (Penicillin, Schmerzmittel) oder Nahrungsmittel (Nüsse, Kiwi, Erdbeeren).

Es gibt Kontaktallergene wie Nickel oder diverse Pflanzen. Bei letzteren ist der Übergang zu irritativen Stoffen, also ohne zu Grunde liegende immunologische Mechanismen (z. B. Hautkontakt mit Brennessel oder Wolfsmilchgewächsen), fliessend. Ein Beispiel für eine Kontaktallergie verursachende Pflanze ist der Riesenbärenklau. Dabei führt der Hautkontakt mit dem Saft der Blüte mit nachfolgender Sonnenbestrahlung auf der Haut zu Verbrennungen (sog. «phototoxische Reaktion»).

Insektengifte (Bienen- oder Wespenstiche) gehören zu den Injektionsallergenen (Seite 103).

Symptome

Anaphylaktische Reaktionen reichen von leichten Hautreaktionen (Rötung, Juckreiz, Quaddeln/Nesselfieber) bis zu schweren Allgemeinsymptomen (Luftnot, Kreislaufstörung, Schock bis Atem- und Kreislaufstillstand).

Erstmassnahmen und Behandlung

Grundsätzlich beginnt die Allergiebehandlung mit der Allergenentfernung. Da die Entwicklung der anaphylaktischen Reaktion nicht abschätzbar ist, sollte bei einem Allergiker frühzeitig alarmiert werden. Zudem sollten das sogenannte «Allergieset» je zwei Tabletten eines Antihistaminikums (z. B. Cetirizin®) sowie eines Kortisonpräparates (z. B. Prednison 50®) frühzeitig eingenommen werden.

Bei einem allergischen Asthma inhaliert der Patient mit einem die Bronchien erweiternden Spray (z. B. Salbutamol/Ventolin®). Bei schweren Verlaufsformen ist nach dem ABCDE-Schema (siehe Seite 18) vorzugehen.

Ein Allergiker muss seine Notfallmedikamente bei sich haben. Dies beinhaltet nebst dem Allergieset in Tablettenform auch eine Adrenalin-Fertigspritze (Epipen® bzw. Epipen Junior oder Jext® 150 mcg bzw. 300 mcg).

Bei einer drohenden schweren allergischen Reaktion muss die Adrenalin-Fertigspritze unbedingt frühzeitig gegeben werden, damit das Leben der Allergikerin oder des Allergikers gerettet wird! Im Gegensatz zum Antihistamin und Kortison wirkt das Adrenalin, in die Muskulatur verabreicht, schnell.
Der Umgang mit den Notfallmedikamenten, speziell auch die Handhabung der Adrenalin-Fertigspritze, muss bekannt und eingeübt sein (z. B. auch seitens der Bergführer mit einer JO-Gruppe im Kletterlager oder die Lehrpersonen in einem Schullager).
Adrenalin ist hitzelabil. Wenn hohe Temperaturen erwartet werden, sollte die Adrenalin-Fertigspritze in einem isolierten Behältnis (z. B. kleine Thermoskanne) aufbewart werden.

2.8 Einwirkungen von Giften (Schlangen, Insekten, Pflanzen, Pilze)

Daniel Walter

GIFTPFLANZEN

In der Schweiz gibt es viele einheimische stark giftige und giftige Pflanzen. Die Einnahme einer kleinen Menge einer stark giftigen Pflanze kann fatale Vergiftungserscheinungen nach sich ziehen. Der häufigste Grund einer Vergiftung sind Verwechslungen von Beeren, Blättern oder Wurzeln mit harmlosen Arten. Kleine Kinder entdecken die Natur gerne, indem sie die Sachen in den Mund nehmen – auch vermeintlich ungiftige Pflanzen.

> Bei einem Vergiftungsverdacht sollte frühzeitig ein Arzt oder eine Notrufnummer kontaktiert werden. In der Schweiz ist dies «Tox Info Suisse» (Notfallnummer 145) während 24 Stunden an 365 Tagen besetzt. In Deutschland können über eine regionale «Giftnotrufzentrale» und in Österreich über eine «Vergiftungsinformationszentrale» oder den Euro-Notruf 112 Informationen zu Vergiftungen erhalten werden.

Zu den **stark giftigen** in der Schweiz vorkommenden Wildpflanzen gehören:*

- Eisenhut (Aconitum napellus) (Abb. 34)
- Tollkirsche (Atropa belladonna)
- Herbstzeitlose (Colchicum autumnale (Abb. 34)
- Fingerhut (Digitalis ambigua: Grossblütiger, Digitalis lutea: Gelber, Digitalis purpurea: Purpur-Fingerhut)
- Eibe (Taxus baccata)
- Weisse Germer (Veratrum album)

Zu den **giftigen** Schweizer Wildpflanzen gehören:

- Aronstab (Arum maculatum)
- Maiglöckchen (Convallaria majalis)
- Pfaffenhütchen (Euonymus europaeus)
- Wolfsmilchgewächse (Euphorbia sp.)
- Euphorbia cyparissias (Zypressenwolfsmilch)
- Euphorbia esula (Eselswolfsmilch, Scharfe Wolfsmilch)
- Helleborusarten: Christrose (Helleborus niger), Grüne Nieswurz (Helleborus viridis) und Stinkende Nieswurz (Helleborus foetidus)

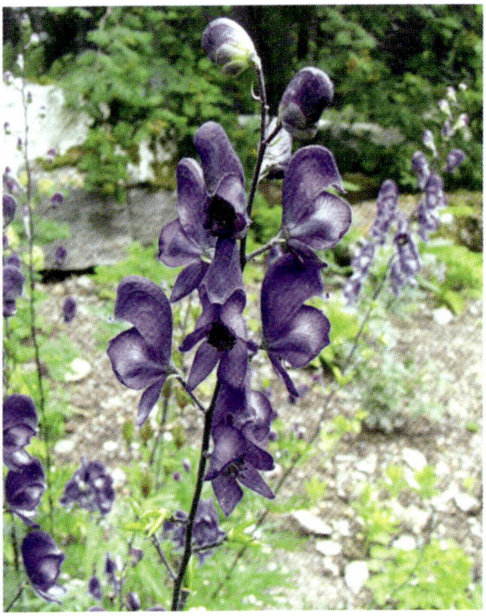 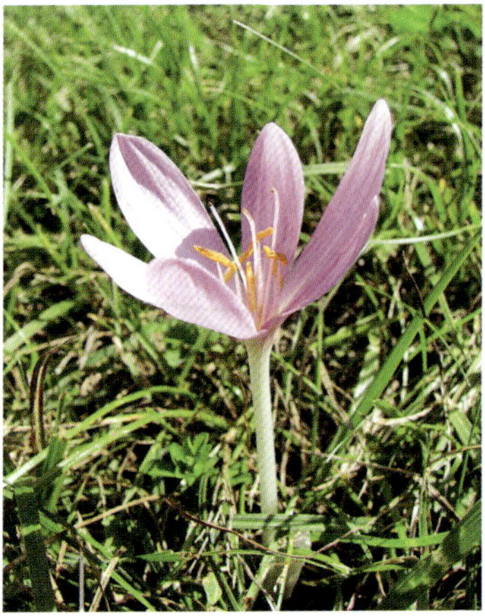

Abb. 34: *Der Eisenhut (Aconitum napellus) und die Herbstzeitlose (Colchicum autumnale)*

Im Folgenden werden die einzelnen Pflanzen mit der gefährlichen Menge, der Verwechslungsmöglichkeit und den Vergiftungszeichen aufgeführt.

> **!** Wird die gefährliche Menge einer stark giftigen Pflanze eingenommen, muss unverzüglich ein Arzt oder Spital kontaktiert werden. Pflanzen oder deren Bestandteile aufbewahren und zum Arzt oder ins Spital mitnehmen! Allenfalls auch Erbrochenes in einem Gefäss mitnehmen. Möglichst kein Hautkontakt.

Die Zeichen einer Vergiftung schwanken zwischen leichten Anzeichen wie Übelkeit, Erbrechen, Schwindel bis hin zu lebensbedrohenden Problemen wie Kreislaufschwäche oder Atemprobleme (siehe Kapitel 1.2). Wird die gefährliche Menge einer stark giftigen Pflanze eingenommen, sollte am besten unverzüglich, bis spätestens 1 bis 2 Stunden nach der Einnahme, Aktivkohle in flüssiger Form eingenommen werden (1 Gramm pro Kilo Körpergewicht), sofern der Patient bei Bewusstsein ist.

* Für detaillierte Abbildungen und Beschreibungen: Landolt, Aeschimann, Bäumler, Rasolofo: Unsere Alpenflora, SAC Verlag.

Eisenhut (Aconitum napellus)
Verwechslungsmöglichkeit: Die Blätter werden mit Petersilienblätter verwechselt.
Gefährliche Menge: Wenig Pflanzenmaterial (alle Pflanzenteile)
Symptome: Der Eisenhut enthält Aconitin, eines der stärksten Pflanzengifte. Erste Zeichen treten innerhalb von 10 bis 20 Minuten auf. Es sind Brennen und ein Taubheitsgefühl im Mund, später auch an den Armen, Beinen und am ganzen Körper. Dazu kommen Kältegefühl, Übelkeit, Erbrechen, kolikartiger Durchfall, starke Muskelschmerzen und eventuell sogar Krämpfe. Bei schweren Vergiftungen treten auch Herzrhythmusstörungen und Blutdruckabfall auf.

Tollkirsche (Atropa belladonna)
Verwechslungsmöglichkeit: Brombeeren, Heidelbeeren.
Gefährliche Menge: Alle Pflanzenteile sind giftig, insbesondere die Früchte (ab Einnahme von einer Beere).
Symptome: Die Tropanalkaloide der Tollkirsche bewirken grosse Pupillen mit Sehstörungen, ein Hitzegefühl, gerötete Haut, ein Trockenheitsgefühl im Mund, Heiserkeit, Schluckbeschwerden, Erbrechen, eine Darmlähmung, Harnabsatz-Schwierigkeiten, Herzrasen, Unruhe, Gangstörungen und Verwirrtheit. Es können sogar Halluzinationen, Krampfanfälle und Koma auftreten.

Herbstzeitlose (Colchicum autumnale)
Verwechslungsmöglichkeit: Bärlauchblätter, obwohl die Bärlauchblätter stark nach Knoblauch riechen, kürzer, breiter und zudem gestielt sind.
Gefährliche Menge: Wenig Pflanzenmaterial (alle Pflanzenbestandteile)
Symptome: Das Hauptalkaloid Colchicin bewirkt die folgende dreiphasige Symptomatologie: Phase 1: Nach einer Latenz von 2 bis 18 Stunden treten schwere Magen-Darm-Zeichen mit Übelkeit, (blutigem) Erbrechen, Kolik und (blutigem) Durchfall auf. Phase 2: 24 bis 72 Stunden nach der Einnahme kann es zum Multiorganversagen kommen. Phase 3: 7 bis 10 Tage nach der Einnahme folgt die Erholungsphase.

Fingerhut, Grossblütiger-, Gelber-, Purpur- (Digitalis ambigua, Digitalis lutea, Digitalis purpurea)
Gefährliche Menge: Wenig Pflanzenmaterial (Blüten, Blätter, Samen)
Symptome: Die herzaktiven Glykoside können nach Einnahme zu Herzrhythmusstörungen und Herzstillstand führen. Zudem gibt es Magen-Darm-Störungen durch lokal reizende Saponine.

Eibe (Taxus baccata)
Verwechslungsmöglichkeit: Die Nadeln können mit Tannennadeln verwechselt werden.
Gefährliche Menge: Der rote Samenmantel ist ungiftig, jedoch können bereits wenige zerbissene Samen oder Nadeln Symptome verursachen. Unzerbissene Samen werden unverändert ausgeschieden.
Symptome: Die Giftstoffe der Eibe, die Taxine, werden im Magen-Darm-Trakt schnell aufgenommen und können schon innerhalb von 60 Minuten zu Magen-Darm-Störungen mit Erbrechen, Bauchschmerzen und Durchfall führen. Nach Verzehr einer grossen Menge Nadeln oder zerkauter Samen sind zusätzlich Koma, Krämpfe, grosse Pupillen, Herzrhythmusstörungen mit verlangsamtem Puls, eine Atemlähmung und ein Herzstillstand möglich.

Aronstab (Arum maculatum)
Verwechslungsmöglichkeit: Bärlauchblätter
Gefährliche Menge: Wenig Pflanzenmaterial (rote Beeren, frische Blätter), jedoch nicht lebensbedrohlich
Symptome: Der Aronstab enthält Oxalsäuren und Kalzium-Oxalatkristalle. Diese verursachen typischerweise Schleimhautirritationen. Die Zeichen sind Brennen, Schmerzen, Rötung und Bläschenbildung im Mund und Rachen und eventuell eine Schwellung. Weiterhin können Übelkeit, Erbrechen, Magen- und Bauchschmerzen und (blutige) Durchfälle auftreten.

Erste-Hilfe-Massnahme
Bei Aronstab soll als grosse Ausnahme keine Aktivkohle eingenommen werden, sondern mit kalziumhaltigen Getränken oder Nahrungsmitteln wie Milch und Glace gekühlt werden. Das Kühlen lindert den Schmerz und das Kalzium bindet die Oxalsäure.

Maiglöckchen (Convallaria majalis)
Verwechslungsmöglichkeit: Bärlauchblätter
Gefährliche Menge: Grössere Mengen an Pflanzenmaterial (alle Pflanzenbestandteile)
Symptome: Die herzaktiven Glykoside können wie beim Fingerhut zu Herzarrhythmien und Herzstillstand führen. Es braucht jedoch mehr Pflanzenmaterial als beim Fingerhut, da die Maiglöckchen-Glykoside schlechter aufgenommen werden als die Fingerhut-Glykoside. Zudem treten Magen-Darm-Störungen durch lokal reizende Saponine auf.

Pfaffenhütchen (Euonymus europaeus)
Gefährliche Menge: Mehr als fünf Hütchen. Giftig sind Samen, Blätter, Rinde.
Symptome: Die vielfältigen Inhaltsstoffe vom Pfaffenhütchen (Steroidglycoside, ein Alkaloid, ein Lectin und Triterpene) verursachen lokal eine starke Reizung und lösen heftige Brechdurchfälle aus.

Zypressenwolfsmilch (Euphorbia cyparissias), Eselswolfsmilch (Euphorbia esula)
Gefährliche Menge: Wenig Milchsaft (alle Pflanzenteile sind giftig)
Symptome: Der Milchsaft enthält vielfältige Inhaltsstoffe, die je nach Lokalisation stark reizend oder sogar ätzend wirken. Auf der Hornhaut des Auges sind sie stark ätzend und können zu schweren Hornhautschäden führen, werden die Augen nicht sofort mit Wasser gespült. Auf der Haut verursachen sie eine Hautentzündung, nach der Einnahme eine Magen-Darm-Störung.

Stinkende Nieswurz, Christrose, Grüne Nieswurz (Helleboris foetidus, niger, viridis)
Gefährliche Menge: Grosse Mengen an Pflanzenmaterial (alle Pflanzenteile)
Symptome: Bei den Toxinen der Helleborus-Arten handelt es sich einerseits um reizende Stoffe und andererseits um Herzglykoside, die jedoch nur in Helleborus foetidus und viridis nachgewiesen werden konnten. Die reizenden Stoffe bewirken in grösseren Mengen Magen-Darm-Zeichen, in Form von Übelkeit, Erbrechen und Durchfall. Die Herzglykoside verursachen entweder Herzrasen oder einen stark verlangsamten Herzschlag sowie Herzrhythmusstörungen.

Exemplarisch sei hier der Bärlauch genannt, der ein grosses Verwechslungspotential birgt. Bärlauchgerichte werden oft von der ganzen Familie gegessen, weswegen die Auswirkungen gravierend sein können, wenn statt Bärlauch giftige Maiglöckchen (Convallaria majalis) oder die sehr giftigen Herbstzeitlosen (Cholchicum autumnale) gesammelt, gekocht und gegessen werden. Auch junge Blätter des Gefleckten Aronstabes (Arum maculatum) sehen dem Bärlauch ähnlich, und selbst der Echte Salomonsiegel (Polygonatum odoratum) könnte, wenn nur die Blätter auf dem Tisch sind, mit Bärlauch verwechselt werden.
Es kann nicht genug betont werden, dass nur Erfahrene sich mit Köstlichkeiten aus der Natur eindecken – ohne Erfahrung oder mit Zweifeln muss zwingend Expertenrat eingeholt werden, notabene vor der Zubereitung des Gerichtes.

GIFTIGE PILZE

Die meisten in der Schweiz vorkommenden Pilze sind ungeniessbar, einige sind essbar und nicht wenige können potenziell schwere Vergiftungen verursachen. Eine grosse Gruppe von Pilzen (Mykorrhiza-Pilze) geht eine Lebensgemeinschaft mit Laub- und Nadelbäumen ein. Ihr Vorkommen hängt somit direkt vom Standort dieser Bäume ab. Die andere grosse Gruppe (Saprophyten) lebt von der Verwertung von Totholz, erscheint also an vielen verschiedenen Standorten. Das Wurzelwerk der Pilze überdauert oft viele Jahre im Boden oder in Wirtspflanzen, kaum sichtbar für den Menschen. Jahreszeit, Temperatur und Luftfeuchtigkeit bestimmen das Erscheinen von Fruchtkörpern.
Die Schweiz bietet mit ihren verschiedenen Regionen einer grossen Vielfalt von Pilzen einen Lebensraum. Die Alpennordseite unterscheidet sich von der Alpensüdseite nicht nur in Bezug auf Fauna und Flora, sondern in erheblichem Masse auch bezüglich des Pilzvorkommens.
Der wohl giftigste Pilz in der Schweiz ist der grüne Knollenblätterpilz (Amanita phalloides) und seine weissen Verwandten (Amanita virosa und Amanita verna). Diese Lamellenpilze, welche an Champignons erinnern, enthalten Amanitine (siehe Abb. 35).

> Amanitine verursachen innert weniger Tage ein Leberversagen, welches unbehandelt zum Tod führt.

Symptome und Behandlung: Nach dem Verzehr dieser Pilze kommt es nach 6 bis 8 Stunden zu heftigen Magen-Darm-Beschwerden mit unstillbarem Erbrechen und wässrigen Durchfällen. Nach einer kurzen Zeit der vermeintlichen Besserung folgt das rasche Leberversagen. Die Therapie besteht einerseits in der frühzeitigen Gabe von Aktivkohle und der Zufuhr von Flüssigkeit durch die Vene. Mit einem Gegenmittel, welches in Spitälern vorhanden ist, kann die Aufnahme des Giftstoffes in die Leber verzögert werden.
Jedes Jahr sterben in Europa Menschen an einer Knollenblatterpilzvergiftung oder müssen sich einer lebensrettenden Lebertransplantation unterziehen.

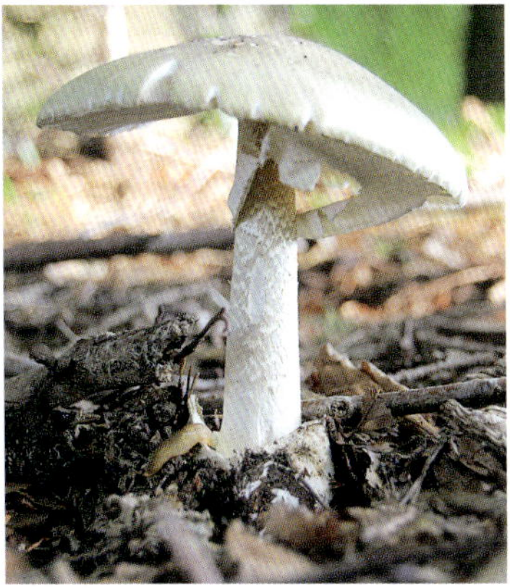

Abb. 35: *Amanita phalloides*

Amanitine kommen noch in anderen Pilzarten, nämlich den Giftschirmlingen (Lepiota sp.) und den Gifthäublingen (Galerina sp.) vor. Somit kann es auch hier zu lebensgefährlichen Vergiftungen kommen. Ebenfalls Magen-Darm-Zeichen (Erbrechen, Übelkeit, Durchfall) verursachen viele andere Pilze, deren Giftstoffe zum Teil gar nicht bekannt sind. In diesen Fällen treten die Beschwerden innert 1 bis 3 Stunden nach Einnahme auf. Am heftigsten sind diese Beschwerden nach Verzehr von **Riesenrötling** (Entoloma sinuatum), grünblättrigem **Schwefelkopf** (Hypholoma fasciculare) und **Satansröhrling** (Boletus satanas). Letzterer ist einer der wenigen giftigen Röhrlinge. Die Zeichen klingen meist unter einfacher Therapie mit Flüssigkeitsersatz nach 1 bis 3 Tagen wieder ab und hinterlassen keine dauerhaften Schäden.

Gelegentlich werden Pilze auch zu Rauschzwecken eingenommen. Aufgrund des sehr variablen Giftgehaltes ist die Wirkung auf das zentrale Nervensystem schwer vorhersehbar und kann für die Betroffenen äusserst unangenehm sein.
Selten sind Kinder betroffen, wenn sie diese Pilze im Rasen finden und verspeisen. In den **Kahlköpfen** (Psilocybe sp.) und **Düngerlingen** (Panaeolus sp.) kann der Giftstoff Psilocybin enthalten sein. Dieser führt zu Euphorie, Wahnvorstellungen, Angstzuständen und im schlimmsten Fall zu Krampfanfällen. Unter ärztlicher Überwachung und mit Beruhigungsmitteln klingen diese Beschwerden innert 12 Stunden bis maximal 3 Tagen ab.
Giftige **Trichterlinge** (z. B. Clitocybe dealbata) und die meisten **Risspilze** (Inocybe sp.) enthalten den Wirkstoff Muskarin, welcher ebenfalls im zentralen Nervensystem wirkt. Es kommt innert kurzer Zeit (15 bis 120 Minuten) zu Schweissausbrüchen,

langsamem Puls, Pupillenverengung, Tränen- und Speichelfluss, allenfalls kombiniert mit Magen-Darm-Beschwerden. Diese Beschwerden können im Spital mit einem Gegenmittel (Atropin) behandelt werden. Diese Pilze werden oft als essbare Ritterlinge fehlidentifiziert.

Der **Fliegenpilz** (Amanita muscaria) enthält nicht, wie der Name vermuten lässt, Muskarin, sondern Ibotensäure und Muscimol. Diese Substanzen, welche ebenfalls im Pantherpilz (Amanita pantherina) vorkommen, bewirken innert 15 bis 120 Minuten einen beschleunigten Puls bis Herzrasen, trockene Schleimhäute und Verwirrungszustände. Die Pupillen sind oft erweitert. Gelegentlich kommt es zu Sinnestäuschungen, in schweren Fällen auch zum Koma, das unter Umständen länger als 24 Stunden andauern kann. Die durch einen Platzregen leicht abwaschbaren weissen Hüllreste auf dem Hut des Fliegenpilzes haben wiederholt dazu geführt, dass der Fliegenpilz mit dem äusserst schmackhaften Kaiserling (Amanita caesarea) verwechselt wurde.

Notfallmassnahmen bei Verdacht auf eine Pilzvergiftung

- Verabreichung von Aktivkohle (Kohlesuspension; 1g/kg Körpergewicht) wenn möglich und/oder unverzüglicher Transport ins nächstgelegene Spital
- Allfällige Reste der Mahlzeit oder Rüstabfälle zur Untersuchung mitnehmen.
- Grundsätzlich ist vom Verzehr unbekannter, nicht amtlich kontrollierter Pilze abzuraten.

Verwechslungsgefahren mit Speisepilzen

Einzige Sicherheit beim Verzehr von wild gewachsenen Pilzen bietet die amtliche Pilzkontrolle. Andere Röhrlinge als der beliebte Steinpilz (Boletus edulis) können unter Umständen zu heftigen Magen-Darm-Störungen führen.

Bei Verwechslungen mit dem Eierschwamm (Cantharellus cibarius) sind der falsche Pfifferling (Hygrophoropsis aurantiaca) und der Ölbaumpilz (Omphalotus olearis) zu erwähnen: beide haben Lamellen und keine Leisten. Der falsche Pfifferling wird oft ohne Beschwerden verzehrt, während es nach Genuss von Ölbaumpilz zu heftigen Magen-Darm-Beschwerden kommt.

Bei sämtlichen Lamellenpilzen besteht die Gefahr einer Knollenblätterpilzvergiftung. Deshalb muss dringend vom Konsum unkontrollierter Lamellenpilze abgeraten werden.

Zwischenfälle treten oft dann auf, wenn Pilze vor dem Konsum nicht von einer Fachperson an anerkannten amtlichen Pilzkontrollstellen beurteilt wurden. Informationen zu amtlichen Pilzkontrollstellen findet man unter www.vapko.ch oder bei jeder Gemeinde.

SCHLANGEN

Schlangen gibt es in der ganzen Schweiz. Die beiden einheimischen Giftschlangenarten Aspisviper (Vipera aspis) und Kreuzotter (Vipera berus) leben vor allem an sonnigen Hanglagen im Jura und in den Alpen. Als Bergsteiger und Wanderer kann man deshalb Schlangen vom März bis Mitte Oktober begegnen. Aus einer respektvollen Distanz ist es schwer möglich, giftige von harmlosen Schlangen zu unterscheiden. Zudem ist die Farbe und Zeichnung vieler Schlangen sehr variabel. Deshalb soll man sich grundsätzlich jeder Schlange gegenüber vorsichtig verhalten.

Schlangen sind scheue Tiere. Sie greifen niemals ohne Not einen Menschen an.

Schlangenbisse sind mit 10 bis 20 Ereignissen pro Jahr in der Schweiz eher selten. Seit 1960 gab es in der Schweiz nur einen einzigen Todesfall wegen eines Schlangenbisses. Weltweit gesehen werden allerdings pro Jahr ca. 2,7 Millionen Menschen von Schlangen gebissen. Bis zu 138 000 Menschen sterben daran und 400 000 Menschen behalten bleibende Schäden, darunter Blindheit, Amputationen oder eine posttraumatische Belastungsstörung.

Wenn Reisen in Gebiete mit Schlangen unternommen werden, muss man sich vorgängig vertieft mit diesem Thema befassen. Verhaltensmassnahmen zur Vermeidung des Kontaktes mit Schlangen haben Priorität. Therapeutische Massnahmen nach einem Schlangenbiss können von den Massnahmen bei einem Schlangenbiss in den Alpen abweichen.

Bei Bissen von Giftschlangen in der Schweiz wird meist wenig Gift, bei rund 50% der Bisse gar kein Gift, abgegeben («trockener Biss»). Der Biss von giftigen Schlangen ist erkennbar an den zwei Bisseinstichstellen der Giftzähne. Ungiftige Schlangen hinterlassen hingegen eine halbmondförmige Bissspur.

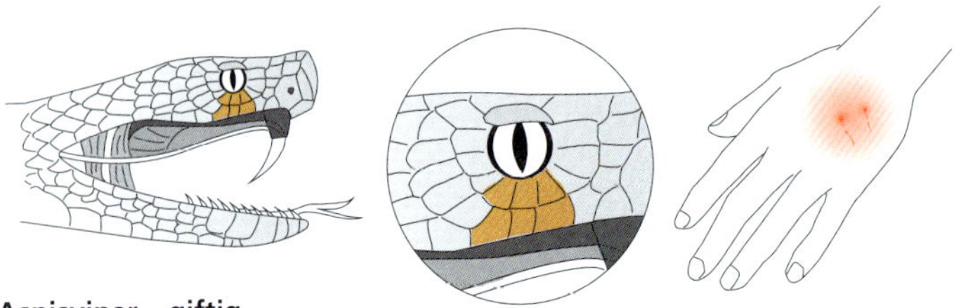

Aspisviper – giftig
Schlangen mit senkrecht stehender Linse und mehreren Schuppenreihen zwischen Mund und Auge, Bissspur mit mindestens 2 Punkten.

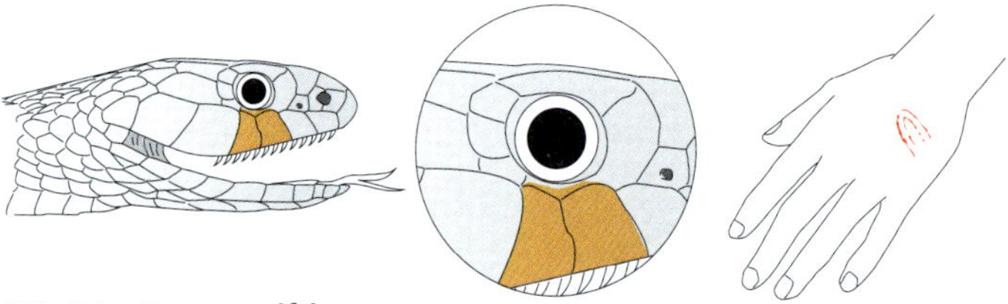

Würfelnatter – ungiftig
Einheimische Natter-Arten haben eine runde Pupille und nur eine Reihe Schuppen zwischen Auge und Maul, Bissspur halbmondförmig.

Der grösste Teil der Schlangenbiss-Vergiftungen durch einheimische Schlangen verläuft mit leichten Symptomen. In der Regel genügt eine Überwachung im Spital und eine symptomatische Behandlung. Nur ausnahmsweise braucht es ein Gegengift (Antiserum, Antivenin, Antidot).
Selten kommt es auch in der Schweiz zu Bissverletzungen durch aus Terrarien entwichene Schlangen. Dort verhält es sich natürlich anders!
Wie bei Insektenstichen können Gebissene allergische Reaktionen zeigen. Bei einer lokalen Giftwirkung wird das Unterhautfettgewerbe und die Muskulatur zerstört, was nachfolgend zu einer Schwellung dieser Stelle führt.
Eine systemischen Wirkung hingegen führt zu einer Gerinnungsstörung und einer Kreislaufwirkung in Form eines Schocks.

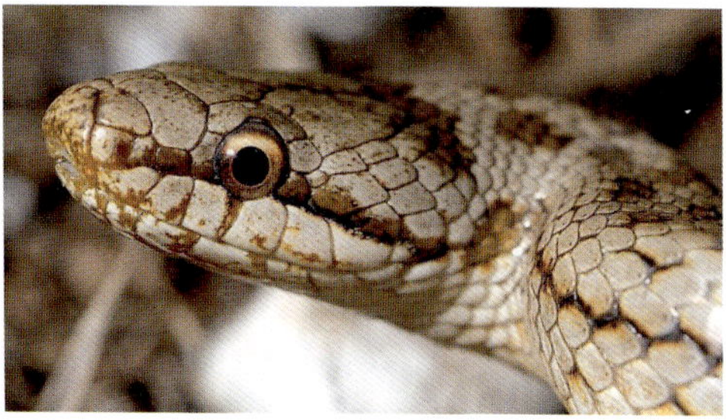

Abb. 36: *Schlingnatter: Die Schlingnatter erkennt man an der typischen Kopfzeichnung. Sie hat einen hufeisenförmigen Nackenfleck und eine vom Nasenloch über das Auge zum Hals verlaufende Binde. Schlingnattern kommen in fast ganz Europa vor. Die Schlange wehrt sich zwar bei Angriffen heftig, ihr Biss ist jedoch ungiftig. Länge bis 0,9 m (Andreas Meyer, karch).*

Vorbeugung

Zu den allgemeinen Massnahmen gehören das Anziehen von hohen, festen Schuhe, welche die 2 bis 5 mm langen Giftzähne nur schwerlich durchdringen können. Zudem lange Hosen. Mit einem Stock werden beim Laufen zusätzlich Vibrationen verursacht und unübersichtliches Gebüsch kann abgeklopft werden. Besondere Vorsicht ist beim Hineingreifen in Ritzen geboten (z. B. beim Klettern).

In Schlangenhabitaten nicht direkt auf dem Boden, sondern nur im Zelt oder einem Feldbett schlafen. Kleinkinder an entsprechenden Orten nur beaufsichtigt spielen lassen. Wenn man auf eine Schlange trifft, darf diese nicht gereizt oder verscheucht werden, sondern man sollte sich langsam zurückziehen und dem Tier die Möglichkeit zur Flucht geben.

- Schweizer Schlangen, die länger als 90 cm messen, sind harmlos. Aspisviper und Kreuzotter sind immer kürzer.
- Rufen und Schreien hilft nicht. Schlangen sind taub.
- Schlangen, die unbeweglich liegen, sind nicht unbedingt tot, sondern schlafen oder verlassen sich auf ihre Tarnung. Ruhig in mindestens 2 Meter Abstand vorbeigehen.
- Schlangen, die sich einem Menschen nähern, haben diesen sicher nicht bemerkt und versuchen keinesfalls anzugreifen. Eine auffällige Bewegung veranlasst das Tier zur Flucht.

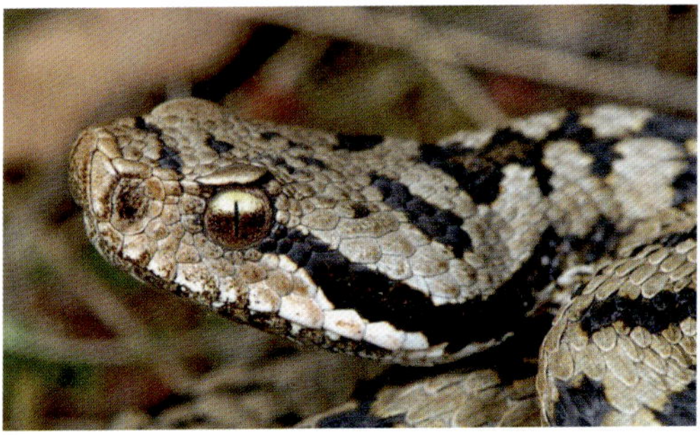

Abb. 37: *Aspisviper: Die Aspisviper ist in Südeuropa, im Schwarzwald, im Jura und in den Alpen zu finden. Sie ähnelt der Kreuzotter. Die Männchen haben ein Zickzackband auf dem Rücken, während die Weibchen unscheinbarer gefärbt sind. Aspisvipern leben an sonnigen und steilen Hängen. Der Biss ist giftig, aber nicht lebensbedrohlich (Ausnahme: allergische Reaktion). Länge max. 0,85 m (Andreas Meyer, karch).*

Erstmassnahmen und Behandlung

Ruhe bewahren, Patienten beruhigen. Panik ist oft gefährlicher als der Biss, der in einem ersten Moment nur Schmerzen und eine Schwellung verursacht. Viele Vergiftungen erreichen ihren Höhepunkt erst nach Stunden und es bleibt Zeit, eine medizinische Versorgungseinrichtung aufzusuchen.

- Desinfizieren der Bissstelle: zwei nebeneinander liegende, feine Einstiche.
- Ringe, Armbanduhr und sonstiger Armschmuck entfernen (Gefahr bei Schwellungen), Bissstelle kühlen.
- Ruhigstellen der betroffenen Gliedmasse, z. B. mittels SAM® Splint. Das verhindert oder verzögert die Ausbreitung des Giftes.
- Eventuell Verabreichung des «Notfallsets» (Antiallergikum und Kortison).
- Bei Bedarf Abgabe eines Schmerzmittels (z. B. Paracetamol/Dafalgan®).
- Schonender, zügiger Transport in eine Arztpraxis oder ein Spital per Auto oder Rettungshelikopter. Anstrengungen sollten vermieden werden.

Bei Schlangenbissen von in der Schweiz heimischen Schlangen müssen Gliedmasse nicht abgebunden werden. Auch das Einschneiden oder Aussaugen der Bisswunde ist zu unterlassen.

Eine 24-stündige Überwachung im Spital ist bei einem Schlangenbiss angezeigt. Dort können allfällige Komplikationen von Giftbissen frühzeitig erkannt und therapiert werden. Auch kann der Tetanusstatus (Starrkrampf) geprüft und im Falle eines Lokalinfektes Antibiotika verabreicht werden.

INSEKTEN

Insektenstiche sind relevant, weil dadurch Krankheiten oder Gift übertragen werden können. Stiche von Bienen, Wespen, Hummeln oder Hornissen (alles Hautflügler, sog. «Hymenopteren») können bei Insektengift-Allergikern besonders schnell und schwere anaphylaktische oder gar tödlich verlaufende Reaktionen auslösen. In der Schweiz sterben pro Jahr im Schnitt 3 bis 4 Personen an Hymenopterenstichen. Hingegen sind Stiche von Bremsen und Mücken zwar lästig, aber meist harmlos. Mücken allerdings können Krankheiten wie Malaria, Dengue-Fieber, das Zika-Virus, Gelbfieber oder auch die Leishmaniose auf den Menschen übertragen, wobei Insektenschutzmittel und eine geeignete Kleidung oder Mückenschutzgitter gut schützen.

Die **Honigbiene** (Apis mellifera) und die **Hummel** (Bombus terrestris, B. agrorum u. a. m.) gehören zur Familie der Apidae, welche sich durch ihren behaarten Körper auszeichnen. Der Bienenstachel ist mit Widerhaken versehen und bleibt nach einem Stich in der Haut stecken. Bienen geben pro Stich rund 50µg, Wespen zwischen 2 und 14µg Gift ab.

Nicht jede Hautreaktion nach einem Insektenstich ist mit einer Allergie gleichzusetzen. Lokale Schwellungen bis 10 cm, die weniger als 24 Stunden andauern, sind normal. Länger andauernde und grössere Reaktionen zählen zu den schwereren Lokalreaktionen. Toxische Reaktionen gehen mit Absterben von Muskulatur (Nekrose), Organschäden (Leber, Niere, Herz) und Gerinnungsstörungen einher.

Ein einzelner Stich eines Insektes, egal wo am Körper, kann bei einer auf Insektenstiche allergischen Person schnell eine schwere, allenfalls lebensbedrohliche Allgemeinreaktion auslösen. Bei einem Nicht-Allergiker haben Dutzende Stiche keine unmittelbare Krankheitsfolge, vorausgesetzt die Stiche sind nicht im Mundbereich (potentielles Zuschwellen der Atemwege). Bei Stichen in den Mund unverzüglich alarmieren (siehe Kapitel 1.2, Seite 18) und lokal kühlen mit Eiswürfeln im Mund.
Bei Bienen sind aufgrund der injizierten Giftmenge bei einem erwachsenen Nicht-Allergiker ab etwa 100 Stichen, bei einem Kind ab etwa 50 Stichen schwere Reaktionen zu erwarten.

Vorbeugung

Bienen sind gerne auf Blumen und Klee unterwegs. Durch Verzicht auf Barfusslaufen im Frühjahr und Sommer können Stiche an den Füssen vermieden werden.
Wespen (speziell Kurzkopfwespen) werden von Fleisch und süssen Nahrungsmitteln angezogen. Das Trinken mit einem Strohhalm während der typischen Wespenaktivität im Sommer und Spätsommer verhindert das versehentliche Schlucken einer solchen.

Erstmassnahmen/Behandlung

Ruhe bewahren. Wildes umherfuchteln macht andere Insekten, die sich in der Nähe befinden, womöglich aggressiv. Aktiv nach einer allenfalls bekannten Allergie fragen: Ist eine solche bekannt, dann frühzeitig alarmieren und Notfallmassnahmen (siehe Seite 89) anwenden.

Der Stachel einer Biene bleibt zurück. Am hinteren Ende des Stechapparates befindet sich eine kleine, mit Gift gefüllte Blase. Diese pumpt weiterhin aktiv Gift in die Stichwunde, auch wenn die Biene schon weg ist. Je schneller der Stachel entfernt wird, desto weniger Gift gelangt in den Körper. Der Stachel darf aber nicht mit den Fingern gepackt und herausgezogen werden, weil dadurch die Giftblase und damit das Gift in die Stichwunde gedrückt wird. Besser ist, den Stachel mit dem Finger wegzuschnippen oder mit einer feinen Pinzette hautnah zu packen und zu entfernen.

Stiche wenn möglich lokal kühlen. Die Kälte verengt die Gefässe und verzögert damit die schnelle Verbreitung des Giftes im Körper. Das Hochhalten einer gestochener Gliedmasse vermindert lokal die Schwellung.

Bei schweren Lokalreaktionen oder drohenden anaphylaktischen Reaktionen ist die Gabe des «Notfallsets» angezeigt:

- bei Erwachsenen: 2 Tabletten Cetirizin/Zyrtec® oder Fexofenadin® zusammen mit 2 Tabletten Prednison 50®
- Verabreichung des Arenalin-Autoinjektors (Epipen®, Jext®)
- Gegebenenfalls den Patienten flach auf dem Boden oder mit leicht erhöhten Beinen lagern (Schocklagerung). Wenn vorhanden, Sauerstoff anbieten.

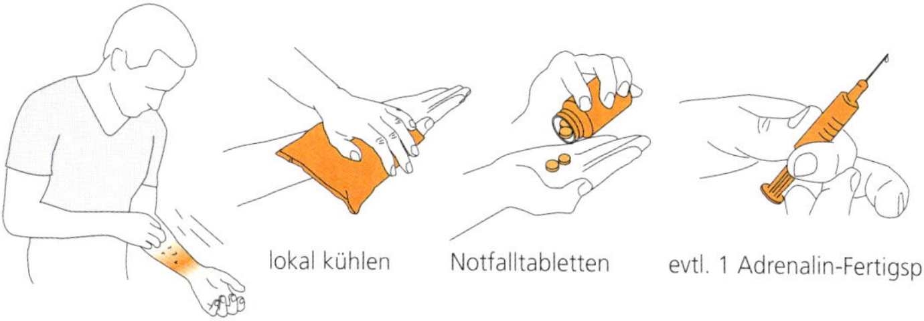

lokal kühlen — Notfalltabletten — evtl. 1 Adrenalin-Fertigspritze

2.9 Hitzschlag, Sonnenstich, Sonnenbrand

Daniel Walter

Ein adäquater Sonnenschutz ist bei allen Outdooraktivitäten von zentraler Bedeutung. Dies beinhaltet, dass die sonnenexponierte Haut mit angepasster Kleidung, Kopfbedeckung und gegebenenfalls Sonnenschutzmitteln mit hohem Lichtschutzfaktor (LSF 50+) geschützt werden muss und wenn möglich unnötige Besonnung vermieden werden soll. Der Schutz der Augen mit einer geprüften Sonnenbrille gehört ebenfalls dazu.

SONNENSTICH UND HITZSCHLAG

Vor allem feucht-heisse Wetterbedingungen, Windstille, langdauernde Exposition und übermässige körperliche Anstrengung, ungünstige, wärmestauende Bekleidung und Flüssigkeitsmangel können bei fehlender Kühlung und Verdunstungsmöglichkeit zu Gesundheitsstörungen führen.

Ältere Menschen und Kinder sind besonders gefährdet, weil sie weniger Kompensationsmöglichkeiten (Temperaturregulation) haben.

Beide Erscheinungen beginnen meist mit Schwindelgefühl, Übelkeit und Kopfschmerzen. Beim Sonnenstich entsteht durch direkte Wärmeeinstrahlung oder Wärmestauung eine Reizung des zentralen Nervensystems (Hirnhaut und Hirngewebe). Bei einem hochrot-heissen Kopf fühlt sich die übrige Haut kühl an, eine allgemeine Unruhe wird begleitet von Schwäche, eventuell auch Erbrechen und Kollaps.

Das blosse Tragen eines Stirnbandes lässt Sonnenstrahlung direkt auf die Kopfhaut treffen. Eine Mütze oder ein Hut, wenn möglich mit Krempe und Nackenschutz, schützt besser vor einem Sonnenstich.

Ein Hitzschlag andererseits kann auch ohne direkte Sonneneinwirkung eintreten. Ausgelöst wird er durch längere Wärmeeinwirkung und -stauung, gefolgt vom Ansteigen der Körpertemperatur bis über 40 °C, Blutdruckabfall, Flimmern vor den Augen, Verwirrtheit und Bewusstlosigkeit. Die Behandlung umfasst:

- Lagerung des Patienten an einem schattigen, kühlen Ort, Öffnen der Kleider.
- Abdecken der erhitzten Körperstellen, insbesondere des Kopfes mit im kalten Wasser getränkten Tüchern.
- Schluckweises Trinken von salzhaltigen Flüssigkeiten (ein Kaffeelöffel Kochsalz pro Liter Wasser/Tee).
- Wenn nötig, engmaschige Überwachung und lebensrettende Massnahmen gemäss ABCDE-Schema (siehe Seite 18).

An einem Hitzschlag kann man sterben!
Frühzeitig ärztliche Hilfe anfordern!

SONNENBRAND

Der Sonnenbrand ist eine durch Ultraviolett-Strahlung (hauptsächlich UVB-Strahlung) verursachte Verbrennung der oberflächlichen Hautschichten. UVA- und UVB-Strahlen schädigen das Erbgut der Zellen, wodurch dosisabhängig lichtbedingte Hauterkrankungen entstehen. Dies sind Hautalterung wie Elastizitätsverlust und Faltenbildung, Hautkrebsvorstufen und schliesslich der eigentliche Hautkrebs. Helle und reflektierende Oberflächen wie beispielsweise Schnee, Eis, Wasser oder Sand können die Strahlungsintensität bis etwa um den Faktor zwei verstärken (siehe Seite 197).

Als «Sonnenterassen» werden Hautpartien bezeichnet, die der Sonnenstrahlung stark ausgesetzt sind: Nase, Ohren und Lippen, aber auch die Glatze müssen ganz besonders vor Sonnenbrand geschützt werden. Repetitive Schäden verursachen Hautkrebs: «Die Haut vergisst nicht!».

SONNENCREME

Bei hoher Strahlungsintensität, gerade in den Bergen, sind einzig Sonnencremen mit hohem und sehr hohem Lichtschutzfaktor sinnvoll: mindestens LSF 30, besser LSF 50, oder LSF 50+. Der Markt hält für besonders empfindliche Haut auch Sonnenschutzmittel mit LSF 75 oder LSF 100+ bereit, wobei letzterer nicht suggerieren darf, dass es einen 100 % Sonnenschutz gibt, denn absolute «Sunblocker» gibt es nicht. Wichtig ist, bei hohen UV-Intensitäten wiederholt Sonnenschutz aufzutragen, insbesondere auch, wenn die Sonnencrème im Wasser oder beim Schwitzen verdünnt oder abgewaschen wird.
Sonnenschutzmittel enthalten physikalische und chemische Filter und nicht selten auch Nanopartikel. Produkte mit chemischen Filtern müssen eine halbe Stunde vor der Sonnenexposition aufgetragen werden und sollten generell in genügender Menge pro Fläche (gilt für alle Produkte) appliziert werden. Jede Bekleidung schützt besser als keine. Es gibt auch spezielle, hoch funktionelle Sonnenschutzkleidung. Hier wird die Stärke des UV-Schutzes in UPF-Einheiten (ultraviolett protection factor) angegeben, analog zum Lichtschutzfaktor (LSF) respektive SPF (Sun protection factor) bei Sonnencremen.

Der unter alpinen Bedingungen entstehende Sonnenbrand zeigt sich mit einer Latenzzeit von 2 bis 4 Stunden nach UV-Schädigung der exponierten Haut und tritt meist im Gesichts- und Kopfbereich, an Handrücken und an Arm-Aussenseiten auf. Je nach Schweregrad entwickelt sich eine schmerzhafte Rötung, verbunden mit einer Schwellung des Gewebes. Bei starker Strahlenschädigung können sich auf den entzündeten Hautstellen gleichzeitig kleine oder grössere, mit heller Flüssigkeit gefüllte Blasen bilden.

Behandlung

- Meiden von weiterer Sonnenexposition.
- Im akuten Stadium Auflegen von kalten und nassen Tüchern.
- Anschliessend regelmässiges (stündliches) Auftragen von kühlenden Cremen, Schaum oder Lotionen; eventuell mit Kortikoidzusatz, was entzündungshemmend wirkt.

In einer subakuten Phase, nach 12 bis 24 Stunden, kann eine Neubeurteilung der Hautoberfläche vorgenommen werden. Bei Blasenbildung allenfalls vorsichtiges Öffnen der Blase und Entleerung des Wundsekretes, ohne Abtragen der Blasendecke. Bei nässenden Wundflächen müssen gegebenenfalls gleich einer Verbrennungsbehandlung desinfizierende und antibiotische Lotionen oder Cremen aufgetragen sowie lockere Tüll-Gaze-Verbände angelegt werden.
Die akut sonnengeschädigte Haut entspricht einer Brandwunde und benötigt zu ihrer Regeneration 1 bis 2 Monate. Je nach Schweregrad kann die Stelle, vor allem Gesicht, Nase, Ohr, noch jahrelang extrem überempfindlich und UV-intolerant bleiben.

2.10 Psychologische Aspekte

Daniel Walter

AKUTE ANGSTSTÖRUNGEN (PANIKATTACKEN)

Sowohl Menschen als auch Tiere reagieren in tatsächlichen oder vermeintlichen Gefahrensituationen mit der Aktivierung von Schutz- und Überlebensmechanismen. In evolutionsgeschichtlicher Hinsicht spielt das Gefühl der Angst im Überleben von Lebewesen allgemein und in den Bergen im Speziellen eine wichtige Rolle.
In einer Gefahrensituation bereitet sich der Körper auf eine Kampf- oder Fluchtsituation vor. Die Aufmerksamkeit wird erhöht, die Atmung wird flacher und schneller, die Muskelspannung und Herzfrequenz erhöhen sich. Wiederholtes Angsterleben in eigentlich ungefährlichen Situationen kann auf eine Angsterkrankung hinweisen, deren Symptome sich situativ in eigentlichen Panikattacken äussern können.

Symptome
Erhöhte Herzfrequenz und Blutdruck, Zittern, Schwindel, Schweissausbrüche, Atembeschwerden (Erstickungsgefühl, Hyperventilation), Brustschmerzen, Übelkeit, Erbrechen und Durchfall, Todesangst.

Auch die Hyperventilation ist oft Ausdruck einer akuten Angststörung. Sie zeichnet sich durch inadäquat schnelles und vertieftes Atmen als Ausdruck einer hier psychogen bedingten Atemregulationsstörung aus. Die Hyperventilation führt zu einer Veränderung des Säure-Basen-Haushaltes im Körper. Dabei wird mehr Kohlendioxid ausgeatmet als nötig, was zu Kribbelgefühlen in den Händen und Füssen und um den Mund und schliesslich Krampferscheinungen bis zu eigentlicher «Pfötchenstellung» führt.

Erstmassnahmen und Behandlung

Das frühzeitige antizipieren einer drohenden Panikattacke mit beruhigenden Worten oder einem kurzen Sicherungsseil kann psychologische Wunder bewirken. Dennoch können Angstanfälle auf einer Bergtour eine kurzfristige Planänderung notwendig machen, z. B. das Aufsuchen eines sicheren Ortes oder gar die Umkehr. Medikamente vom Typ der Benzodiazepine (Beruhigungsmittel) sind in den Bergen nicht angebracht, da sie die Wahrnehmung stören. Stolpern oder sonstige Unzuverlässigkeit (z. B. beim Abseilen) können dann einen Absturz zur Folge haben.

Eine Hyperventilationskrise kann mit beruhigenden Worten und empathischer Umsorgung behandelt werden:

- Zum ruhigem Ein- und Ausatmen anleiten.
- Den Patienten auffordern, ein bekanntes Lied mitzusummen, mitzusingen oder zu pfeifen. Dies reguliert die Atmung.
- Gegebenenfalls in einen Sack rückatmen. Dazu wird eine kleine Öffnung der Tüte vor den Mund gehalten, sodass die ausgeatmete Luft wieder eingeatmet wird, was den Atemantrieb bremst. Der Plastiksack darf dazu nicht über den Kopf gestülpt werden!

Angststörungen im Bergsport

Die Höhenangst ist eine «situative Phobie». Es braucht keine extrem exponierte Situation, um bei dafür anfälligen Personen innerhalb von Sekunden Symptome auszulösen. Der Umgang mit der Angst ist erlernbar. Eine graduelle Annäherung mit überwiegend positivem Erleben kann die Angstbeherrschung trainieren und schliesslich zu Schwindelfreiheit führen.

REAKTIONEN AUF SCHWERE BELASTUNGEN

Opfer und Zeugen von Bergunfällen haben ein erhöhtes Risiko, an einer posttraumatischen Belastungsstörung zu erkranken. Auch Retter und Helfer können die Schreckenserlebnisse oft nicht alleine verarbeiten. Eine akute Belastungsreaktion beginnt mit dem Erleben eines heftigen, unvorhergesehenen Ereignisses, z. B. Steinschlag, Absturz, Lawine, Ereignisse mit oder ohne Todesfolge. Der Mensch, der dies verarbeiten muss, leidet nachfolgend oft an starken emotionalen Schwankungen wie Wut, Aggression oder scheinbare Teilnahmslosigkeit.
Vegetative Zeichen wie Schwitzen, Herzrasen, Zittern oder Übelkeit sind Ausdruck einer adaptiven Stressreaktion. In der Verarbeitungsphase kann es zu einem Wiedererleben in Form von Albträumen oder Flashbacks kommen.

Halten diese Symptome länger als vier Wochen an, kann eine Anpassungsstörung, also eine **posttraumatische Belastungsstörung (PTBS)** entstehen. Dies ist eine therapiebedürftige Erkrankung.
Es kann nicht genug betont werden, dass alle, die ein unvorhergesehenes, potentiell belastendes Ereignis erlitten haben, sich professionelle Hilfe holen dürfen. Das Bedürfnis jedes Menschen ist unterschiedlich. Es ist kein «Versagen», sich eingestehen zu müssen, professionelle Hilfe anzufordern.

Wer ein Ereignis direkt oder indirekt miterlebt hat, muss es auch seelisch verarbeiten. Dabei ist eine Unterstützung für die betroffene Gruppe oder für den betroffenen Einzelnen hilfreich. Eine sogenannte «Krisenintervention» sollte baldmöglichst, unter Umständen noch am Ereignisort, angeboten werden können. Dies kann im Rahmen eines «Peer-Angebotes» (psychologisch geschulte Personen mit gleichem Hintergrund) oder eines «Care Teams» (psychologische Erste Hilfe von Psychologen, Theologen etc.) geschehen. Dabei wird durch empathische Zuwendung versucht, Antworten auf Unklarheiten zum Geschehenen zu finden. Dies kann im Sinne einer supportiven Therapie und durch Aktivierung bestehender Ressourcen geschehen.

Im professionellen Bereich hat sich das «Defusing» (kurzes Debriefing) kurz nach Einsatzabschluss etabliert. Durch Verstehen von unterschiedlichen Perspektiven und Wahrnehmungen soll jeder einzelne von Stress, Druck und Ängsten entlastet respektive die Funktionsfähigkeit sichergestellt und wiedererlangt werden. Das eigentliche «Debriefing» kann später, also auch Tage nach dem Ereignis stattfinden. Es dient der optimierten Zusammenarbeit unterschiedlicher Berufsgruppen im Notfall.

Für Organisationen (SAC-Sektionen, Bergführerschulen etc.) ist es notwendig, ein definiertes Notfallkonzept mit klaren, funktionsbezogenen Aufgaben bereit zu halten.

3. Wandern, Ski- und Hochtouren

3.1 Wandern

Urs Hefti

Wandern ist die beliebteste Freizeitbeschäftigung in der Schweiz. Jedes Jahr wandern mehr Menschen, immer häufiger auch in alpiner Umgebung. Diese erfreuliche Veränderung hat eine Schattenseite. So sind in den letzten 20 Jahren die Unfallzahlen und krankheitsbedingten Rettungen beim Bergwandern in der Schweiz stark angestiegen.

Pro Jahr verletzen sich beim Wandern über 30 000 in der Schweiz wohnhafte Personen. 80 davon sterben jährlich. Somit sterben fast drei Mal so viele Menschen beim Wandern im Vergleich zu Lawinenunfällen.

Interessant ist die Tatsache, dass über 75 % der Verunfallten und Erkrankten Männer sind. Im Vergleich zu anderen Aktivitäten sind die Rettungen aufgrund Erkrankungen beim Wandern überproportional vertreten. Dabei führend sind Herz-Kreislauf-Erkrankungen.

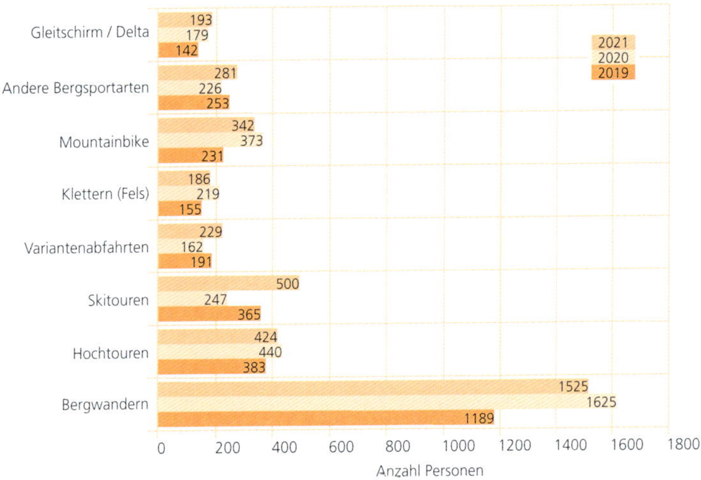

***Abb. 38:** Bergnotfälle nach Tätigkeit, Quelle: SAC-Notfallstatistik 2021*

Die Heterogenität der Wandernden lässt keine einfachen Schlüsse zu, wie die vielen Unfälle und Erkrankungen vermieden werden können. Ganz allgemein kann und soll die Prävention verstärkt werden. Dabei steht die allgemeine Gesundheit jedes Einzelnen im Vordergrund. Das bedeutet: Wer in die Berge geht, sollte gesund sein. Eine sorgfältige Planung ist das A und O für eine unfallfreie Wanderung. Dazu gehören das Einholen von verlässlichen Informationen zu Wegführung, Schwierigkeit,

Zeitbedarf und der Wetterentwicklung. Natürlich sollte die Ausrüstung der Unternehmung angepasst sein.
Unterwegs ist ein striktes Zeitmanagement von grosser Wichtigkeit.
Ständiges Lernen und Fortbilden sind für Erfahrene sinnvoll und für Unerfahrene ein Muss. So gehört zum Beispiel der Umgang mit Kartenmaterial, ob gedruckt oder digital, zu den grundlegenden Fähigkeiten von Wandernden.
Der grösste Risikofaktor beim Wandern und beim Wanderunfall bleibt der Mensch.

3.2 Lawinenunfall

Alex Kotmann, Fabian Pavillard

In der Schweiz sind Lawinenunfälle für durchschnittlich 25 Todesfälle pro Jahr verantwortlich. Diese Zahl ist in den letzten 20 Jahren relativ stabil geblieben und entspricht einem Viertel aller Lawinentoten in den Alpen. Die überwiegende Mehrheit der Lawinenunfälle ereignet sich bei Freizeitaktivitäten in abgelegenen Gebieten.
Die Lawinengefahr hängt von den meteorologischen und schneetechnischen Bedingungen sowie von der Topografie ab, aber auch von der Anzahl der Menschen, die sich in diesen Gebieten aufhalten und den Entscheidungen, die diese Menschen treffen (Faktor Mensch).
Eine Lawinenrettung ist komplex, sowohl auf der technischen (Suche und Freigabe) wie auch der medizinischen Seite (spezielle Versorgung der Verunfallten).

MEDIZINISCHE ASPEKTE

Die wichtigsten prognostischen Faktoren bei Lawinenunfällen sind: der Grad der Verschüttung (kritisch oder nicht kritisch), die Dauer der Verschüttung, die Durchgängigkeit der Atemwege und der Schweregrad eines damit verbundenen Traumas.

Abbildung 39 zeigt die Überlebenswahrscheinlichkeit einer kritisch verschütteten Person in Abhängigkeit der Verschüttungszeit. Nach 15 Minuten stehen die Überlebenschancen noch bei 92 %. Die Todesfälle bis zu diesem Zeitpunkt sind hauptsächlich auf Traumata zurückzuführen. Abhängig von der Topographie des Geländes (Bäume, Felsen, Klippen) kann der Anteil der Opfer, die an einem schweren Trauma sterben, zwischen 5 und 24 % variieren. Die Haupttodesursache bei Lawinenunfällen ist die Verschüttung unter den Schneemassen. 75–95% der Todesfälle haben als Ursache das Ersticken entweder durch einen blockierten Atemweg (sowohl Mund als

auch Nase sind mit kompaktem Schnee oder Schutt gefüllt) oder bei einer insuffizienten Oxygenation-/Ventilation des Körpers. Nach 35 Minuten Verschüttungszeit beträgt die Überlebenschance gerade noch 34 %.
Diese Tatsache macht uns bewusst, dass bei der Suche und Rettung einer verschütteten Person jede Minute zählt. Es ist absolut entscheidend, die Atemwege sofort freizulegen.

Nur ein kleiner Teil (0 bis 3%) der Todesfälle bei Lawinenverschütteten ist auf eine tiefe Unterkühlung, also auf einen «hypothermiebedingten Herzkreislaufstillstand» zurückzuführen. Weil eine tiefe Unterkühlung aber auch schützend für lebenswichtigen Organe (insbesondere das Gehirn) ist, können Betroffene, die richtig erstversorgt werden, eventuell ohne Folgeschäden überleben. Deshalb müssen tief unterkühlte Personen aktiv gesucht und gefunden werden, damit sie reanimiert und in einem geeigneten Spital aufgewärmt werden können.

DIE ERSTEN 15 MINUTEN SIND ENTSCHEIDEND!

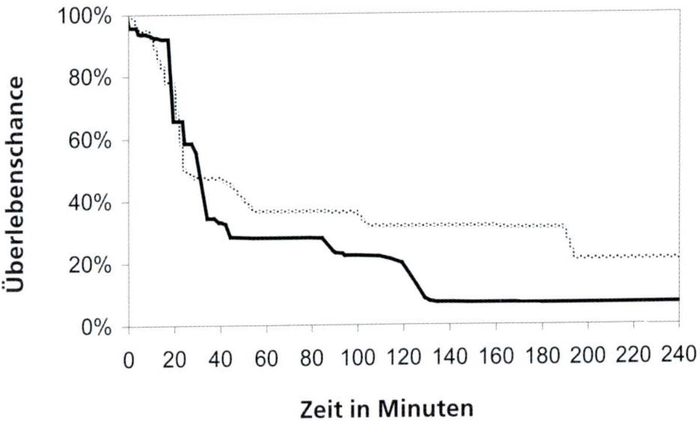

Abb. 39: *Überlebenschancen einer vollständig verschütteten Person, Schweizer Studie 1981 bis 1998 (n = 735) in Abhängigkeit von der Verschüttungszeit (Minuten) auf Freiflächen (schwarz, n = 638), in Gebäuden und auf Strassen (grau, n = 97). Auszug aus Brugger H., Durrer B., Adler-Kastner L., Falk M., Tschirky F.: Management von Lawinenopfern vor Ort. Resuscitation. 2001; 51:7–15. Mit Genehmigung von Elsevier Science.*

PRÄVENTION

Im 20. Jahrhundert wurde der Schutz von Verkehrswegen und Wohngebieten intensiviert. Gleichzeitig führte die Zunahme der Freizeitaktivitäten in den Alpen und die

damit verbundene steigende Zahl von Todesfällen bei Lawinenunfällen zu neuen Präventionsmassnahmen mit Schwerpunkt auf Ausbildung und Rettung.
In den letzten Jahren haben die zusätzlichen Sicherheitsmassnahmen in den Skigebieten, die tägliche Verfügbarkeit eines öffentlich zugänglichen Lawinenbulletins, die gezielte Schulung der Tourengänger und ein vermehrtes Risikobewusstsein zur Stabilisierung der Unfallzahlen geführt. Obwohl die Zahl der Skifahrer in den letzten Jahren stetig stieg, ist die Zahl der Todesopfer bei Lawinenunfällen stabil geblieben. Eine systematische Tourenvorbereitung, und somit die Routenwahl mit Einbezug von Exposition, Hangneigung sowie des Lawinenbulletins, ist unerlässlich, um die Gefahr eines Lawinenunfalls zu minimieren. Einmal unterwegs, muss das Risiko unter Berücksichtigung der lokalen Gegebenheiten regelmässig neu bewertet werden.

Die Verwendung eines Lawinenverschütteten-Suchgeräts (LVS), unabhängig vom Grad der Lawinengefahr, ist beim Wintersport ausserhalb gesicherter Pisten allgemein akzeptiert. Drei-Antennen-LVS-Geräte sorgen für mehr Genauigkeit und Geschwindigkeit bei der Suche nach verschütteten Personen und sind inzwischen Standard. Die älteren 1- und 2-Antennen-Geräte sollten durch ein 3-Antennen-Gerät ersetzt werden.

Technische Hilfsmittel, die das Risiko einer Verschüttung reduzieren (z.B. Airbags) oder ein verlängertes Überleben nach der Verschüttung ermöglichen (z. B. Avalung), können ein falsches Sicherheitsgefühl vermitteln!

IMPROVISIERTE RETTUNG

Ein Lawinenopfer hat die besten Überlebenschancen, wenn es innerhalb von 15 Minuten nach dem Unfall geborgen werden kann. Da organisierte, professionelle Rettungsdienste (Hubschrauber, Berufsretter und Patrouillen) oft mehr als 15 Minuten brauchen, um den Ort eines Lawinenabgangs zu erreichen, ist eine improvisierte Rettung durch am Ort anwesende Personen (Kameradinnen, Zeugen) unerlässlich!
Zunächst wird die Lawine nach einem LVS-Signal abgesucht. Gleichzeitig wird eine akustische und visuelle Suche nach Gegenständen oder Körperteilen, die an der Oberfläche der Lawine verbleiben, durchgeführt. Dies ist die schnellste Art, ein Opfer zu orten.
Wenn mehrere Personen gleichzeitig verschüttet sind und die Anzahl der Retter begrenzt ist, werden die oberflächlig verschütteten Opfer aufgrund der besseren Überlebenschancen zuerst befreit.
Die Bergsportvereine, Bergsteigerschulen und auch weitere private Anbieter organisieren regelmässig Lawinenkurse, die die Aspekte der Prävention und der improvisierten Rettung beinhalten. Diese Kurse sind ein Muss für alle, die sich abseits der gesicherten Pisten bewegen.

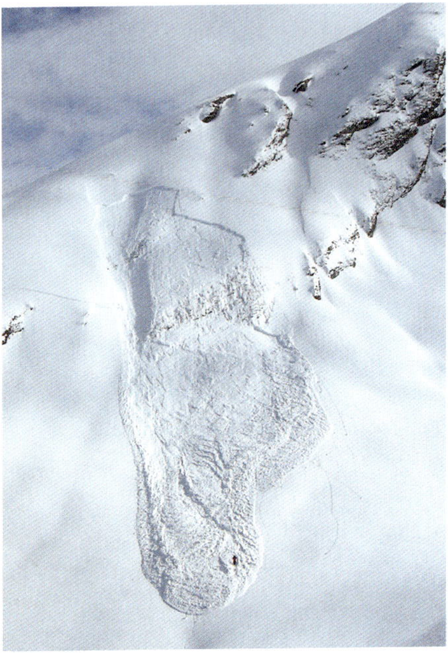

Abb. 40: *Glück gehabt! Teilverschüttete Person konnte sich selbst befreien. Sie trug kein LVS! (D. Hunziker)*

ALARMIERUNG

Bei einem Lawinenabgang immer die Rega (Tel. 1414) oder im Wallis die Numme 144 informieren, auch wenn keine Personen verschüttet oder verletzt wurden. Sc wird verhindert, dass eine Rettungsaktion eingeleitet wird, ausgelöst durch eine Alar mierung von Personen, die den Lawinenabgang aus der Ferne beobachtet haben.
Im Falle eines Lawinenabgangs mit Verschütteten hat die sofortige Suche Priorität und muss umgehend gestartet werden. So rasch als möglich die Rettung alarmieren. Ist die Netzabdeckung ungenügend, versuchen den Notruf via SMS oder App (Rega Echo 112) abzusetzen oder mit Funk oder via Satellit (SatSleeve Thuraya, Garmin inReach). Die Suche hat die höchste Priorität. Es muss so rasch als möglich professi onelle Hilfe organisiert werden, ohne die umgehende Kameradensuche zu vernach lässigen.

ORGANISIERTE RETTUNG

Die meisten Lawinenrettungen werden durch die Flugrettungsorganisationen durchgeführt. Der Einsatz direkt vor Ort garantiert professionelle Suche, Rettung sowie die medizinische Versorgung des Lawinenopfers. Mit Hilfe des Hubschraubers kann ein grosses Gebiet schnell abgesucht werden. Die LVS-Suche wird mit einer externen Antenne durchgeführt, die unter dem Helikopter hängt.
Ist kein LVS-Signal vorhanden, z. B. weil die verschüttete Person kein Gerät trug, kann vom Hubschrauber aus die Suche mit einem RECCO-Gerät erfolgen.
Bei einem Lawinenunfall wird jeweils ein zweiter Helikopter mit Lawinenhundeführer und Bergretter aufgeboten, um die Suchaktion zu unterstützen.
Der Lawinenhund ist ein wirkungsvolles Mittel zur Ortung von Verschütteten, die kein LVS-Gerät tragen. Für die Suche nach dem Mobiltelefon von Verschütteten wurden vielversprechende neue Technologien entwickelt, die nach und nach in die Rettungsaktionen integriert werden.

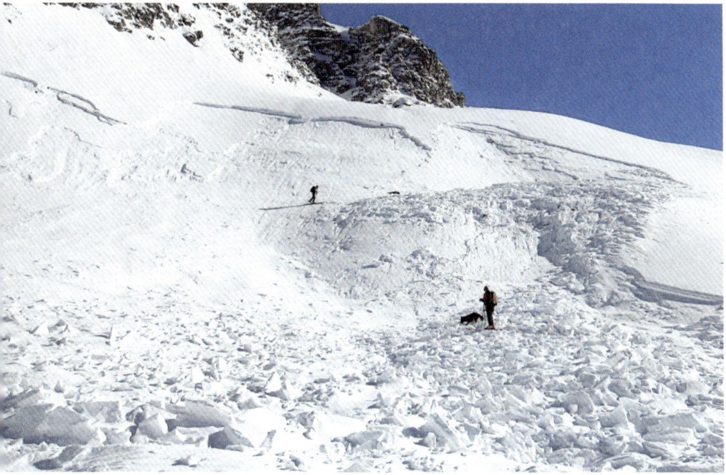

Abb. 41: *Verschüttetensuche mit Lawinenhund nach Personen, die kein LVS-Gerät trugen. Der Skitourenfahrer wurde von den Hunden geortet und konnte nur noch tot geborgen werden. Piz Lischana (W. Kuhn).*

MEDIZINISCHE VERSORGUNG VON LAWINENOPFERN

Im medizinischen Sinne liegt eine kritische Verschüttung vor, wenn die Schneemassen die Atmung einer Person gefährden oder behindern, sodass ein Risiko für ein Ersticken (Asphysie) besteht. In diesem Fall muss zuerst der Kopf, dann der Brustkorb ausgegraben werden. Nicht professionell Rettende leisten Erste-Hilfe-Massnahmen, welche dem üblichen ABCDE-Schema folgen. Erleidet das Opfer einen Herzstillstand, muss unverzüglich mit der Herzdruckmassage (CPR) begonnen werden (BLS siehe Seite 24). Da bei den meisten Lawinenopfern das Ersticken die Ursache für den Herzstillstand ist, werden vor Beginn der Herzdruckmassage fünf Atemhübe verabreicht, um danach in den üblichen Rhythmus von abwechselnd 30 Kompressionen und zwei Atemhübe überzugehen.

Die professionellen Retter folgen einem bestimmten Algorithmus. Zur Anwendung und um die richtigen Entscheidungen treffen zu können, benötigen die Rettungsteams spezifische Informationen: die Dauer der Verschüttung, die Durchgängigkeit der Atemwege, der initiale Rhythmus im EKG und die Kerntemperatur (im Bereich des Herzens, gemessen in der Speiseröhre) während der Rettung.
Eine Atemhöhle, also ein freier Raum vor dem Gesicht, ist, unabhängig von seiner Grösse, ein guter prognostischer Faktor. Der Hohlraum ist an der Lawinenstelle oft schwer zu beobachten. Bei der Bergung wird dieser oftmals zerstört.

> Freie Atemwege (Mund oder Nase nicht verstopft mit Schnee) sind ein Zeichen, dass der Patient möglicherweise noch unter der Lawine atmen konnte. Eine Hypothermie, ggf. reversibel, ist möglich!

Das Opfer muss vollständig geborgen und vorsichtig bewegt werden. Der Patient ist vor Kälte zu schützen, um den Wärmeverlust zu vermeiden: warme Getränke (wenn die Person bei Bewusstsein ist), Schutz vor Wind, Rettungsdecke, Heizsäcke, eventuell Körperwärme eines Kameraden. Insbesondere die Isolierung vor der Bodenkälte (Konduktion) und der Schutz gegen den Wind (Konvektion) sind wichtig. Ein wirksamer Windschutz für das Opfer ist das Loch, aus dem das Lawinenopfer geborgen wurde.

Nach der Befreiung aus den Schneemassen kühlt der Verletzte doppelt so schnell aus wie unter der Lawine!

Alle Opfer müssen an einen sicheren Ort, ausserhalb des Lawinengebiets, transportiert werden. Kritisch verschüttete Personen müssen zur systematischen Untersuchung in ein Krankenhaus gebracht werden.

Behandlung von Lawinenopfern (mit normaler Atmung):

- Schutz vor zusätzlichen Wärmeverlusten (z. B. Getränke)
- Transport unter ärztlicher Aufsicht (Ansprechbarkeit, Atmung, Puls)
- aktive Bewegungen fördern

Bewusstlose Opfer ohne Lebenszeichen:

- Wiederbelebungsmassnahmen bis zur Versorgung durch die Rettungskräfte (BLS siehe Seite 24)
- Schutz vor zusätzlichem Wärmeverlust
- Der Tod darf nur durch einen Arzt oder eine Ärztin festgestellt werden. Dies ist je nach Situation erst nach der Wiedererwärmung in einem dazu geeigneten Spital möglich.

Fallbeispiel

Eine 23-jährige Frau wurde von einer Lawine kritisch verschüttet. Ihr Begleiter alarmiert das Rettungsteam und ortet sie schnell mit seinem LVS-Gerät in einer mit seiner Sonde festgestellten Tiefe von etwa 2 Metern. Er begann, mit seiner Schaufel zu graben. Ein erster Helikopter traf 20 Minuten nach dem Unfall vor Ort ein. Das Rettungsteam übernahm daraufhin die komplette Bergung. Der Kopf des Opfers war etwa 45 Minuten nach dem Unfall frei, und die Atemwege schienen frei zu sein. Da die Patientin einen Herzstillstand hatte, wurde umgehend mit der Wiederbelebung begonnen. Angesichts einer gemessenen Temperatur von 28,6 °C schloss der Arzt nicht aus, dass Unterkühlung die Ursache für den Herzstillstand war. Die Patientin wurde mit der Winde geborgen und mit dem Hubschrauber in ein Krankenhaus transportiert. Nach der Wiedererwärmung durch extrakorporale Zirkulation begann das Herz des Opfers wieder zu schlagen. Die Untersuchungen zeigten jedoch Anzeichen einer schweren Hypoxie (Sauerstoffmangel) im Gehirn: die Frau war hirntot. Die Todesursache war eine Asphyxie (Erstickung) als Folge der kritischen Verschüttung unter der Lawine.

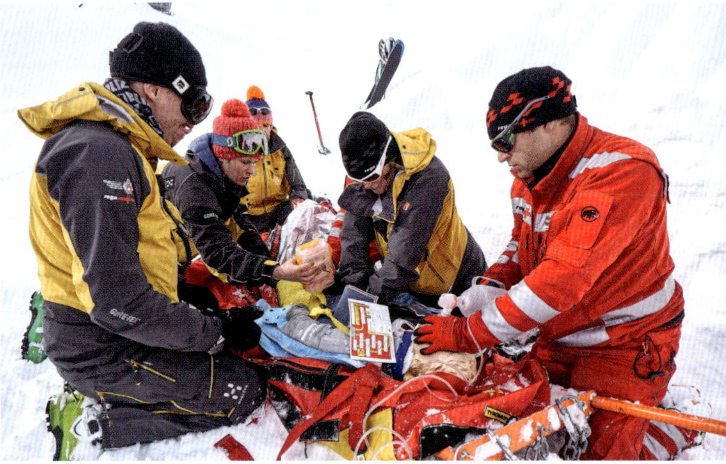

Abb. 42: *Zusammenarbeit zwischen der Besatzung des Rettungshelikopters und dem Rettungsteam bei der Reanimation eines Lawinenpatienten (Übungsbild, Rega).*

3.3 Unterkühlung (akzidentelle Hypothermie)

Mathieu Pasquier

Die Kälte kann die folgenden zwei Hauptpathologien verursachen: Erstens eine akzidentelle Hypothermie, eine Unterkühlung oder Auskühlung des ganzen Körpers mit einer Körpertemperatur von < 35 °C und zweitens Erfrierungen, also lokale Kälteschäden einer Gliedmasse oder von Hautarealen. Die beiden Pathologien können naturgemäss auch zusammen auftreten. Die Folgen einer Unterkühlung sind je nach Kontext sehr unterschiedlich. Einerseits können die Folgen negativ sein, beispielsweise die Verschlimmerung einer schweren Blutung. Andererseits kann die Unterkühlung eine schützende Wirkung haben, so bei einem Herzstillstand infolge von Unterkühlung.

Was passiert, wenn der Mensch der Kälte ausgesetzt ist?
Wärme wird hauptsächlich durch den Stoffwechsel und die Muskelaktivität erzeugt. Wärmeverlust kann bei folgenden Gegebenheiten auftreten:

- Strahlung: berührungsloser Wärmeaustausch in einer kalten Umgebung
- Konduktion: direkter Kontakt mit einem kalten Körper, z. B. Wasser oder Schnee
- Konvektion: Verlust durch die Bewegung einer Flüssigkeit oder von Gasen, z. B. Luft mit Wind
- bei Strahlung und Verdunstung (Schwitzen)

Die folgenden Faktoren können zur Entwicklung einer Unterkühlung oder Erfrierung beitragen:

DIE UMGEBUNG

- Aussentemperatur: Die akzidentelle Hypothermie ist eine Pathologie, die häufiger in kalten, feuchten Regionen und im Winter auftritt. Eine Hypothermie ist aber in jeder Jahreszeit möglich!
- Wind: Er bläst die temperierte und somit isolierende Luftschicht weg, die mit dem Körper in Kontakt ist. Windindex: Je höher die Windgeschwindigkeit, desto grösser ist die Wirkung der Kälte auf den Körper und desto schneller die Abkühlung. Bei Windeinwirkung sind die Wärmeverluste umso grösser, je höher die Windgeschwindigkeit ist (Windindex).
- Luftfeuchtigkeit: Sie beschleunigt das Auskühlen.

> Wind und Feuchtigkeit beschleunigen die Auskühlung einer verletzten Person.

DER MENSCH

- Nicht zu eng anliegende Kleidung in mehreren Schichten isoliert am besten.
- Erschöpfung, schlechte Ernährung und mangelnde Kondition führen dazu, dass die für die Wärmeproduktion erforderliche Energie nicht mehr mobilisiert werden kann. Ein fitter Kletterer kann aktiv und effizienter Wärme erzeugen.
- Verletzungen, Krankheiten, Vergiftungen (Alkohol), gefässerweiternde Medikamente: Der Wärmeverlust wird durch die Erweiterung der Blutgefässe erhöht.
- Nikotin: Erhöhtes Risiko von Erfrierungen, aufgrund der dadurch verursachten Abnahme des Gefässdurchmessers (Vasokonstriktion).
- Alter: Kinder und ältere Menschen sind besonders gefährdet.

Prävention von Kälteschäden: praktische Empfehlungen

- Schutz gegen Wind: Wind, auch mit geringer Geschwindigkeit, erhöht die Gefahr der Unterkühlung.
- Schutz vor Feuchtigkeit: nasse Kleidung beschleunigt die Abkühlung.
- Kleidung: mehrere, lockere Kleidungsschichten isolieren besser als eine einzige dicke Schicht.
- Muskeltraining (aktive Bewegung) erzeugt Wärme. Im Falle einer schweren Unterkühlung sollte der Patient jedoch in Ruhe gehalten und überwacht werden.
- Keine alkoholischen Getränke oder gefässerweiternde Medikamente, Kein Nikotin.
- Ausreichend Essen und heisse Getränke

ALLGEMEINE UNTERKÜHLUNG, HYPOTHERMIE (HT)

Der Körper kann seine Temperatur in einer kalten Umgebung vor allem durch die Kontraktion der peripheren Blutgefässe (Vasokonstriktion) aufrechterhalten. Die Körperoberfläche wird weniger durchblutet, was zu einer Zentralisierung des Kreislaufs führt. Dabei versucht der Körper die Wärme so lange wie möglich im Kern, das heisst in Kopf und Rumpf zu halten, zu Lasten der Peripherie, der Haut und Extremitäten. Wenn dies nicht ausreicht, reagiert der Körper mit unwillkürlichen Muskelkontraktionen, einem Zittern (Muskelaktivität). Sind diese Mechanismen überlastet, sinkt die Körperkerntemperatur. In schweren Fällen von Unterkühlung sind Atmung und Kreislauf verlangsamt und können sogar aussetzen (Scheintod). Sinkt die Körpertemperatur unter 30 °C, besteht das Risiko eines Herzstillstands. Dieser tritt normalerweise bei einer Körpertemperatur von circa 24 °C ein.
Eine starke Kühlung kann die lebenswichtigen Organe vor dem Sauerstoffmangel im Falle eines Herzstillstands schützen. Dies erklärt, warum unterkühlte Menschen, die klinisch tot sind, auch nach mehreren Stunden Herzstillstand in spezialisierten Krankenhäusern erfolgreich wiederbelebt werden können. Die niedrigste Temperatur eines erfolgreich reanimierten hypothermen Patienten mit Herzstillstand betrug 11,8 °C.

Definition

Eine allgemeine Unterkühlung tritt auf, wenn die Kerntemperatur unter 35 °C fällt. In den Bergen sind die Ursachen für eine Unterkühlung: Erschöpfung (blockierter oder verirrter Bergsteiger), Verletzungen, die das Opfer in einer kalten Umgebung immobilisieren, Eintauchen in kaltes Wasser, Sturz in eine Gletscherspalte oder ein Lawinenunfall. Der Schweregrad einer Hypothermie (HT) kann vor Ort durch die Beurteilung des Bewusstseinszustandes (Vorhandensein und möglicher Schweregrad von Bewusstseinsstörungen) sowie des Kreislaufs (Herzstillstand?) eingeschätzt werden. Eine genauere Beurteilung ist manchmal durch die Messung der Kerntemperatur möglich, wenn die entsprechenden Geräte und Fähigkeiten vorhanden sind.

Grad	Symptome	Risiko eines Herzstillstands
HT I	Normaler Zustand des Bewusstseins	tief
HT II	Gestörtes Bewusstsein, aber reagiert auf Ruf, kein Zittern	mässig
HT III	Bewusstlos, reagiert nicht auf Rufe, Puls und Atmung vorhanden, langsam	hoch
HT IV	Bewusstlosigkeit, keine Reaktion auf Rufe oder schmerzhafte Reize, kein Puls und keine Atmung	Herzstillstand

Hypothermie HT (allgemeine Unterkühlung). Das Vorhandensein von Schüttelfrost bedeutet normalerweise, dass die Temperatur des Opfers >30°C ist, also eine Temperatur, bei der ein Herzstillstand unwahrscheinlich ist. Bei scheinbar toten Patienten wird die Kerntemperatur in der Speiseröhre gemessen. (Quelle: Musi et al. 2021 [1])

! Eine Person ohne Lebenszeichen kann tief unterkühlt, scheintot sein (Hypothermie IV). Der Tod darf nicht voreilig angenommen werden! Die Todesfeststellung ist eine ärztliche Aufgabe. Vor einer Todesfeststellung muss eine tiefe Unterkühlung (Hypothermie IV, Scheintod) immer ausgeschlossen werden.

Besteht die Möglichkeit, dass der Patient eine schwere Unterkühlung hat, muss eine Rettung organisiert werden, auch im Falle eines Herzstillstandes. Die Überlebenschancen ohne Folgeerscheinungen nach dem Wiederaufwärmen sind real.

ERSTE HILFE

Das Hauptziel ist, eine zusätzliche Auskühlung zu vermeiden, insbesondere bei nassen und windigen Bedingungen.

Massnahmen zur Verhinderung einer weiteren Abkühlung:

- Den Patienten in einen warmen, geschützten Bereich bringen, also Entfernung aus der kalten Umgebung.
- Den Verletzten mit allen zur Verfügung stehenden Mitteln von der Umgebung isolieren: Isolierdecke zum Schutz vor Kälte, Feuchtigkeit und Wind, Wolldecke, Biwaksack etc.
- Nasse Kleidung durch trockene, warme Kleidung ersetzen.
- Am Rumpf wärmeerzeugende (chemische) Beutel verwenden. Wegen Verbrennungsgefahr nicht direkt auf der Haut anwenden.

Hypothermie Stadium I

- zusätzlicher Kälteschutz
- Ermutigung zu aktiver Bewegung, um Wärme zu erzeugen
- Heisse und süsse Getränke
- Wenn es keine Verletzungen gibt, besteht keine Notwendigkeit, die Bergsteigerin oder den Bergsteiger in ein Krankenhaus zu evakuieren.

Hypothermie Stadium II

- Zusätzlicher Kälteschutz
- Wann immer möglich, aktive Bewegung vermeiden. Minimale Mobilisierung während und nach der Rettung.
- Solange der Patient schlucken kann, heisse Getränke geben.
- Transport unter kontinuierlicher Beobachtung, weil das Risiko eines Herzstillstandes (Bergungstod) besteht. Situativer Transport in Rücken- oder Seitenlage. Auf freie Atemwege achten, eventuell Sauerstoff geben, wenn vorhanden.

> ! Potenzielle Lebensgefahr! Anwesenheit eines Notarztes vor Ort ist wünschenswert.

Hypothermie Stadium III

- zusätzlicher Kälteschutz
- Seitenlage unter strenger Aufsicht (siehe Seite 44)
- Sich darauf vorbereiten, im Falle eines Herzstillstandes sofort mit Wiederbelebungsmassnahmen zu beginnen.
- Transport, idealerweise in ein spezialisiertes Krankenhaus mit der Möglichkeit zur Wiedererwärmung durch extrakorporale Zirkulation.

Bei Hypothermie-Patienten der Stadien II und III besteht die Gefahr eines Herzkreislaufstillstandes während der Rettung und dem Transport. Man nennt dies «Bergungstod» oder «Rettungstod».

Hypothermie Stadium IV

- Wiederbelebungsmassnahmen (BLS, siehe Seite 24)
- zusätzlicher Kälteschutz
- Schnellstmöglicher Transport in ein spezialisiertes Krankenhaus, welches die Möglichkeit der Wiedererwärmung durch extrakorporale Zirkulation anbietet.

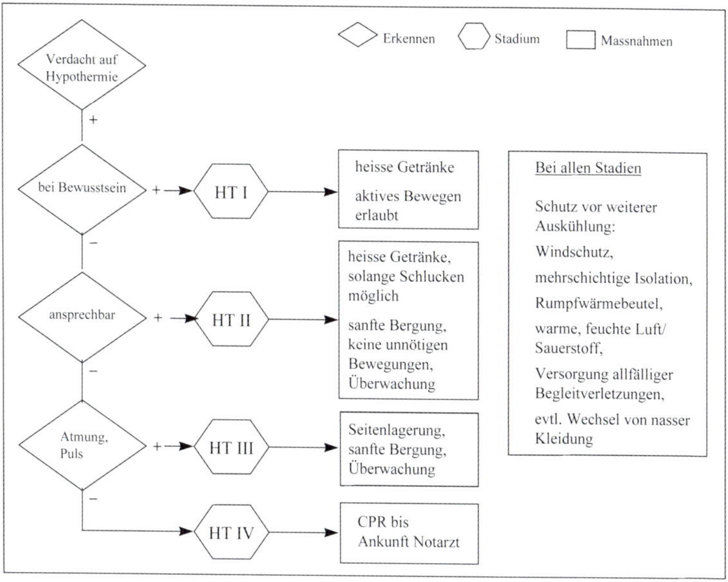

Abb. 43: *Layman's Algorithmus, angepasst aus Pasquier M. et al. 2019*[2].

Bibliographie :

1) Musi M, Sheets A, Zafren K, Brugger H, Paal P, Hölzl L, Pasquier M. Clinical staging of accidental hypothermia: the Revised Swiss System Recommendation of the International Commission for Mountain Emergency Medicine (ICAR MedCom). Resuscitation 2021, im Druck.

2) Pasquier M, Blancher M. Unbeabsichtigte Unterkühlung. Annales Françaises de Médecine d'Urgence. 2019;9:307-318.

3.4 Lokale Erfrierungen

Urs Hefti

VORBEUGUNG

Primäres Ziel muss es für einen Bergsteiger sein, Erfrierungen bei sich oder seinen Kollegen zu verhindern. Bei Temperaturen um Null Grad oder darunter müssen warme Kleider getragen werden, ein ausreichender Windschutz vorhanden sein, nasse Kleider gewechselt werden, der Bergsteiger muss richtig und genügend Trinken und Essen und Unerfahrene müssen kontrolliert werden. Bergsteiger, welche schon einmal eine Erfrierung hatten, müssen speziell vorsichtig sein. Zudem sollte auf alle bewusstseinsverändernden Medikamente, aber auch auf Alkohol und Drogen, verzichtet werden.

Unterkühlung kommt vor der Erfrierung! Patienten mit Erfrierungen sind meistens unterkühlt. Diese Patienten sofort in Sicherheit bringen und aufwärmen und erst dann die Erfrierungen behandeln. Professionelle Hilfe anfordern!

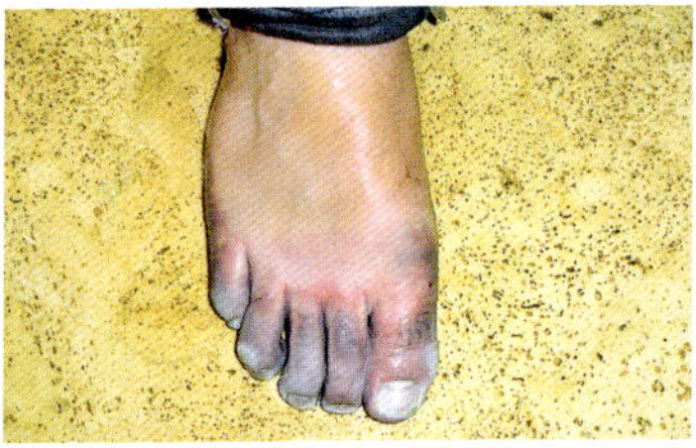

Abb. 44: *Tiefe (4. Grad) Erfrierungen eines unterkühlten Bergsteigers, der Ende Dezember in den Schweizer Alpen biwakieren musste (B. Durrer).*

Definition

Bei Minustemperaturen, zusammen mit Wind, aber auch bei Temperaturen über null Grad, kann es vor allem im Bereich von exponierten Körperstellen wie **Händen, Füssen, Nase und Ohren,** zu Erfrierungen kommen. Aufgrund der Kälte bilden sich einerseits Eiskristalle im Gewebe, welche dann die einzelne Zelle durch Zerplatzen der Zellmembran direkt schädigen können. Andererseits kommt es zu Veränderungen der Fliesseigenschaften des Blutes mit stockendem Blut, Zellwandschäden und Thrombosen (Blutgerinnseln). Im Rahmen von Erfrierungen kommt es immer zu einer lokalen Entzündungsreaktion. Abgestorbenes Gewebe ist unwiderruflich verloren, der Verlust von Fingern, Zehen, Nasenspitze etc. kann die Folge sein.

Erkennen

Erfrierungen können in verschiedene Grade eingeteilt werden. In der Praxis hat sich die Einteilung in oberflächliche (Haut) und tiefe (Muskeln, Sehnen, Nerven, Knochen) Erfrierungen bewährt.

Erfrierungen erkennen kann man an weisslich verfärbten, tauben Hautarealen, an Blasenbildungen bis hin zu livid-schwarz verfärbtem, hartem Gewebe. Eingefrorenes Gewebe schmerzt primär nicht sehr stark oder gar nicht. Erst nach dem Auftauen können die Schmerzen aber vor allem bei noch nicht definitiv geschädigtem Gewebe sehr stark sein.

Wenn also nach dem Auftauen Schmerzen auftreten, ist dies ein günstiges Zeichen. Die Gewebsschädigung ist nur oberflächlich und hat die knapp unter der Haut liegenden Nerven nicht definitiv geschädigt.

Erfrierungsschweregrade

<table>
<tr><td rowspan="2">Oberflächliche Erfrierungen</td><td>1. Grad</td><td>Weisslich-marmorierte Haut</td><td>Folgenlose Ausheilung nach Auftauen</td></tr>
<tr><td>2. Grad</td><td>Blasenbildung, klarer Inhalt</td><td>Gefühlsveränderungen möglich</td></tr>
<tr><td rowspan="2">Tiefe Erfrierungen</td><td>3. Grad</td><td>Blasenbildung, blutiger Inhalt, gerötete Umgebung, Muskeln, Sehnen etc. mitbeteiligt</td><td>Bleibende Schäden, Ausmass erst nach Tagen sicher beurteilbar</td></tr>
<tr><td>4. Grad</td><td>Zelluntergang (Nekrose)</td><td>Verlust von Gewebe, Amputation im Verlauf</td></tr>
</table>

Gefahren

Die Schädigung ist durch das Gefrieren des Gewebes gesetzt worden. Bei der Wiedererwärmung kommt es zu Verschiebungen von Flüssigkeit und Elektrolyten, es kommen Stoffwechselvorgänge ohne und mit Sauerstoff wieder in Gang. In dieser Phase ist das Gewebe extrem anfällig für erneute Kälteexposition. Wenn jetzt eine erneute Erfrierung auftritt, ist mit einer massiven Schädigung des Gewebes zu rechnen!

Ein erfrorenes Körperteil darf erst aufgewärmt werden, wenn ein Wiedereinfrieren ausgeschlossen ist!

Nach dem Auftauen drohen auch noch allgemeine Gefahren wie Thrombosen, aber vor allem gefürchtet sind Infektionen. Im Normalfall grenzt sich das abgestorbene Gewebe ab (Demarkation), der betroffene Körperteil wird vollständig gefühllos und schwarz. Diesen Zustand nennt man trockene Gangrän. Die Amputation wird in der Regel erst nach vollständiger Demarkation durchgeführt, das heisst nach Wochen bis Monaten.

Falls es aber zu einer Infektion (sog. feuchte Gangrän) kommt, muss früher als erwünscht operativ vorgegangen werden. Eine Amputation sollte nie in den ersten Tagen durchgeführt werden.

Erfrierungen wie eine Wunde behandeln, also steril einpacken, allenfalls Antibiotika geben, und durch einen Spezialisten zu Hause beurteilen lassen. Keine Amputationen im Ausland.

BEHANDLUNG

In der Behandlung unterscheidet man verschiedene Zeitpunkte; so spricht man von einer **präklinischen Phase,** also der Therapie unterwegs auf der Tour, einer **Aufwärmphase** sowie einer **Phase nach dem Aufwärmen** bzw. Auftauen.
Die Erwärmungsphase und die Phase nach dem Auftauen werden, sofern möglich, in einem Spital durchgeführt. Auf Expeditionen muss dies unter Umständen auch unterwegs unter einfachen Bedingungen erfolgen.

Folgende Grundsätze gelten für die einzelnen Phasen:

Präklinische Phase

Am wichtigsten ist das frühe Bemerken einer Erfrierung. An sichtbaren Körperstellen zeigt sich eine beginnende Erfrierung mit:

- Weissverfärbung der Haut
- Gefühllosigkeit
- Schmerz vor Gefühllosigkeit (Füsse)

Im Zweifelsfall sollten die Füsse überprüft und wieder aufgewärmt werden. Im Gelände darf diese Massnahme nur durchgeführt werden, wenn noch keine allgemeine Unterkühlung vorliegt und eine weitere Auskühlung des Opfers vermieden werden kann und es auch nicht zu einer weiteren lokalen Schädigung kommt – ansonsten ist die sofortige Umkehr zwingend! Falls (insbesondere an den Füssen) eine Erfrierung im Anfangsstadium bemerkt wird und die Wiedererwärmung erfolgreich ist, kann die Tour möglicherweise sogar fortgesetzt werden.

Erfolgreiche Wiederaufwärmung heisst: Innerhalb von 10 Minuten muss der Fuss wieder gut durchblutet sein und die Gefühlsstörungen müssen vollständig verschwinden.

Massnahmen

- Ist eine Wiederaufwärmung oder Schutz vor weiterer Auskühlung im Gelände nicht möglich: umkehren! Schutz vor mechanischen Zusatzschäden, also z. B. kein Einreiben mit Schnee.
- Den Patienten nicht auf den erfrorenen Füssen herumlaufen lassen.
- Auftauen nur falls ein erneutes Einfrieren ausgeschlossen ist.
- Ruhigstellung, Abtransport (bei Erfrierugen an den Füssen kein selbstständiges Gehen mehr!)
- In Extremsituationen besteht die Möglichkeit, dass eine Erfrierung spät bemerkt wird oder in der Situation nicht direkt behandelt werden kann. Hier kann das Absteigen mit einem gefrorenen Fuss sinnvoll sein (Zeitersparnis, weniger Schmerzen, erneutes Einfrieren nach Erwärmen, Lebensrettung).

Die Beurteilung der Extremitäten am Berg ist nicht zwingend notwendig. Falls eine Erfrierung (insbesondere eines Fusses) schon manifest ist und der Entscheid zur Umkehr getroffen ist, muss der Patient nicht ausgezogen, die Schuhe dürfen nicht entfernt werden, vor allem wenn der Patient noch weiter selber absteigen muss. Der Schutz vor weiterer Auskühlung ist von zentraler Bedeutung. Die Unterkühlung ist lebensbedrohlich, eine Erfrierung zu Beginn nie.

Aufwärmphase

Das Aufwärmen darf nur in geschützter Umgebung erfolgen! Die betroffene Extremität in ca. 40 °C bis 42°C heisses Wasser legen, einige Tropfen einer jodhaltigen Desinfektionslösung dazugeben; idealerweise einige Minuten über das Auftauen in der Lösung liegen lassen, damit auch tiefere Strukturen sicher aufgetaut sind.

> Das Bad sollte aber nicht länger als 30 bis 45 Minuten dauern, da ansonsten die Hautschicht komplett durchgeweicht und so das Eindringen von Keimen und somit von Infektionen begünstigt wird.

Massnahmen

- Keine Massage der Extremität oder der Nase, der Ohren etc.
- Patienten zu trinken geben, damit viel Flüssigkeit im Körper und im Blutkreislauf ist.
- Schmerzbekämpfung (oft starke Mittel notwendig). In dieser Situation ist auch die Gabe von Acetylsalycylsäure (Aspirin® 100 mg po, bis max. 300 mg po) angezeigt, durch die Hemmung der Blutplättchen kann die Durchblutung im erfrorenen Körperteil verbessert werden.

Phase nach dem Aufwärmen

Ziele der Therapie sind:

- Schmerzlinderung
- Eindämmen der Entzündungsreaktion
- Verhindern von Infektionen
- Optimieren der Gewebedurchblutung

Für die Schmerzlinderung und die Entzündungshemmung sind nichtsteroidale Antirheumatika (z. B. Brufen® 400 mg alle 8 Stunden) eventuell in Kombination mit Paracetamol (z. B. Dafalgan® 4 × 1g) sinnvoll. Für sehr starke Schmerzen kann bei Bedarf zusätzlich Tramadol verabreicht werden. Die betroffene Extremität muss hochgelagert werden. Bei Infektverdacht oder hohem Infektrisiko vorbeugende Behandlung mit einem Antibiotikum in Tablettenform (z. B. Augmentin® 2 × 1 g oder 3 × 625 mg täglich perorale Medikation), sofern kein Arzt in nützlicher Frist besucht werden kann. Weitere Massnahmen zur Infektionsvorbeugung sind:

- täglicher Verbandwechsel und Wundinspektion
- sparsames und sauberes Entfernen der Blasen
- steriler Verband
- Tetanusauffrischung (Booster) oder Immunisierung

Eine Durchblutungsoptimierung erreicht man mit genügender Flüssigkeitszufuhr. Blutverdünnende Medikamente sind ebenfalls empfohlen. In diesem Zusammenhang ist absolutes Rauchverbot während der Genesung einer Erfrierung angezeigt.

Bei übermässig starken Schmerzen und/oder neu aufgetretenen Missempfindungen, Schwellung und Hautrötung des betroffenen Körperteils, herrscht Gefahr eines Logensyndroms, weshalb ein Arzt zu konsultieren ist!

Dabei handelt es sich um ein gefährliches Krankheitsbild, bei welchem sich aufgrund einer gestörten Blutzirkulation und entsprechender Entzündungsreaktion das Muskelvolumen vergrössert. Da der Muskel in einem Muskelschlauch gefangen ist, entsteht ein grosser Druck, welcher den Muskel und die Nerven beschädigen kann. Dies ist sehr schmerzhaft, und eine notfallmässige Operation kann erforderlich sein.

Erfrierungen müssen einem erfahrenen Arzt gezeigt werden. Eine Amputation sollte so lange als möglich hinausgezögert werden. Nur bei einer lebensbedrohlichen Infektion ist eine solche auch im Ausland sinnvoll. Die Erfrierungen jeden Tag fotografieren und dokumentieren.

3.5 Hängetrauma

Vincent Darioli

Das Hängetrauma beschreibt einen potenziell lebensbedrohlichen Zustand, der durch das passive Hängen einer Person an einem Seil entsteht.
Obwohl es wenig solide Daten über die Häufigkeit dieses Krankheitsbildes gibt, ist es bei erfahrenen Bergsteigern wahrscheinlich relativ selten. Das Hängetrauma kann bei allen Aktivitäten auftreten, bei denen ein Klettergurt verwendet wird, z. B. beim Felsklettern, Eisklettern, bei Spaltenstürzen, im Seilpark, Höhlenwandern oder bei anderen Outdooraktivitäten wie Gleitschirmfliegen, Drachenfliegen und Basejumping.
Grund für den lebensbedrohlichen Zustand mit möglicher Todesfolge ist ein Multiorganversagen durch eine verminderte Durchblutung. Zusätzlich kann es durch einen allfälligen vorhergehenden Sturz zu traumatischen Verletzungen kommen. Das Hängetrauma wird heute eher als Krankheit und somit als Syndrom denn als Unfall angesehen.

Ein Versagen des Herz-Kreislauf-Systems kann schon nach wenigen Minuten passiven Hängens auftreten!

MECHANISMUS

Die ersten Todesfälle, die auf ein Hängetrauma zurückgeführt werden konnten, wurden in den frühen 1970er Jahren beschrieben, und zwar bei Patienten, bei denen bei der Autopsie keine offensichtliche traumatische Todesursache gefunden wurde.
Obwohl seither viele Hypothesen aufgestellt wurden, konnten sie nie wissenschaftlich bewiesen werden, und der genaue Mechanismus, der das Herz-Kreislauf-Versagen verursacht, ist immer noch nicht vollständig geklärt.
In einer kürzlich durchgeführten Studie wurde bei 30 % der gesunden Probanden, die an einem Seil hingen, ein drastischer Abfall des Blutdrucks und der Herzfrequenz bis hin zur Bewusstlosigkeit festgestellt. Diese Symptome traten zwischen 13 bis 60 Minuten Hängen im Seil auf, und zwar auf unvorhersehbare Weise. Die Symptome ähneln denen, die während eines gutartigen, «kreislaufbedingten Unwohlseins» beobachtet werden, mit dem Unterschied, dass die Ursache in der Aufrechterhaltung einer halbvertikalen Position während des Schwebens liegt, die wahrscheinlich dann für das kardiovaskuläre Versagen und sogar den Tod verantwortlich ist.
Die Abnahme der Beinbewegungen und des Muskeltonus nach dem Aufhängen führt zu einer Abnahme des Rückflusses des venösen Blutes zum Herzen. Diese Sequestrierung von venösem Blut in den Beinen, oder «venöses Pooling», wurde bei allen Probanden beobachtet und scheint eine zentrale Rolle beim Auftreten von kardiovaskulären Symptomen zu spielen. Ebenso scheint der Schmerz, der durch die unangenehme Position im Gurtzeug hervorgerufen wird, die Symptome zu begünstigen.

Venöse Stauungen und Schmerzen scheinen zentrale Elemente bei der Entstehung eines plötzlichen Blutdruck- und Herzfrequenzabfalls zu sein, der zur Bewusstlosigkeit führt, die dann zu Herz-Kreislauf-Versagen und sogar zum Tod fortschreiten kann.

TOD DURCH RETTUNG

Bis Ende der 2000er Jahre war das Konzept des «Rettungstodes» in der Bergrettung fest etabliert. Man ging davon aus, dass der plötzliche Rückfluss des Blutes zum Herzen für einen kardiorespiratorischen Stillstand verantwortlich ist, wenn Opfer eines Suspensionssyndroms in die Horizontale gelegt werden.
Mehrere wissenschaftliche Studien haben diese unbegründete Annahme inzwischen widerlegt. Es gibt daher keine Einschränkungen beim Aushaken von Opfern aus dem Seil, an dem sie aufgehängt sind.

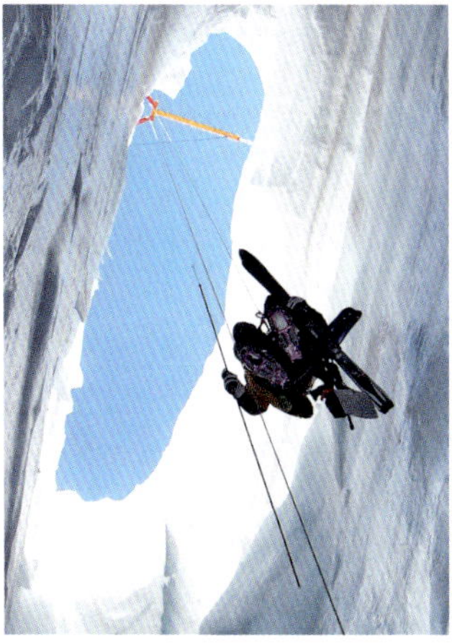

Abb. 45: *Freies Hängen am Seil nach einem Sturz in eine Gletscherspalte (Rega)*

PRÄVENTION, RETTUNG UND ERSTE HILFE

Grundsätzlich sollten ein Klettergurt und ein Seil niemals alleine verwendet werden, sondern zusätzliche Schlingen am Klettergurt mitgeführt werden.
Im Falle eines Hängens im Klettergurt und wenn man bei Bewusstsein ist, sollte schnell versucht werden, sich aus der hängenden Position zu befreien, indem mit Gurten und Schlingen Tritte geknüpft werden (Prusik, Jumar etc.). Dies ermöglicht das stützen auf die Füsse und so eine Entlastung. Dies führt zur Aktivierung der Muskelpumpe und begrenzt damit den Rückstau von venösem Blut in den Beinen. Es reduziert auch die Schmerzen im Gurt, und so gleich zwei Phänomene, die bei der Entstehung von Herz-Kreislauf-Versagen eine zentrale Rolle spielen.

Zur Vorbeugung von Hängetraumas:

- Niemals Seilaktivitäten allein durchführen!
- Geeignete Auffanggurte tragen. Ein Auffanggurt, der beim Hängen Schmerzen verursacht, beschleunigt den Verletzungsmechanismus.
- Gurte, Schlingen, Ausrüstung zum Entlasten der Füsse bereithalten (Prusik, Jumars).
- Aktive Teilnahme an Rettungsübungen und Kenntnis der Selbstrettungstechniken.

Wenn es nicht möglich ist, sich improvisiert aus hängender Position zu befreien, sollten die Unfallopfer ihre Beine bewegen, um zu versuchen, die «venöse Stauung» und den Schmerz zu begrenzen.

Die Priorität der Ersten Hilfe besteht darin, das Opfer aus der ungemütlichen Position zu befreien. Damit soll der Bewusstseinsverlusts oder des Auftretens eines Herz-Kreislauf-Versagens verhindert werden. Sobald das Opfer auf dem Boden liegt, kann es auf den Rücken gelegt werden, um mit der Ersten Hilfe zu beginnen.

- Die Verwendung eines Hebegurts, um zu versuchen, den Gurt zu entlasten, oder das aktive Bewegen der Beine, während auf Hilfe gewartet wird, kann das Einsetzen von Bewusstlosigkeit oder sogar Herz-Kreislauf-Versagen verzögern.
- Die Priorität für das Rettungsteam besteht darin, das Opfer aus dem Seil auszuhaken, ohne die Positionierung des Opfers auf dem Boden einzuschränken (horizontale Position wie jeder andere Patient).

3.6 Blitzunfall

Vincenz Darioli

Als Blitzschlag, tödlich oder nicht, werden Unfälle bezeichnet, bei denen ein Opfer vom elektrischen Strom des Blitzes getroffen wird. In der Schweiz werden Blitzeinschläge nicht systematisch erfasst. Man weiss aber von durchschnittlich bis zu zwei Todesfällen pro Jahr. Die meisten blitzbedingten Unfälle ereignen sich im Sommer, hauptsächlich in der zweiten Tageshälfte. In 30% der Fälle handelt es sich um mehrere Opfer. Ungefähr 70% der Überlebenden weisen sekundäre Nachwirkungen des Ereignisses auf. Die meisten blitzbedingten Unfälle könnten vermieden werden, indem man sich schnellstmöglich an einen sicheren Ort begibt und sich angemessen verhält.

PHYSIKALISCHE UND METEOROLOGISCHE PHÄNOMENE

Blitze entstehen unter Bedingungen, bei denen eine warme, feuchte Luftmasse aufsteigt und mit einer kalten Luftmasse in Kontakt kommt. Die daraus resultierende Reibung erzeugt statische Elektrizität mit einer negativen Nettoladung in der Luft und einer positiven Nettoladung am Boden. Es bilden sich ionisierte Kanäle, die für eine sehr kurze Zeit (wenige Millisekunden) einen elektrischen Strom von extremer Stärke (10 000 bis 200 000 Ampere) fliessen lassen: der Blitzschlag.
Wärmegewitter treten hauptsächlich an Nachmittagen und Abenden im Sommer auf. Gewitterzellen entwickeln sich oft vor einer Kaltfront und sind jederzeit möglich. Blitze können einer Gewitterfront um mehrere Kilometer vorausgehen und sozusagen «unter blauem Himmel» einschlagen.

VERLETZUNGSMECHANISMUS

Bei einem Blitzschlag fliesst elektrischer Strom durch das Opfer. Die dadurch entstehende Hitze verursacht dabei Verletzungen. Darüber kann jeder Patient, der vom Blitz getroffen wird, traumatische Verletzungen aufweisen, hervorgerufen durch einen Sturz oder einer heftigen, unwillkürlichen Muskelkontraktion. Da nach einem Blitzeinschlag keine Restspannung vorhanden ist, können Opfer, anders als bei Stromunfällen, ohne Gefahr für die Rettenden berührt werden.

Es werden verschiedene Mechanismen des Einschlages unterschieden:

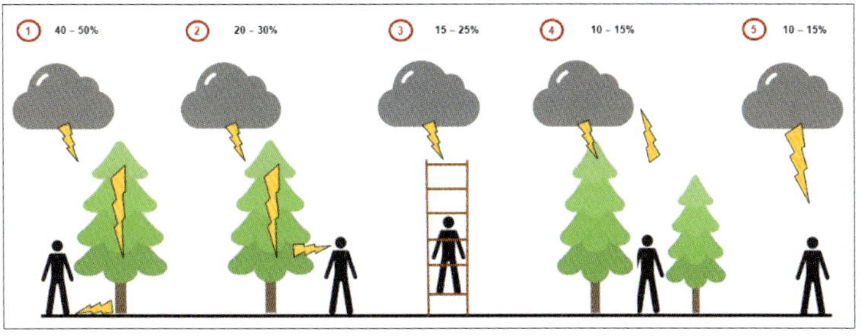

Abb. 46: *Mechanismen von Blitzeinschlägen und deren Auftretungshäufigkeit in Prozent (adaptiert aus Prehospital Emergency Medicine, Medizin & Hygiene 2013)*

1. **Erdungsstrom (Schrittspannung)**
   Der Boden wird zu einem Leiter mit einem Potentialgefälle. Wenn zwei Körperstellen einer Person Bodenkontakt aufweisen, fliesst Strom durch den Körper. Dieser Mechanismus tritt am häufigsten ein und ist für die meisten Unfälle verantwortlich.
2. **Seitenblitz**
   Der grösste Teil des Stroms wird durch ein Objekt fliessen, und ein Teil des Stroms wird umgeleitet, um durch eine Person zu fliessen und den Boden zu erreichen. Dies tritt auf, wenn man unter einem Baum Schutz sucht.
3. **Kontakt**
   Es handelt sich um einen Strom, der durch eine Person fliesst, die in Kontakt mit einem leitenden Gegenstand (Leiter, Klettersteig, Kabel usw.) steht.
4. **Bottom-up Tracer**
   Das Opfer selbst kann als Leiter für die positive Aufwärtsladungsrückführung dienen.
5. **Direkte Auswirkung**
   Diese Stösse sind selten, haben aber aufgrund der extremen Intensität der abgegebenen Energie eine hohe Sterblichkeitsrate.

Blitze sind für eine Vielzahl von Verletzungen verantwortlich, darunter kardiovaskuläre, neuromuskuläre, Haut-, Augen-, Gehör-, psychiatrische und traumabedingte Verletzungen. Die Mehrzahl der Todesfälle wird durch einen Herzstillstand verursacht.
Eine spezifische Verletzung bei Blitzeinschlägen, deren Mechanismus nur unzureichend verstanden ist, ist die **Kerunoparalyse**. Es handelt sich dabei um eine vorübergehende Lähmung, die hauptsächlich die unteren Gliedmassen betrifft und sich nach einigen Stunden meist spontan erholt.
Hautverbrennungen sind relativ häufig, oft oberflächlich und von begrenzter Grösse. An den Ein- und Austrittsstellen entstehen dagegen oft tiefere Verbrennungen.
Ein schlecht verstandenes Phänomen, das fast ausschliesslich mit Blitzeinschlägen in Verbindung gebracht wird, ist das Auftreten von Lichtenberg-Figuren (Abb. 47). Es handelt sich um farnartige Läsionen, die mit einer Verzögerung von etwa 30 Minuten auftreten und in der Regel nach ein paar Stunden wieder verschwinden.

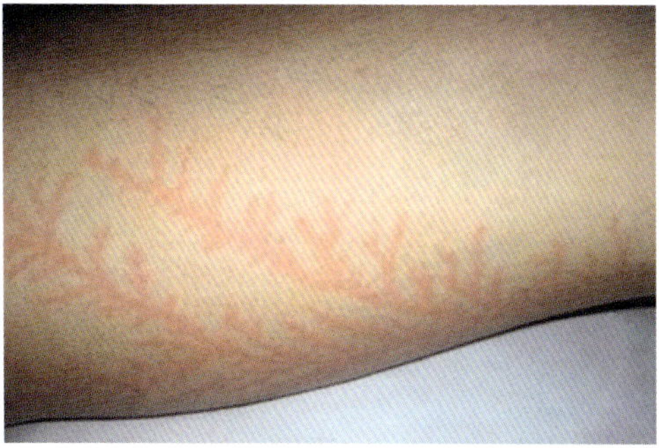

Abb. 47: *Lichtenberg-Figuren (Quelle: Schmidhauser et al., NEJM 2011, 365 :26)*

ERSTE HILFE BEI BLITZEINSCHLAG

Erste Hilfe basiert im Wesentlichen darauf, einem Mitmenschen Schutz zu gewähren und zu helfen. Eine organisierte Rettung kann durch meteorologische Bedingungen besonders erschwert und verzögert werden. Die Grundsätze des ABCDE müssen beachtet werden (BLS, siehe Seite 24).

Entgegen der landläufigen Meinung kann der Blitz an der gleichen Stelle ein zweites Mal einschlagen. Deshalb müssen Opfer von Blitzeinschlägen schnell aus der Gefahrenzone gebracht werden, denn es besteht die Gefahr eines Überschlages.

Im Falle von Verbrennungen sind folgende Punkte zu beachten:

- Nur die Kleidung entfernen, die nicht mit der Wunde verklebt ist.
- Die verbrannten Körperteile mindestens 20 Minuten lang mit lauwarmem Wasser kühlen. Dies verhindert, dass sich die Hitze weiter ausbreitet und lindert den Schmerz.
- Nicht mit kaltem Wasser oder Eis kühlen, da dies die Verletzung verschlimmern kann.
- Wenn möglich, Gürtel, Ringe, Uhren oder Schuhe entfernen, bevor die Schwellung des Gewebes dies verhindert.

Das Management von Verletzungen ist in Kapitel 1.4 beschrieben.

Jedes Opfer eines Blitzeinschlages, auch bei einer scheinbar leichten Verletzung, sollte zur klinischen Untersuchung und zur Erstellung eines Elektrokardiogramms in ein Krankenhaus überwiesen werden.

Bei Blitzeinschlägen mit mehreren Opfern (in 30 % der Fälle) müssen solche mit einem Herzstillstand vorrangig behandelt werden. Die Prinzipien der kardiopulmonalen Wiederbelebung unterscheiden sich nicht von anderen Situationen des kardiorespiratorischen Stillstands.

PRÄVENTION

Bei jeder Bergtour muss vorgängig der Wetterbericht konsultiert werden. Unterwegs ist die Wetterentwicklung laufend zu beobachten.

Im Sommer: Ein früher Start vermeidet die Gefährdung durch Blitze im Tagesverlauf auf einem Grat oder Gipfel, indem man früh zur Hütte zurückkehrt.

Der Beginn und das Ende eines Gewitters sind besonders gefährlich. Dabei kann zum Schutz die 30-30-Regel angewendet werden.

30-30-Regel

Es besteht die Gefahr, vom Blitz getroffen zu werden:

- Wenn das Intervall zwischen einem Blitz und einem Donnerschlag weniger als 30 Sekunden beträgt.
- Während 30 Minuten nach dem letzten Blitz- oder Donnerschlag.

Im Falle eines Gewitters ist ein sicherer Ort aufzusuchen. Grate, Gipfel oder die Nähe von einzelnen Bäumen, Masten oder Metallstrukturen müssen wir meiden. Unterkünfte mit geschlossenen Türen und Fenstern sowie Autos sind sicher. Offene Unterstände hingegen nicht, da gefährliche Erdströme eindringen können. Auch Zelte gelten aufgrund ihrer Metallstrukturen als nicht sicher.

Ausreichend grosse Höhlen, Felsspalten oder kauernd unter einer Felswand bieten im Gebirge einen gewissen Schutz. Man hält sich innerhalb eines gleichschenkligen Dreiecks auf, damit der Blitz einem nicht direkt treffen kann. Um das Überspringen von Erdströmen zu vermeiden, hält man von allen Wänden und Personen mindestens 2 m Abstand. Wie gross ein solcher Schutz ist, ist unter Fachleuten stark umstritten, da weithin das Risiko besteht, vom Blitz von der Seite getroffen zu werden.

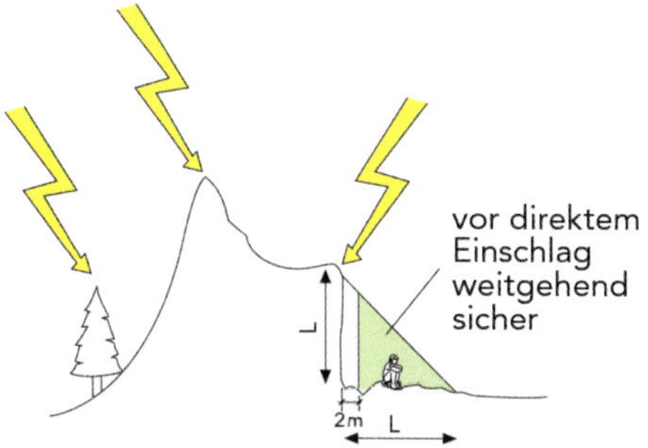

Abb. 48: *Spannungsdreieck*

Haben wir keine Möglichkeit, uns in Sicherheit zu bringen, nehmen wir eine sitzend-kauernde Stellung ein. Wir ragen nicht auf und verhindern so einen direkten Blitzeinschlag. Wir berühren den Boden mit möglichst geringer Auflagefläche und verhindern so die Schrittspannung. Auf den Rücksack oder ein trockenes Seil sitzen, die Knie anziehen. Nicht anlehnen! Das Tragen eines Helms und bei Absturzgefahr die Selbstsicherung soll möglichst weitere Verletzungen verhindern. Denn durch den Stromstoss eines Blitzes wird man weggeschleudert.

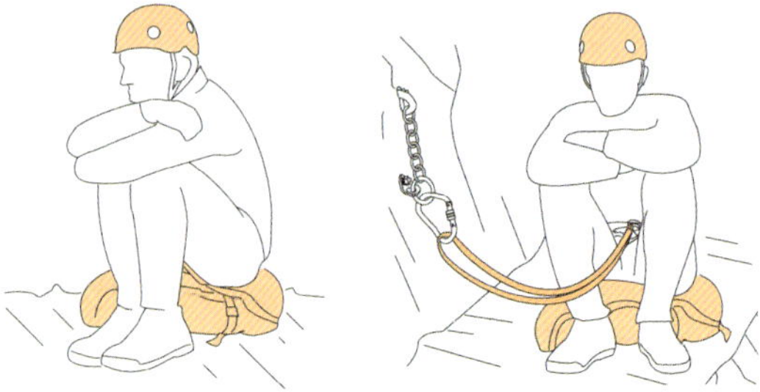

Abb. 49: *Richtige Stellung einnehmen.*

Jeder Metallgegenstand, der aus dem Rucksack herausragt (Skier, Stöcke, Eispickel), erhöht das Risiko eines direkten Blitzeinschlags. Metalle an sich ziehen den Blitz zwar nicht an, sind aber gute Leiter. Deshalb sollten alle Metallgegenstände (Karabiner, Eispickel, Steigeisen usw.) vom Körper ferngehalten werden, denn diese können bei Körperkontakt schwere Verbrennungen verursachen.

Ein nasses Seil und Metallstrukturen leiten den elektrischen Strom. In einem Klettersteig sich möglichst von den metallenen Steighilfen entfernen und sich am Felsen sichern.

Ein summendes Geräusch, sichtbare Funken oder statische Elektrizität, die einem die Haare zu Berge stehen lässt oder die Haut zum Kribbeln bringt, sind Anzeichen für eine drohende Blitzschlaggefahr. In einer Gruppe einen Abstand von mindestens 2 m zueinandern einhalten, um das Risiko eines Überspringens oder eines Erdstroms zu verringern.

Mobiltelefone und Funkgeräte am Boden des Rucksacks verstauen, damit diese zur Alarmierung nötigen Geräte möglichst geschützt sind.

Literatur:

Zafren Ken, Durrer Bruno, Jean-Pierre, Brugger Hermann : Prävention und Vor-Ort-Behandlung von Blitzverletzungen in den Bergen. Offizielle Richtlinien der Internationalen Kommission für Alpine Notfallmedizin und der Medizinischen Kommission des Internationalen Bergsteiger- und Kletterverbandes (MedCom ICAR und MedCom UIAA).

Blumenthal Ryan et al.: Verletzungen und Todesfälle durch Blitzschlag. Zeitschrift für klinische Pathologie 2020;0:1-6.

4. Klettern

Christian Schlegel, Andreas Schweizer, Hans Peter Bircher (†)

Das Sportklettern und Bouldern erfreute sich während der letzten Dekade einer zunehmenden Beliebtheit. Durch die vielen Möglichkeiten, indoor zu trainieren, wurde allgemein ein hohes und athletisches Kletterniveau erreicht. Dies und die optimierte Sicherungstechnik sorgten dafür, dass Absturzunfälle selten geworden sind. Dafür treten mehr Verletzungen an den oberen Extremitäten auf. Der Ringbandriss, die Ringbandentzündung, Fingergelenkschäden und Ermüdungsbruch an den Wachstumsfugen der Finger bei Jugendlichen sind die am meisten beobachteten Verletzungen. Die hier vermittelten Grundkenntnisse über Trainingsaufbau, Aufwärmen, prophylaktische und therapeutische Massnahmen sind unerlässlich, um über längere Zeit leistungsfähig und verletzungsfrei klettern zu können.

4.1 Training

Wie für jede alpine Subdisziplin ist auch für das Sportklettern ein solides Grundlagenausdauertraining Voraussetzung. Dies sollte kletterspezifisch und auch als allgemeines Ausdauertraining in Form von Laufen, Nordic Walking, Langlauf, Rudern oder Schwimmen durchgeführt werden. Die oberen Schwierigkeitsgrade beim Klettern können nur mit einem auf alle sportlichen Faktoren ausgerichteten zusätzlichen Training erreicht werden. Dabei nimmt vornehmlich die Kräftigung der Fingerbeugemuskulatur (Hand und Vorderarm), der Schultermuskulatur, welche das Ausnutzen der grossen Beweglichkeit und Haltefähigkeit erst ermöglicht, sowie immer mehr die Rumpfmuskulatur zur Körperstabilisation eine zentrale Rolle ein. Das Training darf sich aber nicht nur auf den schnell messbaren Kraftzuwachs konzentrieren, sondern sollte auch den verletzungsanfälligen Haltestrukturen an den Gelenken, wie Kapsel, Bänder und Sehnen, Rechnung tragen.

ANPASSUNG DES BEWEGUNGSAPPARATES AN HOHE BELASTUNGEN

Die Kletterleistung und speziell die Muskelkraft können sehr schnell (innerhalb von 2 bis 3 Monaten) gesteigert werden. Die passiven Strukturen wie Sehnen, Bänder, Knorpel und Knochen benötigen aber bedeutend mehr Zeit, um sich an die hohe Belastung anzupassen (3 bis 5 Jahre). Besonders junge Kletterer im Wachstumsalter sind durch die schnellen Belastungssteigerungen verletzungsgefährdet.

Um chronischen Überlastungen und vorzeitigen Verschleisserscheinungen an Gelenken und Sehnen vorzubeugen, ist das spezifische Klettertraining bei Anfängern unter Berücksichtigung der Regenerations- und Anpassungszeiten der verschiedenen Gewebe stufenweise aufzubauen. Belastungsspitzen durch Training am Griffbalken mit Zusatzgewichten, dynamisches Training am Griffbalken sowie plyometrisches Training (z. B. Fallenlassen am Griffbalken und Auffangen mit den Händen an den unteren Griffen) sollte in den ersten 3–5 Trainingsjahren vermieden werden. In dieser Zeit baut sich bei regelmässigem Training die Festigkeit der verschiedenen Gewebe deutlich auf und das Training kann dann nochmals gesteigert werden.

Geschätzte Anpassungszeiten der verschiedenen Gewebe an hohe Belastungen im Sport:
Die passiven Strukturen benötigen rund 3 Jahre spezifisches Training, um ihre Festigkeit zu optimieren. Das muss in der Trainingsplanung unbedingt berücksichtigt werden.

Muskulatur:	nach 3 Wochen Krafttraining
Herzmuskel:	nach 4 Wochen Ausdauertraining
Bänder:	2 Jahre
Sehnen:	1 bis 2 Jahre
Knorpel:	3 bis 5 Jahre
Knochen:	1 Jahr

KLETTERSPEZIFISCHES KRAFTTRAINING

Wie bei den meisten Sportarten ist auch beim Klettern das sportspezifische Training am effektivsten. Das bedeutet, dass **Klettern selbst das beste Training fürs Klettern** ist. Insbesondere **Bouldern** kann wohl als das effektivste Training für das Klettern betrachtet werden und sollte mindestens 80% des Trainingsumfanges ausmachen. Es kann sehr gut an die Ansprüche von Schwierigkeitsklettern, alpines Sportklettern und Sportklettern angepasst werden.

Makrozyklen

Um Erfolge zu erzielen, müssen die Grundlagen der Trainingslehre berücksichtigt werden. Diese beinhalten in erster Linie eine Trainingsplanung mit einer Periodisierung des Trainings über das **Jahr in 2–4 Makrozyklen** von je 3 bis 5 Monaten mit entsprechenden Ruhephasen dazwischen. Ein Makrozyklus beinhaltet mehrere Mesozyklen bestehend aus Kraftaufbau-, Maximalkraft- und Ausdauerphase.

Mesozyklen

Der Kraftaufbau-Mesozyklus beinhaltet in der Regel einen Zyklus von 4 bis 6 Wochen mit mittlerer bis hoher Belastung, zum Beispiel Bouldersequenzen oder Routen mit 20 bis 30 Zügen (Wiederholungen) bis zur Ermüdung. Diese werden 4 bis 10 Mal wiederholt (Serien).

Es folgt ein Maximalkraft-Mesozyklus mit kurzen, schwierigen Kletterpassagen von 4–10 Zügen. Ausführung: 3–6 Serien mit 4–10 Wiederholungen, während 2 bis 4 Wochen.

Danach ist ein Ausdauer-Mesozyklus mit 50 und mehr Zügen mit niedriger Belastung einzuplanen. Ausführung: 3–4 Serien während jeweils 4 bis 6 Wochen pro Zyklus.

Der vierte und letzte Mesozyklus muss den persönlichen Ansprüchen angepasst werden. Fährt man zum Bouldern in die Ferien, wird man in der letzten Vorbereitungsphase eher bei Maximalkraft steigernden Übungen verbleiben. Geht man alpine, lange Routen klettern, wird mehr Gewicht auf die Ausdauer gelegt, wobei Kombinationen von Ausdauer und Maximalkraft besonders effektiv sind und dem Sportklettern am Fels am nächsten kommen.

Idealerweise wird 2 bis 4 Mal in der Woche trainiert (Mikrozyklus). Maximalkrafttraining erfordert längere Erholungsphasen von 1 bis 3 Tagen, wogegen im Ausdauerbereich täglich trainiert werden kann. Es empfiehlt sich, eine möglichst grosse Variabilität (Griffformen, Steilheit, Technik) beizubehalten. Gleichzeitig ist bei jedem Training auf eine kontinuierliche Zunahme der Belastung (Schwierigkeit der Züge, Zusatzgewicht, Wandsteilheit) zu achten.
Alternativ können auch innerhalb einer Woche verschiedene Intensitäten trainiert/gemischt werden. Zum Beispiel kann am 1. Tag Hypertrophie, am 3. Tag Ausdauer, am 4. Tag Maximalkraft und am 6./7. Tag kletterspezifisches Training durchgeführt werden.

Ein unterstützender, kletterorientierter Krafttrainings-Mesozyklus zweimal jährlich hilft der Stagnation des Kraftzuwachses entgegen zu wirken, die Antagonisten zu stärken und durch eine gute Rumpfmuskulatur die Körperspannung zu verbessern. Dieser kann einfache Übungen beinhalten: Klimmzüge mit verschiedenen Handabständen, kletterspezifische Klimmzüge in schräger bis waagrechter Position und aufgestützten Füssen mit Durchziehen bis zur Brust, Beugestützen (Bar Dips), Hangwaage und diversen Arten von Liegestützen (breit, schmal, Arme über Kopf, einarmig usw.) bis zu Handstandübungen. Besonders wichtig ist die Funktion der schultergelenkstabilisierenden Muskulatur (Rotatorenmanschette) zur Verletzungsprophylaxe. Sie kann gut mit Gummibändern (z. B. Theraband) trainiert werden. Polysportives Training, wie zum Beispiel Slackline

Biken, Fussball und Geländeläufe, hilft Gleichgewicht, Koordination und Schnelligkeit zu trainieren und Verletzungen vorzubeugen.

Das beste Training für das Klettern ist das Klettern (Bouldern) selbst. Eine hohe Variabilität beim Klettern (Steilheit, Griffform, Routenlänge) verhindert den Gewöhnungseffekt und die Stagnation.

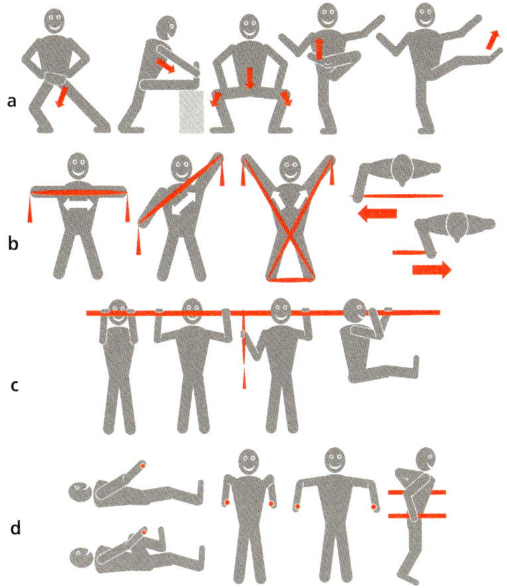

Abb. 50: **a)** *Fünf einfache Dehnübungen der Hüft- und Oberschenkelmuskulatur. Für das Klettern besonders wichtig ist die aktive Beweglichkeit (heben eines Fusses auf hohen Tritt), wofür die zwei Übungen rechts sind.*

b) *Fünf Übungen zur Kräftigung und zum Ausgleich der Schultermuskulatur mit dem Theraband. Die zwei Übungen rechts sind besonders wichtig, um die Rotatorenmanschette zu stärken und die Schulterzentrierung zu verbessern.*

c) und d) *Klimmzugübungen, Hangwaage und Bar Dips in möglichst vielen Variationen durchführen, damit sie den angetroffenen Klettersituationen entsprechen. (Quelle: turntillburn.ch/verticalsecrets)*

WETTKAMPFKLETTERN

In den letzten 30 Jahren hat auch beim Wettkampfklettern eine enorme Leis- tungssteigerung stattgefunden. Es werden diverse Subdisziplinen wie Klettern onsight (Begehung einer unbekannten Route), After Work (Route kann einstudiert werden), Speedklettern und Bouldern durchgeführt. Dabei erreichen Athletinnen und Athleten im onsigth-Bereich Schwierigkeiten bis 9a (Klettern am Fels, Rotpunkt bis 9c). Um im Weltcup teilzunehmen, ist der Aufwand enorm und steht anderen Leistungssportarten in nichts nach. Eine genaue Planung und gute Unterstützung der Athleten ist zwingend erforderlich.

Der während den letzten 15 Jahren stattgefundene Wandel weg von ausschliesslich ausdauerorientierten und kleingriffigen Routen und Bouldern hin zu mehr dreidimensionalen komplexen Bewegungen mit Parkour-Charakter hat dazu geführt, dass das Anforderungsspektrum vielfältiger geworden ist. Will man im Wettkampf reussieren, muss im Training ein Schwerpunkt auf dynamische, koordinativ komplexe Bewegungen, Sprünge und Körperspannung gelegt werden.
Weiter ist der immer frühere Einstieg ins Wettkampfgeschehen für Überlastungen im noch wachsenden Skelett (Wachstumsfugenschäden, Schulterinstabilität) verantwortlich. Es ist Aufgabe der Trainer, auf die dafür ursächlichen Faktoren (extrem aufgestellte Finger, komplett entspannte Schultermuskulatur beim Abschütteln, dynamisches Klettern) hinzuweisen und rechtzeitig einzugreifen. Bezüglich Unfällen bei Wettkämpfen zeigt sich gemäss einer Studie nur ein geringfügig höheres Risiko. Inwiefern Spätschäden entstehen, kann zum jetzigen Zeitpunkt allerdings noch nicht beurteilt werden.

4.2 Kletterspezifische Verletzungen und Überlastungen

BEHANDLUNGSGRUNDSÄTZE

Bei den meisten Sportverletzungen gelten zur Behandlung ähnliche Regeln. Die Therapie teilt sich auf in die Akutphase, die Heilungsphase und die Aufbauphase.

Im Akutfall gilt die PECH-Regel:
Pause
Eis (Eisumschläge)
Compression (elastische Binde)
Hochlagern (über Herzhöhe)

Eis sollte nicht direkt auf die Haut aufgelegt werden. Besser sind kühle, nasse Wickel mit Eisklümpchen.
Die Verletzung wird nun vom Patienten oder einem Arzt beurteilt und die weitere Behandlung festgelegt, zum Beispiel Operation, Schiene, Medikamente, Bandagen.

Nach dieser ersten Heilungsphase erfolgt der Bewegungs- und Belastungsaufbau, welcher für den Heilungsprozess sehr wichtig ist. Dieser Aufbau läuft in folgenden Stufen ab: unbelastetes Bewegen, zunehmende Belastung bis zur Alltagsbelastung und anschliessend sportartspezifischer Aufbau bis zur Wettkampftauglichkeit. Der Aufbau erfolgt in einer Übungsstufenleiter, welche vom Arzt oder Therapeuten je nach Verletzung festgelegt wird. Bei der Übungsstufenleiter wird die Belastung alle 2 bis 3 Tage gesteigert. Falls bei der höheren Belastung Schmerzen auftreten, die nach 20 Sekunden nicht verschwinden, wird 24 Stunden später auf der nächst tieferen Stufe weiter trainiert.

Wann sollte unbedingt ein Arzt konsultiert werden?

- Mehr als zwei Wochen andauernde gleichbleibende Schmerzen bei Gelenksverstauchungen
- Bei Jugendlichen: Schmerzen, Schwellung oder eingeschränkte Beweglichkeit in den Fingergelenken. Gefahr einer bleibenden Gelenkfehlstellung durch Bruch der Wachstumszonen.
- Bei Jugendlichen: Knie- und Hüftschmerzen, Gefahr nicht korrigierbarer Gelenkschädigungen.
- Fehlstellung von Extremitäten nach Verletzung
- Lähmungserscheinungen jeglicher Lokalisation

VERLETZUNGEN UND ÜBERLASTUNGEN AN HAND UND VORDERARM

Entsprechend der hohen Belastung treten Sportkletterverletzungen und Überlastungen am häufigsten an Hand, Ellbogen und Schulter auf. Sie werden meist nicht durch einen Sturz, sondern durch einen schwierigen Kletterzug verursacht und beinhalten vor allem Weichteilverletzungen wie Zerrungen und Bänderrisse.

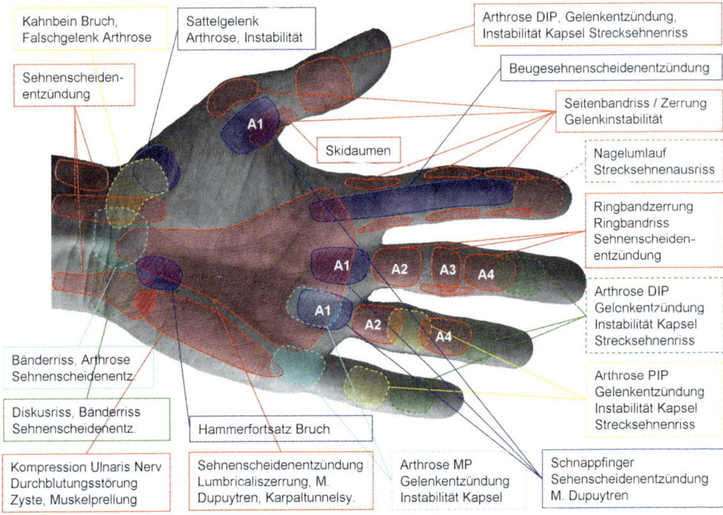

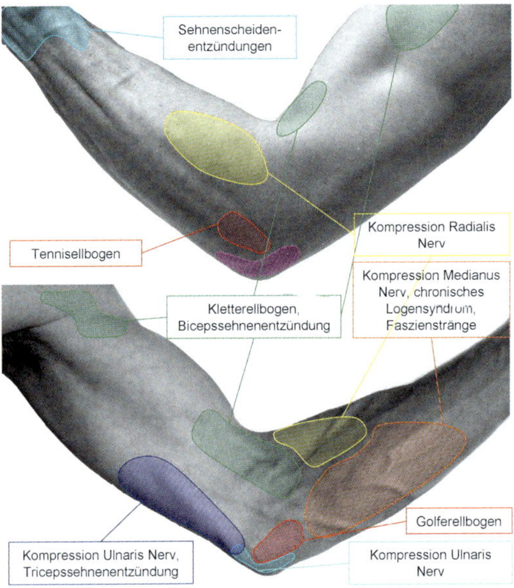

Die häufigsten Verletzungen beim Sportklettern treten an der oberen Extremität und da wiederum an der Hand auf. Den schmerzhaften Arealen sind verschiedene Diagnosen zugeordnet. Sie sollen lediglich als Orientierungshilfe dienen. Die gestrichelten Areale bedeuten, dass diese auf der Rückseite der Hand zu finden sind. (Quelle und weitere Informationen zu den Diagnosen: turntillburn.ch).

FINGER

Die häufigste Verletzung beim Klettern ist der Riss eines oder mehrerer Ringbänder, welche die Beugesehne am Knochen halten. Der Riss am Fingergrund- oder Mittelglied (Abb. 51) wird meist durch eine schnelle, hohe Belastung in aufgestellter Fingerposition verursacht. Auf ein schnalzendes Geräusch folgen Schmerzen und Schwellung an der Fingerbeugeseite. Nach Diagnosestellung durch Ultraschall können die meisten Verletzungen mit einem speziellen Ringbandschutz innerhalb von 2–4 Monaten behandelt werden. Bei gleichzeitigem Riss mehrerer Ringbänder und verzögerter Diagnosestellung ist in seltenen Fällen eine Operation notwendig.

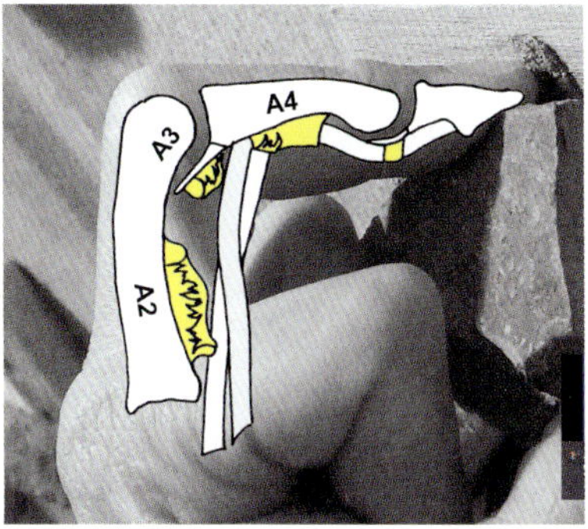

***Abb. 51:** Riss der Ringbänder (gelb) A2 und A3, Anriss des Ringbandes A4 führt zum Abheben der Beugesehnenscheiden (grau) vom Knochen des Grundgliedes.*

Verstauchungen und Verdrehungen der Fingergelenke können zu Rissen der Gelenkkapsel und Seitenbänder führen. Sie benötigen eine Abklärung mit Röntgen und Ultraschall sowie eine zwei- bis dreimonatige Behandlung mit speziellen Schutzschienen und Taping.
Beim Halten von Ein- und Zweifingerlöchern können Zerrungen in der Mittelhandmuskulatur (Lumbricalis-Muskulatur) auftreten (Abb. 52). Dabei verschieben sich zwei Beugesehnen (gelb) gegeneinander, was zu einer Muskelzerrung eines Lumbricalis (orange) führt und die Schmerzen in dieser Position (roter Pfeil) provoziert.
Die Behandlung erfolgt mit speziellen Dehnübungen, bei welchen ebenfalls diese Position eingenommen wird, um Vernarbungen und Bewegungseinschränkungen zu verhindern.

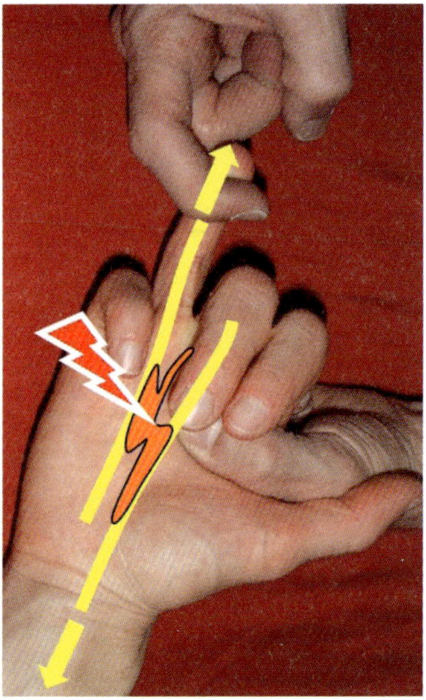

Abb. 52: *Die Verschiebung von zwei Beugesehnen gegeneinander (gelb) führt zu einer Muskelzerrung eines Lumbricalis (orange). Die Schmerzen werden in dieser Position (roter Pfeil) provoziert.*

Chronische Überlastungen der Ringbänder können zu einer hartnäckigen, oft monatelangen Sehnenscheidenentzündung führen, welche funktionell mit Belastungsreduktion sowie Vermeidung von aufgestellten Fingerpositionen therapiert wird. Im Ausnahmefall wird mit einer Infiltration von entzündungshemmenden Medikamenten behandelt.

Bei jugendlichen Kletternden kann die aufgestellte Fingerposition auch zu einem Ermüdungsbruch der Wachstumsfuge eines Fingergelenkes führen. Die Schmerzen treten dabei praktisch immer über der Rückseite des Mittelgelenkes des Ring- oder des Mittelfingers auf. Diese Gelenkverletzung muss zwingend mit einer konsequenten Belastungsreduktion oder kompletten Kletterpause und Vermeidung der aufgestellten Fingerposition behandelt werden, um Spätschäden wie Früharthrose zu vermeiden. Die Heilungszeit kann sich bis zu einem Jahr hinziehen. Hingegen sind die nach 10–20 intensiven Kletterjahren auftretenden Abnutzungserscheinungen in den Fingergelenken im Allgemeinen nur wenig schmerzhaft. Sie können aber zu Steifigkeit und Bewegungseinschränkungen führen. Durch Vermeidung der stark aufgestellten Fingerposition wird deren Entwicklung reduziert.

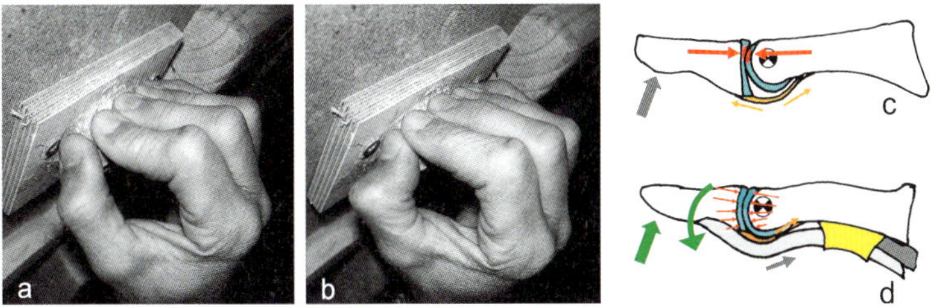

***Abb. 53:** Die maximal aufgestellte Fingerposition (a, c) gilt es zu vermeiden. Deutlich weniger grosse Belastungen aufgrund einer flacheren Druckverteilung kommen vor, wenn die Endgelenke 10–15° vor ihrer Endposition stabilisiert werden und das Mittelgelenk nicht über 90° gebeugt wird (b, d). (Quelle: Vertical secrets, 2009.)*

HANDGELENK

Durch das Aufkommen des Boulderns mit häufigen Stürzen auf die Hand haben Verletzungen im Handgelenksbereich deutlich zugenommen. Da Bandverletzungen und Knochenbrüche (z.B. Kahnbein) nur wenig bis mässig starke Beschwerden verursachen, wird häufig kein Arzt konsultiert. Doch bereits nach wenigen Monaten können Spätschäden auftreten, welche nur sehr schwierig zu behandeln sind und eine schlechte Prognose aufweisen. Schmerzen im Handgelenk nach einem Sturz, welche nach zwei Wochen keine deutliche Besserung zeigen, müssen unbedingt abgeklärt werden. Bandrisse müssen meist, Knochenbrüche oft, operativ behandelt werden.

Eine chronische Beugesehnenscheidenentzündung im Handwurzelkanal ist zwar kaum schmerzhaft, kann aber zu einem Druckschaden des Medianusnerven mit erst nächtlichem, dann permanentem Einschlafen und Kribbeln der Finger 1 bis 4 führen. Dieses sogenannte Karpaltunnelsyndrom muss gelegentlich operativ gespalten werden.

Beim Sportklettern treten Verletzungen am häufigsten an Händen und Fingern auf, wobei der Riss eines Ringbandes oder mehrerer Ringbänder die häufigste Verletzungform ist. Sie können meist funktionell mit Schiene oder Tape behandlet werden, erfordern jedoch vorgängig eine ärztliche Abklärung. Als Ursache dafür wird unter anderem die aufgestellte Fingerposition verantwortlich gemacht.

ELLBOGEN- UND VORDERARMSCHMERZEN

Häufig beim Kletterer ist auch der **Golferellbogen** (Epicondylitis humeri ulnaris). Dabei handelt es sich um eine chronische Überlastung der Sehnenansätze der oberflächlichen Fingerbeuger und des Unterarmeinwärtsdrehers an der Innenseite des Ellbogens (ulnaren Epicondylus). Ursachen sind meist eine schnelle und einseitige Steigerung des Trainings oder eine mehrmonatige Überlastung, wodurch die Sehnen zu wenig Zeit für die Anpassung hatten.
Therapeutisch liegt der Schwerpunkt in einem gezielten Aufbau sowie Dehnung der entsprechenden Muskulatur und einer stufenweisen Belastungssteigerung beim Klettern. Dadurch wird die Widerstandsfähigkeit des Sehnengewebes verbessert. Mögliche, begleitende Therapien: Physiotherapie, Bandagen, entzündungshemmende Medikamente, Ultraschall oder die EPTE Therapie (Ultraschall gesteuerte perkutane Elektrostimulation), lokale Injektionen mit natürlichen Substanzen wie Eigenblut. Möglichst kein Cortison wegen den Nebenwirkungen.

Beim **Tennisellbogen** (Epicondylitis humeri radialis) kommt es zu Schmerzen an der Aussenseite des Ellbogens durch eine chronische Überlastung der Finger- und Handgelenkstrecker. Die therapeutischen Massnahmen sind analog zum Golferellbogen. Die Prognose ist, die nötige Geduld vorausgesetzt, bei beiden obigen Krankheitsbildern sehr gut. Nur ganz selten ist eine operative Behandlung notwendig.

Weitere Ursachen für Schmerzen am Vorderarm ist das **Logensyndrom der Fingerbeuger.** Chronische Belastung oder verdickte Sehnenscheiden und Muskeln führen durch die belastungsbedingte Zunahme des Muskelvolumens zu einer abnormen Druckerhöhung innerhalb der Muskelhülle. Verminderte Durchblutung und entsprechende Schmerzen sind die Folge. Typischerweise treten diese Schmerzen nur nach einer gewissen Belastungszeit auf. Sie können eine halbe Stunde bis zu mehr als einen Tag andauern. Bei den Nerveneinengungen treten Kribbeln und Gefühlsstörungen in den Händen vor allem in der Nacht nach einer grösseren Belastung auf.

Die Tennis- und Golferellbogen können durch ein gut geplantes und regelmässiges Training sowie ein korrektes Aufwärmen weitgehend vermieden werden. Entscheidend ist eine genügende Regenerationszeit nach harten Belastungen (Bouldern) und ein spezifisches Training der beteiligten Muskulatur am Vorderarm.

VERLETZUNGEN UND ÜBERLASTUNGEN AM SCHULTERGELENK

Das Schultergelenk weist die grösste Beweglichkeit aller Gelenke des menschlichen Körpers auf. Oft sind es Schmerzen der Arme bei Überkopfbewegungen, welche erstmals auf diese ausserordentliche Beweglichkeit und damit auch die zentrale Rolle des Schultergelenkes beim Klettern aufmerksam machen. Denn für die Fortbewegung am Fels ist nebst der Beweglichkeit auch die Kraftanwendung mit Armstabilisation sowie das Einleiten der Körperstabilisation in den verschiedensten Haltepositionen ausschlaggebend.
Je nach Alter der Kletternden und Dauer der Klettertätigkeit zeigen sich an der Schulter in der Praxis drei Problemkreise:

- Schultergelenkinstabilität
- Engpassprobleme bei Schulterbewegungen ohne oder mit Kraftabschwächung
- Schultergelenkabnutzung

Schultergelenkinstabilität

Das Vollbild ist die ausgerenkte Schulter. Diese Situation bedarf einer schonenden Rückstellung des Gelenkes. Schulterausrenkungen beim Klettern treten einerseits durch mit dem abgespreizten Arm aufgefangene Stürze auf, vorab beim Bouldern. Seltener renkt die Schulter bei maximalen Kraftanwendungen in kritischen Armpositionen aus. In Abhängigkeit der Umstände, die zur Ausrenkung geführt haben, sowie des Alters des Kletternden kann die Gefahr einer erneuten Ausrenkung, bei Beibehaltung der sportlichen Aktivität auf demselben Niveau, abgeschätzt werden. Spätestens nach dem zweiten Ereignis einer Ausrenkung muss die operative Schulterstabilisation diskutiert werden. Im Gebirge kann eine ausgerenkte Schulter zu schwierigen Situationen führen, z. B. bei einer Bergung.

Engpassprobleme bei Schulterbewegungen ohne oder mit Kraftabschwächung

Das Vollbild ist die schmerzhafte, kraftlose Schulter, welche sehr oft als wie gelähmt empfunden wird. Eine starke Schulterprellung mit oder ohne Sturz, ein Rissereignis in der Schulter beim Klettern oder anhaltende Schulterüberlastung beim Trainieren oder Klettern sind die häufigsten Ursachen dafür. Anhand wiederholter Gelenkuntersuchungen und Röntgenbilder, aber auch aufgrund der möglichen Verbesserung der Beschwerden durch ein gezieltes, physiotherapeutisch geführtes Training, kann in einer orthopädischen Sprechstunde die richtige, wenn notwendig, operative Behandlung geplant werden.

Gelenkabnutzung / Arthrose

Das Vollbild dieser Krankheit stellt eine schmerzhafte Schulter dar, welche in den Extrembewegungen eingeschränkt ist und mit Gelenkreibegeräuschen einhergeht. Eine Reihe von Gründen, die nicht im Detail bekannt sind, können zu diesem Krankheitsbild führen. Beim Sportler beschleunigen die starke Beanspruchung mit oder ohne Stabilisations- oder Kraftdefiziten sowie Fehlbelastungen eine Abnützung. Das Behandlungsziel sollte eine schmerzarme Schulter sein; mit Erhalt oder leichter Verbesserung der Beweglichkeit und der Kraftverhältnisse. Dies sollte in erster Linie mit Gelenk erhaltenden Massnahmen erreicht werden, zum Beispiel Physiotherapie, Schmerzmedikamente und/oder Spritzen ins Gelenk (möglichst ohne Cortisonzusatz). Sind diese Massnahmen ausgeschöpft, muss eine operative Spülung des Gelenkes oder, im fortgeschrittenen Stadium, ein Kunstgelenk in Betracht gezogen werden.

> Die Schultergelenke stehen in der Abfolge von Verletzungen an den oberen Extremitäten, nach Finger- und Handverletzungen, an zweiter Stelle. Treten plötzlich auftretende Ausrenkungen oder schleichende Schmerzen bei Belastungen auf, führt eine fachkundige Abklärung weiter.

Verletzungen der Rotatorenmanschette und Bizepssehne

Die Verletzung oder Überlastung der schulterstabilisierenden Sehnen der Rotatorenmanschette sind vor allem mit zunehmendem Alter sehr häufig. Durch eine ärztliche Untersuchung, eventuell in Kombination mit einer Bildgebung (Ultraschall, Röntgen, MRI), wird die schmerzauslösende Struktur identifiziert, um die gezielte Therapie zu planen. Diese umfasst Anpassungen des Trainings, der Physiotherapie, Stosswellentherapie und Injektionen; wann immer möglich ohne Cortisonzusatz. In seltenen Fällen ist eine Operation notwendig.

VERLETZUNGEN UND ÜBERLASTUNGEN AN DEN UNTEREN EXTREMITÄTEN

Mit der zunehmenden Spezialisierung der Klettertechnik werden auch die unteren Extremitäten, speziell Hüft- und Kniegelenke stark beansprucht. Kletterspezifische Positionen wie das Drop Knee (maximale Hüftinnenrotation und Knieflexion-/Aussenrotation) führen zu Überlastungen von Knie- und Hüftgelenken. Im Falle eines Abrutschens oder Sturzes sind Kniebinnenverletzungen wie Innenband-, Meniskus- und Kreuzbandverletzungen die Folge. Eine weitere kletterspezifische Position ist die Foothook-Technik in verschiedenen Varianten. Dabei kann es zu Zerrungen und komplettem Abriss der hinteren Oberschenkelmuskulatur (Hamstrings) und

Knieaussenbandverletungen kommen. Diese müssen gelegentlich operativ behandelt werden (MRI Abklärung).
Weiter können Arthrosen und angeborene oder im Wachstumsalter erworbene Fehlformen des Hüftgelenkes die Beweglichkeit einschränken und den Verschleiss im Hüftgelenk in Extrempositionen (maximale Beugung und Rotation) verstärken.

Bei stark überhängendem Gelände stellt sich der Sichernde am besten mit dem Rücken zur Wand, um so die kleinste, nötige Halswirbelsäulenstreckung beibehalten zu können. Des Weitern kommen sogenannte Prismabrillen zum Einsatz, bei welchen die Blickrichtung über die Brille in die Vertikale umgeleitet wird.

Beim Klettern wirkt sich das Halten von tief liegenden Untergriffen, bei gebeugter Wirbelsäule, belastend auf die Bandscheiben der Lendenwirbelsäule aus. Die Belastung wird zusätzlich verstärkt, wenn bei Kletternden die Rückenstreckmuskulatur, welche diese Position kontrolliert, eher schlecht trainiert ist. Schmerzen im Bereich der Lendenwirbelsäule (Lumbago, Hexenschuss) sind meist bedingt durch Blockierungen oder Reizungen der kleinen Wirbelgelenke oder des Kreuzbein-Darmbein-Gelenkes (Iliosakralgelenk: ISG) oder durch kleine Bandscheibenvorfälle (Diskushernien), was reaktiv zu Muskelhartspann und Bewegungseinschränkungen führt. Grössere Diskushernien oder ein Wirbelgleiten (Spondylolisthesis) können auch Nervenwurzeln einengen und zu Schmerzen, Gefühlsstörungen und Lähmungserscheinungen im Bein führen (Lumboischalgie) (Indikation zu Arztkonsulation empfohlen, siehe Seite 147).

Folgende Massnahmen reduzieren die Belastungen auf die Wirbelsäule:

- Kräftigung der rumpfstabilisierenden Muskulatur (gerade und schräge Bauchmuskulatur, Rückenstrecker, tiefe, stabilisierende Rumpfmuskulatur)
- Aufbau einer guten Körperspannung beim Training
- regelmässiges Dehnen der Oberschenkel-Hüftmuskulatur
- Verhindern von muskulär schlecht kontrollierten Extrempositionen

Nicht nur die Muskulatur im unteren Rumpfbereich, sondern auch die Nackenmuskulatur kann gezielt trainiert und gedehnt werden.

4.3 Vorbeugung von Unfällen und Überlastungen

VORBEUGUNG VON UNFÄLLEN

Die Vermeidung eines Unfalls ist die beste Vorbeugung von Verletzungen. Kletternde haben bei der Ausübung ihrer Sportart eine grosse Eigenverantwortung. Im Gegensatz zu Indoor-Anlagen werden Klettergärten und alpine Routen am Fels in der Regel von keiner Institution regelmässig kontrolliert. Hakenmaterial, Umlenker, Standplätze müssen vor der Belastung von den Kletternden immer auf ihre Festigkeit geprüft werden, was bereits einige Erfahrung erfordert.
Sowohl das sichere Stürzen ohne Griff ins Seil wie auch das richtige Sichern eines Sturzes (dynamisches Sichern, wenn es der Sturzraum zulässt) sollte geübt werden. Besteht die Gefahr, länger frei im Seil zu hängen, sollten Prusikschlingen mitgenommen und die Selbstrettungstechnik beherrscht werden. Bei längerem Hängen im Seil besteht nämlich die Gefahr des Bergungstodes durch die verminderte Durchblutung der Beine.
Beim Bouldern sollten unbedingt spezielle Bouldermatten, sogenannte Crash pads, verwendet werden. Beim Abspringen sollte der Partner den Sturz nicht auffangen aber kontrollieren, damit der Kletternde möglichst auf den Beinen landet. Wie beim Fallschirmspringen ist das richtige Landen bei einem Absprung zu üben.

VORBEUGUNG VON ÜBERLASTUNGEN UND ABNÜTZUNGEN

Hinsichtlich Verletzungsprophylaxe ist das richtige Aufwärmen eine der wichtigsten Massnahmen. Die wiederholte, zunehmende Muskelaktivität sorgt für die Bereitstellung einer genügenden Durchblutung (dauert 5–10 Minuten) und die nervale Aktivierbarkeit der Muskulatur (dauert 10–30 Minuten). Erst so sind Höchstleistungen überhaupt möglich. Andererseits sorgt die Aktivierung des **Herz-Kreislaufsystems** und des Stoffwechsels (der Leber) dafür, dass die Bereitstellung von Energie und der Abtransport von Abbauprodukten der Muskulatur gewährleistet sind. Um diese Prozesse anzukurbeln, ist eine Belastung während 5–10 Minuten auf einem Belastungsniveau von circa 12 auf der Borg-Skala nötig. Das subjektive Belastungsempfinden auf der Borgskala 12 entspricht «leicht» bis «etwas schwer». Eine solche Belastung wird zum Beispiel beim zügigen Zustieg zum Klettergebiet erreicht. Nicht zu vernachlässigen ist das Vorbereiten der **Strukturen des passiven Bewegungsapparat,** wie Bänder und Sehnen (Flüssig-

keitsgehalt, Ausrichtung der Fasern), was im Aufwärmeprozess am meisten Zeit in Anspruch nimmt. Beim Klettern sind 100–120 Züge (entspricht circa drei Sportkletterrouten) mit langsam zunehmender Belastung inklusive aufgestellter Fingerposition notwendig, um die maximale Belastbarkeit der Gewebe zu erreichen und so die Verletzungsanfälligkeit maximal zu reduzieren.
Ob das **Dehnen der Muskulatur** vor dem Training das Verletzungsrisiko senkt, bleibt umstritten. Jedenfalls ist beim Klettern ein Stretching der Hüft- und Oberschenkelmuskulatur für die Beweglichkeit sehr förderlich. Der Körperschwerpunkt kann so deutlich näher an den Fels gebracht werden, die Belastung an den Fingern wird dadurch reduziert und damit sinkt auch indirekt das Verletzungsrisiko.

Besondere Beachtung gilt den Routen mit Ein- oder Zweifingerlöchern. Die Hand- und Vorderarmmuskulatur muss mit stufenweisem Belastungsaufbau an Einfingerlöchern vorbereitet werden, um Muskelscherrissen in der Hohlhand vorzubeugen. Weiter gilt zu beachten, dass bei der aufgestellten Fingerposition an kleinen Leisten die Fingergelenke nie in ihrer Endposition voll belastet werden sollten (Fingermittelgelenk nicht mehr als 90° beugen, Fingerendgelenk 5–10° weniger als maximal strecken), um Knorpelschäden und Arthrose zu vermeiden.
Der Gelenkmechanik an den Schultern kommt eine entscheidende Bedeutung zu, denn sie verantwortet die optimale Zentrierung des Oberarmkopfes in der Schulterpfanne. Der tiefen Muskulatur, welche am Schulterblatt ansetzt, ist dabei genauso Rechnung zu tragen wie der oberflächlichen Muskulatur. Das bedeutet, dass die Schulter stets tief gehalten werden soll. Die Schultermuskulatur muss auch bei endgradiger Streckung bei weiten Zügen aktiv bleiben. Sie darf nie ganz gestreckt werden. Insbesondere beim Erholen und Schütteln im überhängenden Gelände darf das Gelenk nie nur in die Bänder hängen. Auch die Haut und Unterhaut bedürfen einer besonderen Vorbereitung. So kann sie den Scherkräften nur in aufgewärmtem Zustand, das heisst bei optimalem Flüssigkeitsgehalt und Vordehnung, standhalten. Zudem wird die Reibung erst optimal bei möglichst fettfreier Hautoberfläche (Sonnencreme).
Hände und Füsse sollten mit entsprechenden Salben regelmässig gepflegt werden. Ideal wäre zusätzlich eine professionelle Fuss- und Handpflege.

5. Mountainbike / Downhill: Unfälle und Überlastungen

Urs Hefti

Gemäss der Studie Sport Schweiz 2020 nimmt die Beliebtheit von Outdoorsportarten im Allgemeinen und Mountainbiken (MTB) im Speziellen zu. Dadurch sind leider auch die Unfallzahlen gestiegen, gerade auch bei E-Bike-Fahrenden. Ein Viertel aller Verkehrsunfälle geschehen beim Velofahren und Mountainbiken. Somit verunfallen pro Jahr in der Schweiz fast 20 000 Personen auf ihren Zweirädern. Beim Mountainbiken ist die Zahl der Verletzten in den letzten 10 Jahren um über 65 % angestiegen.

Bis zu 85 % der ambitionierten Moutainbikerinnen und Mountainbiker verletzen sich einmal pro Jahr. Bis zu 90 % ziehen sich im Laufe ihrer Bikekarriere eine akute Verletzung zu.
Die meisten Verletzungen betreffen die obere Extremität, also Schlüsselbein, Schulter-Eck-Gelenk und Vorderarm. Immer noch zu häufig ziehen sich Mountainbiker unerkannte Hirnerschütterungen und schwere Kopfverletzungen zu (siehe Seite 31).
Zudem wird eine Zunahme von gravierenden Mehrfachverletzungen festgestellt.
In den Bergen sind vermehrt auch ungeübte Personen auf E-Mountainbikes unterwegs, welche die alpine Umgebung unterschätzen.

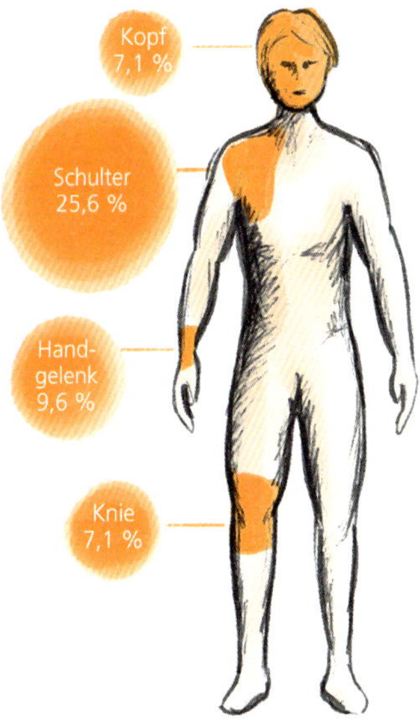

Überlastungsschäden betreffen nachvollziehbar das Gesäss, Handgelenke und die Knie. Das richtige Sitzen auf dem Mountainbike ist eine wichtige Voraussetzung, um Überlastungsschäden zu vermeiden. Professionelle Unterstützung und bei Bedarf ein Bikefitting, also ein Anpassen des Bikes und seiner Komponenten an die Körpergrösse, ist sinnvoll. Eine korrekte Ausrüstung sowie ein allgemeines Konditionstraining und ein Mountainbike spezifisches Training sind zentrale Bedingungen in der Prävention von Verletzungen.

Helmtragen ist Pflicht. Es gibt keine Ausreden.

5.1 Knochenbrüche (Frakturen)

SCHLÜSSELBEINBRUCH

Dies ist die häufigste Verletzung beim Sturz vom Velo. Meist hört und spürt man sofort, dass etwas gebrochen ist. Zudem erkennt oder ertastet man problemlos eine Fehlstellung des Schlüsselbeins. Ein Bluterguss im Bereich des Bruches bildet sich rasch. Ganz selten können Knochenfragmente die Haut durchspiessen. Grundsätzlich ist ein Schlüsselbeinbruch eine wenig gravierende Verletzung und verheilt ohne operativen Eingriff. Bis vor kurzem wurden deshalb fast alle Brüche konservativ, also mit Ruhigstellung und der Gabe von Schmerzmitteln, behandelt. Neuere Untersuchungsergebnisse zeigen aber auf, dass gerade bei Sportlern und aktiven Menschen eine Operation und somit eine korrekte Wiederherstellung der Form und Länge des Schlüsselbeins sinnvoll ist. Dies ist kein Notfalleingriff und kann einige Tage nach dem Sturz durchgeführt werden.

Die Therapie auf der Biketour ist einfach. Es gilt, wie bei allen Verletzungen, der Grundsatz PECH: Pause, Eis(umschläge), Compression (elastische Binde), Hochlagern über Herzhöhe (siehe Seite 147 –> PECH-Regel). Schmerzmittel einnehmen falls nötig. Und etwas auf die Zähne beissen. Ein Arzt muss nicht zwingend sofort aufgesucht werden.

Wenn die Haut verletzt ist, muss ein Arzt konsultiert werden. Es besteht die Gefahr einer Infektion, da es sich um einen offenen Bruch handelt. Eine professionelle Beurteilung ist zwingend notwendig.

VERLETZUNG DES SCHULTER-ECK-GELENKES

Diese Verletzung ist von der Schwere dem Schlüsselbeinbruch gleichzustellen, muss aber unterschieden werden können. Die Verletzung erkennt man durch einen Hochstand des Schlüsselbeines am Übergang zum Schulter-Eck-Gelenk (Acromio-Clavicular-Gelenk). Je nach Ausprägung teilt der Arzt die Verletzung in verschiedene Schweregrade ein. Man kann auf das Schlüsselbein drücken und dieses problemlos und nur wenig schmerzhaft für den Patienten um ein bis zwei Zentimeter nach unten drücken. Dieses Phänomen nennt man Klaviertastenphänomen und ist typisch für diese Verletzung. Die Therapie ist analog der eines Schlüsselbeinbruches. Eine Operation ist je nach Schweregrad und sportlichen Ambitionen empfohlen.

RADIUSKÖPFCHENFRAKTUR

Am Ellbogen ist die Speiche dünn und mit einem Kopf versehen, um problemlos Umwendbewegungen ausführen zu können. Beim Sturz auf den gestreckten Arm kann es zu einem Bruch dieses Kopfes (Radiusköpfchenfraktur) kommen. Rein äusserlich sieht man kaum etwas. Das Aufstützen auf den Arm und Umwendebewegungen des Vorderarms sind jedoch sehr schmerzhaft. Diese können auch eingeschränkt sein, entweder der Schmerzen wegen oder manchmal auch, weil der Bruch ein mechanisches Hindernis darstellt. Therapeutisch gilt wie immer die PECH-Regel. Nur mit einem Röntgenbild kann beurteilt werden, ob eine Operation nötig ist. Ein lebensbedrohlicher Notfall ist auch diese Verletzung nicht.

RIPPENBRUCH

Häufig wird bei einem Sturz der Brustkorb geprellt. Meistens «stellt es dem Biker für kurze Zeit die Luft ab». Kommt nun noch ein scharfer Schmerz hinzu, der das Atmen zur Qual werden lässt, sind oft eine oder mehrere Rippen gebrochen.
Die Diagnose kann durch ein sanftes Zusammenpressen des Brustkorbes gestellt werden, wobei die untersuchende Person seitlich zum Patienten steht und die eine Hand auf das Brustbein, die andere auf die Brustwirbelsäule legt und drückt. Gibt der Patient diffuse Schmerzen im Bereich des Brustkorbes an, ohne diese genau lokalisieren zu können, liegt der Verdacht auf einen Rippenbruch nah.

> Wichtig ist die rasche Einnahme von Schmerzmitteln, damit das Atmen möglichst leicht fällt. Ein Verband oder eine Operation sind nicht notwendig. Falls zusätzlich die Lunge geprellt ist, reichen einfache Schmerzmittel nicht aus. Es sollte ein Arzt aufgesucht werden.

Sind die Schmerzen zu gross und die Atmung dadurch zu wenig tief, kann daraus nach einigen Tagen eine Lungenentzündung entstehen.

Rippenbrüche sind nur bei gravierenden Atemproblemen mit einem Röntgenbild zu untersuchen, damit mögliche, zusätzliche Verletzungen ausgeschlossen werden können. Die Schmerzen ziehen sich über mehrere Wochen hinweg.

Schädel-Hirn-Traumen, Rückenverletzungen, Sprunggelenkverletzungen und Fixationen siehe Seite 31 und Seite 40.

5.2 Weitere Verletzungen

Die beste Unfallprävention ist die dem Können angepasste Tourenauswahl. Gerade zu Saisonstart im Frühling ist es klug, mit einer technisch und konditionell leichten Tour zu starten.

MILZRISS

Eine seltene, aber lebensbedrohliche Verletzung ist die Verletzung der Milz. Sie liegt auf der Höhe des Oberbauchs linksseitig, dem Rücken zugewandt. Beim Sturz prallt die Fahrerin oder der Fahrer meist mit dem Bauch auf den Lenker. Von einer einfachen Prellung bis hin zum Riss des Organs ist alles möglich. Da die Milz sehr gut durchblutet ist, kann grosser Blutverlust in den Bauchraum mit Kreislaufproblemen die Folge sein.

Eine Behandlung im Spital, allenfalls sogar eine notfallmässige Operation, sind notwendig. Beim Verdacht auf diese Verletzung muss umgehend professionelle Hilfe organisiert werden! Frühe Alarmierung!

> Zu Beginn sind die Schmerzen manchmal nicht so heftig oder klingen gar wieder etwas ab. Bei zunehmenden Bauchschmerzen sowie bleicher werdendem Patienten muss diese Verletzung in Betracht gezogen werden. Eine Milzverletzung kann tödlich sein!

Die Therapie auf der Tour ist praktisch unmöglich; bei Kreislaufproblemen (siehe Seite 45) ist die Schocklagerung empfohlen, gegebenenfalls mit angezogenen Beinen in der Bauchverletztenlagerung (siehe Seite 44).

HAUTSCHÜRFUNGEN

Die Haut wird beim Biken oft verletzt. Meistens sind es oberflächliche Schürfungen und somit Bagatellverletzungen. Um das Ausmass der Verletzung, insbesondere die Tiefenausdehnung, abschätzen zu können, sollte die Wunde gereinigt werden, am einfachsten durch Ausspülen (z. B. an einem Brunnen) oder Ausduschen mit Wasser.

Diese erste grobe Wundreinigung ist die wichtigste Erstbehandlung. Die weitere Behandlung richtet sich nach der Tiefe der Verletzung.

Ist die Wunde sehr stark verschmutzt und kann nicht vollständig gereinigt werden, oder ist die Wunde sehr tief, wird eine ärztliche Behandlung empfohlen.

Kleinere Wunden können gut mit speziellen, sogenannten hydrokolloidalen Verbänden abgedeckt werden. Sie schaffen ein feuchtes Wundklima und fördern so die Heilung. Tiefe oder stark verschmutzte Wunden sind nach korrekter Erstbehandlung täglich zu kontrollieren, da eine Infektion auch nach Tagen noch möglich ist.

Die Symptome einer Infektion sind eine Rötung und Erwärmung um die Wunde, (pochende) Schmerzen, entzündete Lymphknoten und in schweren Fällen Fieber. Spätestens bei Fieber muss ein Arzt aufgesucht werden.

PRELLUNGEN

Schmerzhafte Prellungen sind Alltag im Leben von Mountainbikerinnen und Mountainbiker. Die beste Therapie ist Pausieren, Kühlen und Geduld haben. Sollte sich ein grosser Bluterguss bilden, kann ein solcher gelegentlich so störend und schmerzhaft sein, dass dieser durch den Arzt entfernt werden muss.

5.3 Überlastungen

Überlastungen sind meistens Fehlbelastungen aufgrund einer falschen Sitzposition auf dem Bike oder zu grossen Belastungen beim Treten, sprich es werden zu grosse Gänge gefahren mit einer zu kleinen Kadenz.

> Die ideale Trittfrequenz liegt in etwa bei 90 pro Minute.

Ein zu tiefes Sitzen kann zu einer Überstreckung der Halswirbelsäule und dadurch zu schmerzhaften **Verspannungen** führen. Gleiches gilt für die Lendenwirbelsäule. **Taubheitsgefühle** im Sitzbereich werden hervorgerufen durch die Kompression eines Gefässnerven (Nervus pudendus).

> Unbedingt qualitativ gute Bikehosen mit Polsterung tragen.

Nebst dem Taubheitsgefühl können gerade zu Saisonbeginn auch Hautreizungen bis hin zu Furunkeln das Bikerleben trüben. Allenfalls vorbeugend können fetthaltige Salben helfen.

Bei der Suche nach der idealen Sitzposition ist das Verstellen des Sattels in allen Dimensionen zu berücksichtigen. Bei einer grundsätzlichen Analyse der Sitzposition leisten qualifizierte Fachhändler gute Dienste.

> **Cyclist's Knee**
> Eine mühsam zu behandelnde Überlastung, welche sich durch diffuse Schmerzen im Knie manifestiert. Diese Art der Beschwerde sollte mit einem erfahrenen Sportarzt analysiert werden, da es viele mögliche Ursachen gibt: Reizung des Knorpels hinter der Kniescheibe, Entzündungen von Sehnen an ihren Ansätzen, eine schmerzhafte Schleimhautfalte im Knie, beginnende Gelenkarthrose und weitere Ursachen.

Eine Überstreckung des Handgelenks kann zu einem Zusammendrücken der Handnerven (Nervus medianus oder ulnaris) führen. Zu spüren ist ein Kribblen oder ein Taubheitsgefühl in den Fingern.

Eine gute Ausrüstung beugt Unfälle vor:

- geprüfter Helm
- bruchfeste Brille
- Handschuhe
- helle, funktionelle Kleidung
- Rucksack
- Rücken-, Schienbein- und Gelenkprotektoren (in schwierigem Gelände)
- Reservematerial, kleine Apotheke und das Mobilephone mitnehmen.

Regelmässige Kontrolle des Bikes durch einen Fachhändler gehören zur Ausrüstungspflege.

6. Bergsteigen in grossen Höhen

6.1 Physikalische und physiologische Grundlagen

Tobias Merz

Druck ist definiert als die Kraft pro Flächeneinheit, die auf eine Oberfläche ausgeübt wird. Das Gewicht der Luftsäule über einer Fläche (Kraft) bestimmt den Luftdruck und lässt das Quecksilberbarometer auf Meereshöhe auf 760 mmHg ansteigen (Experiment von Torricelli). Andere Faktoren wie Lufttemperatur und relative Feuchtigkeit beeinflussen das Gewicht der Luftsäule über dem Messpunkt. Der Luftdruck ist auf Meereshöhe am grössten und nimmt in zunehmender Höhe ab, da die Höhe und somit das Gewicht der Luftsäule über dem Messpunkt abnimmt. Die Mächtigkeit der Atmosphäre und damit die Höhe der Luftsäule ist nicht überall gleich. Durch die Erdrotation und höhere Lufttemperaturen besteht über dem Äquator eine dickere Atmosphäre, welche sich gegen die Pole abflacht. Dieser Effekt ist beim Bergsteigen in Polarregionen durchaus spürbar. Es gibt verschiedene Masseinheiten zur Quantifizierung des Luftdruckes; er kann auf Meereshöhe angegeben werden als 101,32 Kilopascal (kPa) bzw. 1013,25 millibar (mbar), 760 mmHg oder 760 Torr.

Unabhängig vom Luftdruck beträgt der Sauerstoffanteil der Luft 21%. Der Anteil des Sauerstoffs am Luftdruck wird Sauerstoffpartialdruck genannt und entspricht in Meereshöhe 159,6 mmHg (oder 21 % von 760 mmHg) und auf 5000 m bei einem Luftdruck von 406 mmHg nur noch 85 mmHg (21 % von 406 mmHg).

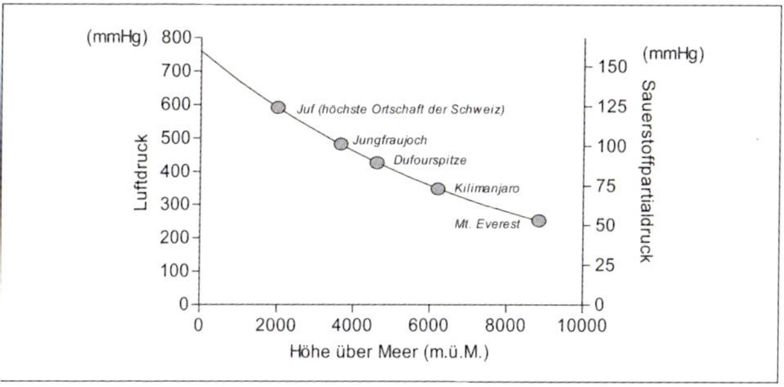

***Abb. 54:** Luftdruck (linke Diagrammachse) und Sauerstoffpartialdruck (rechte Diagrammachse) in Abhängigkeit der Höhe über Meer.*

Auf 5500 m ü. M entspricht der Luftdruck und Sauerstoffpartialdruck in etwa der Hälfte und in 8848 m ü.M in etwa einem Drittel des Druckes auf Meereshöhe (Annahme: 0 % Luftfeuchtigkeit).

Nur der Sauerstoffpartialdruck in der Einatmungsluft ist von Bedeutung für den menschlichen Stoffwechsel. Er kann erhöht werden, indem entweder der Gesamtluftdruck (Überdruckkammer) oder der Sauerstoffanteil (durch Zumischung von Sauerstoff einer Sauerstoffflasche) erhöht wird.

In Meereshöhe und bis circa 1500 m ü. M. wird das durch die Lunge fliessende Blut zu nahezu hundert Prozent mit Sauerstoff gesättigt, d.h. jedes Blutkörperchen (Sauerstoffträger mit Hämoglobinmolekülen) wird mit Sauerstoff besetzt. Aufgrund des sinkenden Sauerstoffpartialdruckes in der Höhe tritt der Sauerstoff mit weniger Druck in das Blut über. Dadurch kann das Blut nicht mehr vollständig mit Sauerstoff gesättigt werden und manche Sauerstoffträger verlassen die Lunge, ohne mit Sauerstoff beladen worden zu sein; die Sauerstoffdiffusion vom Lungenbläschen ins Blut ist hiermit begrenzt. Dies führt zu einer niedrigeren Sauerstoffsättigung des arteriellen Blutes, insbesondere bei körperlicher Belastung (siehe Abb. 55).

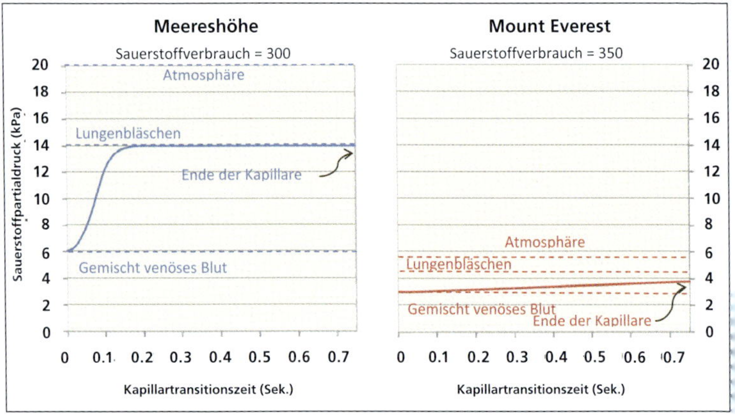

Abb. 55: *Berechnete Veränderung des Sauerstoffpartialdruckes während der Passage durch die Lungenkapillaren.*
Auf Meereshöhe steigt der Sauerstoffpartialdruck des Blutes sehr rasch an und gleicht sich demjenigen der Luft in den Lungenbläschen an. Auf dem Gipfel des Mount Everest fällt der Sauerstoffpartialdruck der Atmosphäre und in den Lungenbläschen erheblich, der Gradient zwischen dem gemischtvenösen Blut und der Alveole wird kleiner und das Blut vermag sich nicht mehr vollständig mit Sauerstoff anzureichern. Diese Veränderungen sind für die begrenzte Sauerstoffdiffusion in der Höhe verantwortlich (Diffusionslimitation). (Adaptiert von J.B. West und P. D. Wagner, Resp. Physiol 1980, 42:1–16.)

Sauerstoff ist von vitaler Bedeutung für den menschlichen Organismus, da die Energiebereitstellung in den Körperzellen im Wesentlichen auf der Oxydierung (Verbrennung) von Zucker, Fett oder Eiweiss beruht. Das geringere Sauerstoffangebot in der Höhe führt zu einer Einschränkung der Energiebereitstellung in den Muskelzellen und damit zu einer Reduzierung der Leistungsfähigkeit.

Schon auf einer Höhe von 3000 m entspricht die maximale körperliche Leistungsfähigkeit nur noch ungefähr 85 % der Leistungsfähigkeit auf Meereshöhe. Auf 6000 m erreicht der Bergsteiger noch etwa 60 % seiner Leistung auf Meereshöhe, diese sinkt auf dem Gipfel des Mt. Everest auf 20 % ab.

Abbildung 56 illustriert den Zusammenhang zwischen Höhe und Sauerstoffsättigung am Beispiel eines Expeditionsbergsteigers bei der Besteigung des Shisha Pangma (8046 m).

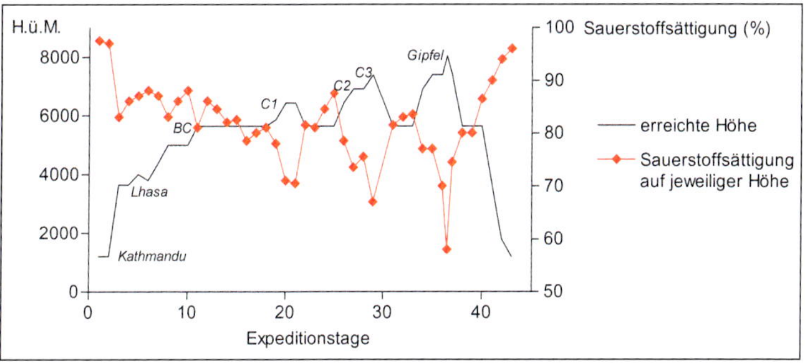

Abb. 56: *Abhängigkeit der Sauerstoffsättigung von jeweiliger erreichter Höhe. Dieses Diagramm zeigt die täglich mittels eines Pulsoxymeters gemessene Sauerstoffsättigung eines Bergsteigers während einer Expedition zur Shisha Pangma (8046 m), Tibet. Die Expedition führte über Kathmandu (1200 m) nach Lhasa (3650 m) und von dort weiter ins Basecamp (BC, 5650 m). Zur Besteigung des Berges wurden drei Höhenlager eingerichtet (C1, 6430 m; C2, 6920 m; C3, 7400 m). Die arterielle Sauerstoffsättigung beträgt zwischen 98 % in geringen Höhen (Kathmandu) und 58 % (Berggipfel).*

6.2 Akklimatisation

Tobias Merz

Der menschliche Körper reagiert auf den geringeren Sauerstoffgehalt im Blut mit Adaptationsmechanismen, die das Überleben sichern und die Leistungseinbusse in der Höhe verringern helfen. Die Gesamtheit dieser Adaptationsvorgänge nennt man (Höhen-)Akklimatisation. Der Akklimatisationsvorgang ist vielseitig und komplex, beginnt innerhalb von Stunden nach Erreichen einer neuen Höhe und dauert bis zu 14 Tage. Die Akklimatisation verbessert die eingeschränkte Leistungsfähigkeit, kann diese jedoch aufgrund der eingeschränkten Sauerstoffdiffusion in der Lunge nicht vollständig wiederherstellen.

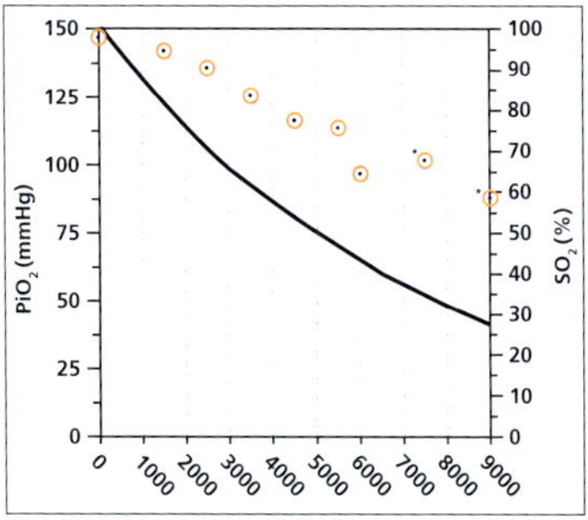

Abb. 57: *Veränderungen der Sauerstoffsättigung in Prozent in Bezug auf Sauerstoffpartialdruck in der Höhe. Die zunehmende Differenz zwischen dem Sauerstoffpartialdruck (PiO_2) und der Sauerstoffsättigung (SO_2) mit zunehmender Höhe ist Folge der Hyperventilation (*= simulierte Höhe).*

HYPERVENTILATION

Der wichtigste Anpassungsmechanismus ist die Vertiefung und Beschleunigung der Atmung, Hyperventilation genannt. Diese innert Minuten nach Erreichen einer neuen Höhe vermehrte Atmung wird durch Chemorezeptoren ausgelöst, die auf den verringerten Sauerstoffpartialdruck im arteriellen Blut reagieren. Die vertiefte Atmung führt zu einer besseren Belüftung der Lunge und zur vermehrten Abatmung von Kohlendioxidgas aus den Lungenbläschen (Alveolen). Insgesamt erhöhen diese Vorgänge den Sauerstoffgehalt in den Lungenbläschen, sodass mehr Sauerstoff in das Blut übertreten kann (siehe Abb. 57).

VERÄNDERUNGEN DES HERZKREISLAUFES

Der Abfall der Sauerstoffsättigung im Blut führt über die Anregung des autonomen Nervensystems zu einem Anstieg der Herzfrequenz (Puls) und des Herzminutenvolumens (Anzahl Liter Blut, die vom Herz in einer Minute befördert werden). Diese physiologische Reaktion des Körpers dient dazu, mehr sauerstoffbeladene Blutkörperchen pro Zeiteinheit in den unter Sauerstoffmangel leidenden Organen und Muskeln zur Verfügung zu stellen. Der Anstieg der Herzfrequenz und des Herzminutenvolumens geht parallel zum Abfall der Sauerstoffsättigung im Blut.

Die unter Sauerstoffmangel leidenden Bergsteiger haben einen höheren Puls.

Bemerkenswert ist, dass die unter Belastung erreichte maximale Herzfrequenz mit der Höhe abnimmt. Ob dies mitverantwortlich ist für die eingeschränkte Leistungsfähigkeit in der Höhe ist noch ungeklärt.

VERÄNDERUNGEN DES LUNGENKREISLAUFES

Der höhenbedingt niedrige Sauerstoffpartialdruck in der Einatmungsluft führt über einen physiologischen Reflex zu einer Verengung und damit zur Widerstandserhöhung der Lungengefässe (Euler-Liljestrand-Reflex). Da das Blutvolumen, das pro Minute durch die Lunge fliesst, gleich bleibt, muss das Herz eine grössere Kraft (= Druck) aufwenden, um den gesteigerten Widerstand zu überwinden. Dieser erhöhte Druck ist als gesteigerter Blutdruck in den Lungenarterien messbar. Durch den höheren Druck im Lungenkreislauf werden Gefässe in vorher nicht durchbluteten Lungenarealen eröffnet, gleichzeitig schützt dieser Reflex vor der Durchblutung nicht belüfteter Lungenabschnitte.

VERÄNDERUNGEN IM SÄURE-BASEN-GLEICHGEWICHT

Der Säuregehalt des Körpers (pH) wird vom menschlichen Organismus präzis und in engen Grenzen reguliert. Sowohl eine Untersäuerung (Alkalose) als auch eine Übersäuerung (Azidose) beeinflussen biochemische Vorgänge erheblich und müssen so schnell wie möglich korrigiert werden. Die im vorherigen Abschnitt beschriebene, durch den Sauerstoffmangel verursachte Hyperventilation führt zu einer vermehrten

Abatmung von Kohlesäurengas und damit zu einem starken Säureverlust des Körpers. Die resultierende Alkalose wird innerhalb von Stunden bis Tagen vom Körper korrigiert, indem er vermehrt alkalotischen Urin ausscheidet (Höhendiurese).

VERMEHRUNG DER ROTEN BLUTKÖRPERCHEN (POLYGLOBULIE)

Ein weiterer Effekt des verminderten Sauerstoffgehaltes im Blut ist die vermehrte Produktion von roten Blutkörperchen. Dies erhöht zwar nicht die Sauerstoffsättigung (noch immer ist nur ein gewisser Anteil der Sauerstoffträger mit Sauerstoff beladen), doch mit der erhöhten Gesamtmenge der Sauerstoffträger vermehrt sich auch die Menge des transportierten Sauerstoffs. Allerdings nimmt diese Blutbildung Tage bis Wochen in Anspruch und ist deshalb für die kurzfristige Akklimatisation nicht von Bedeutung. Längere Höhenaufenthalte (z.B. im Rahmen von Himalayaexpeditionen über viele Wochen) führen jedoch zu einer deutlichen Vermehrung der Anzahl von roten Blutkörperchen (Polyglobulie) und hiermit, besonders in Kombination mit dem vermehrten Flüssigkeitsverlust, auch zu einem vermehrten Risiko für die Bildung von Blutgerinnseln (Thrombosen, Embolien).

AKKLIMATISATIONSTAKTIK

Der menschliche Körper braucht eine gewisse Zeit, um sich an den Aufenthalt in einer grösseren Höhe zu akklimatisieren. Je schneller der Aufstieg und je grösser die Höhendifferenz, desto grösser das Risiko, dass die Akklimatisationsvorgänge nicht ausreichen, um den Körper von den Folgen des Sauerstoffmangels zu schützen. Neben Erschöpfung und vermehrter Verletzungsanfälligkeit ist vor allem das Auftreten von Höhenkrankheiten die Folge von vernachlässigter Akklimatisation. Um Höhenkrankheiten zu vermeiden muss, vor allem bei Aufenthalten über 2500 m ü. M., eine bewusste Akklimatisation durchgeführt werden. Es ist festzuhalten, dass Höhenkrankheiten erst einige Stunden nach Ankunft in einer grösseren Höhe auftreten. Somit gelten die im Folgenden beschriebenen Regeln nicht für Tagesaufenthalte in der Höhe (z.B. Skisport mit Übernachtung im Tal), sondern für Höhenaufenthalte von mehr als 24 Stunden.

Aufstiegsgeschwindigkeit

Ab einer Höhe von 2500 m ü. M. sollte pro Tag nicht mehr als 600 m aufgestiegen werden. Dies bezieht sich auf die Höhe, auf der die Nacht verbracht wird (Schlafhöhe). Im Tagesverlauf können durchaus Aufstiege in grössere Höhen stattfinden, z.B. zur

Besteigung eines Gipfels. Nach Erreichen von 1000 m Höhendifferenz ist ein zusätzlicher Ruhetag zu erwägen. Nach dem Überschreiten der Höhe von über 5000 m sind generell, bevor man Höhen von über 6000 m besteigt, mehrere Akklimatisationstage dringend empfohlen. Es kann nicht genug betont werden, dass die Akklimatisation die wichtigste Massnahme zur Prävention der Höhenkrankheit darstellt!

KÖRPERLICHE BELASTUNG

Starke körperliche Belastung erhöht das Risiko von Höhenkrankheiten und sollte vermieden werden. Es empfiehlt sich, ein langsames, ruhiges Gehtempo zu wählen und unnötige starke Anstrengungen zu vermeiden. Schlafmangel, Flüssigkeitsmangel oder Erkrankungen (Erkältungen, Magen-Darm-Probleme) erhöhen ebenfalls das Risiko einer Höhenkrankheit.

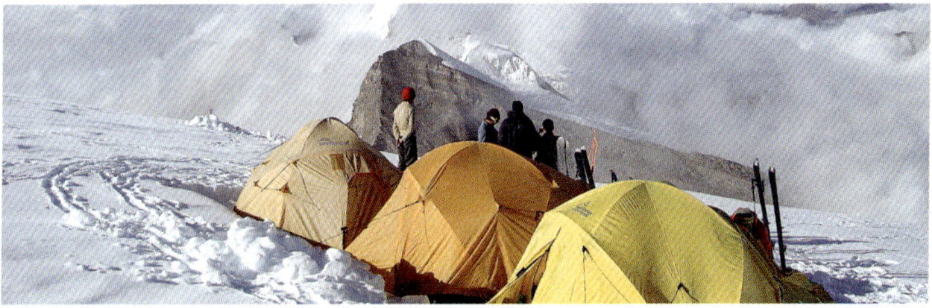

Abb. 58: *Abendstimmung auf 6400 m. Letztes Hochlager Richtung Gipfel des Putha Hiunchuli (Dolpo/Nepal) (A. Brunello).*

Akklimatisationsregeln

- Ab 2500 m ü. M die Schlafhöhe nicht um mehr als 300–500 Höhenmeter pro Tag steigern.
- Nach 1000 Höhenmetern einen zusätzlichen Ruhetag erwägen.
- Bei Besteigungen über 6000 m sind mehrere Akklimatisationstage in einer Höhe um die 5000 m dringend empfohlen.
- Unnötige und starke körperliche Belastungen vermeiden.

6.3 Höhenkrankheiten

Tobias Merz

Die Ursache aller Höhenkrankheiten ist letztendlich der tiefe Sauerstoffpartialdruck und der damit verringerte Sauerstoffgehalt im arteriellen Blut. Missachten der Akklimatisationsregeln führt unweigerlich zur Entwicklung einer Höhenkrankheit. Höhenkrankheiten können die Lunge und/oder das Gehirn betreffen.

Höhenlungenödem	=	High Altitude Pulmonary Edema (HAPE)
Akute Bergkrankheit	=	Acute Mountain Sickness (AMS)
Höhenhirnödem	=	High Altitude Cerebral Edema (HACE), Endstadium der Akuten Bergkrankheit

Die AMS und das HACE sind unterschiedlich schwere Manifestationen eines wahrscheinlich gleichen Krankheitsgeschehens, wobei zunächst leichtere Krankheitssymptome auftreten, aus denen sich letztendlich aber das gefürchtete HACE entwickeln kann, dessen Ausgang tödlich sein kann.
Das HAPE hat einen anderen pathophysiologischen Mechanismus und kann entweder alleine oder in Kombination mit AMS und HACE auftreten.

AKUTE BERGKRANKHEIT (AMS) UND HÖHENHIRNÖDEM (HACE)

Pathophysiologischer Krankheitsmechanismus

Das Gehirn reagiert sehr empfindlich auf einen Abfall der Sauerstoffversorgung, da ein Sauerstoffmangel in wenigen Sekunden zur Bewusstlosigkeit und in wenigen Minuten zu bleibenden Schäden oder gar zum Hirntod führt.

Sauerstoffmangel und Hirndurchblutung

Um das Sauerstoffangebot trotz geringerem Sauerstoffgehalt des Blutes aufrecht zu halten, wird die Hirndurchblutung durch eine Erweiterung der Hirnarterien (Hirnschlagadern, Vasodilatation) gesteigert, was zu einer Erhöhung des zerebralen Blutvolumens führt. Die sauerstoffmangelbedingte Hyperventilation (Vertiefung und Beschleunigung der Atmung siehe Akklimatisation Seiten 170 und 219) mit Abatmung von Kohlendioxid und Alkalose führt zu einer Verengung (Vasokonstriktion) der Hirngefässe und wirkt der Vasodilatation durch Sauerstoffmangel entgegen. Die Hirndurchblutung ist somit das Resultat einer Balance zwischen Vasodilatation wegen Sauerstoffmangel und Vasokonstriktion durch Alkalose (Untersäuerung). Dabei überwiegt jedoch die Gefässerweiterung, sodass das Hirn trotz Sauerstoffmangel in der Regel ausreichend mit Sauerstoff versorgt wird.

Die Mehrdurchblutung der Hirngefässe führt zur Erhöhung der Gefässwanddurchlässigkeit (Leckage) und somit zum **Flüssigkeitsaustritt** aus den Blutgefässen ins Hirngewebe, womit dieses an Volumen zunimmt (Hirnödem). Im fortgeschrittenen Stadium kann die Gefässdurchlässigkeit derart gestört sein, dass neben Flüssigkeit und Proteinen auch kleine Blutungen entstehen können. Zusätzlich führt der Sauerstoffmangel im Hirngewebe zu einer Störung des Stoffwechsels der Hirnzellen, was zu einer **Anschwellung** der Zellkörper und somit auch zu einer Volumenzunahme des Gehirns führt. Die Veränderungen an der Hirngefässwand und die Stoffwechselstörung der Hirnzelle sind die Ursache der klassischen Symptome der AMS und deren Endstadiums HACE.

Da im knöchernen Schädel nur wenig Reserveraum zur Ausdehnung des Gehirns vorhanden ist, führt eine zunehmende Schwellung bald zu einem Druckanstieg im Schädelinneren, was die Hirnfunktion weiter beeinträchtigt.

Im Extremfall kann der Schädelinnendruck den arteriellen Blutdruck überschreiten, womit die Durchblutung des Gehirns unterbrochen wird und der Hirntod eintritt.

Erkennen der Symptome

In der Regel treten die Beschwerden 6 bis 12 Stunden nach Beginn des Höhenaufenthaltes auf. Der Übergang der AMS in ein HACE ist fliessend und ist durch die grösstmögliche Steigerung der im Folgenden beschriebenen Symptome gekennzeichnet:

- **Kopfschmerz** ist das Leitsymptom der AMS und kann sich vom leichten Druck bis hin zum vernichtenden Gefühl eines «zerplatzenden» Kopfes entwickeln. Typischerweise treten die Kopfschmerzen besonders nachts oder morgens auf.
- Parallel dazu entsteht eine zunehmende **Appetitlosigkeit** und Übelkeit bis zum (unstillbaren) **Erbrechen**.
- Eine leichte Abgeschlagenheit und Müdigkeit wird oft durch den Patienten verharmlost und anderen Ursachen zugeschrieben; in schweren Fällen steigert sich dies zur **Lethargie** (Schläfrigkeit, Teilnahmslosigkeit) und bis zur völligen Handlungsunfähigkeit.
- Einschlafstörungen bis zur völligen **Schlaflosigkeit** sowie **Schwindelgefühle** und Gleichgewichtsstörungen sind weitere Zeichen der AMS.
- Oft kommt es nach einiger Zeit zu einem Anstieg der Körpertemperatur.

Die zunehmende Hirnschwellung führt zuletzt zu klar ersichtlichen Funktionsstörungen des Gehirns, die dann auch den Symptomkomplex des HACE definieren. Dazu gehören:

- Gangstörungen bis zur **Gehunfähigkeit**
- **Verwirrtheit**
- Euphorie (Hochgefühl) und Agitation (Aufregung) und schliesslich **Bewusstlosigkeit**

Ein einfacher Test, um eine Gangstörung zu diagnostizieren, ist der Strichgang. Hierbei wird der Patient aufgefordert, Ferse zu Zehe auf einer geraden Linie zu gehen. Beginnende Gleichgewichtsstörungen äussern sich in Stolpern oder dem Unvermögen, auf dem Strich zu bleiben.

Die untenstehende Tabelle fasst die wichtigsten Symptome und Befunde der AMS und des HACE nach Schweregrad geordnet zusammen.

Symptome und Befunde der AMS und des HACE

Schweregrad		Symptome	Befunde
Acute Mountain Sickness (AMS)	leicht	leichte Kopfschmerzen, wenig Appetit, leichte Übelkeit, Schlafstörungen	
	mittel	Kopfschmerzen, Appetitlosigkeit, Übelkeit, Schlaflosigkeit, Schwindelgefühl	
	schwer	starke Kopfschmerzen (reagieren nicht auf Kopfschmerztabletten), Erbrechen, starker Schwindel, Antriebslosigkeit, Schwäche	Temp. > 37,4 °C
High Altitude Cerebral Edema (HACE)		stärksten Kopfschmerzen, ständiges Erbrechen, starker Schwindel, Benommenheit	Temp. > 37,4 °C, Verwirrtheit, Gehstörungen, Gangunfähigkeit, Bewusstlosigkeit

Eine sorgfältige Akklimatisation ist die wichtigste Massnahme zur Vorbeugung von AMS und HACE.

Alpinistischer Ehrgeiz oder Zeitmangel führen oft dazu, dass sämtliche akklimatisationstaktischen Überlegungen in den Wind geschlagen werden. Dies führt im besten Fall zu unangenehmen Krankheitssymptomen, die auch bei Erreichen des Gipfelzieles die Freude deutlich vergällen können; im schlechtesten Fall aber zu lebensbedrohlichen Situationen. Es kann nicht genug betont werden, dass die im Folgenden beschriebenen **medikamentösen Vorbeugungsmassnahmen nie ein Ersatz für eine sorgfältige Akklimatisation** sind!

Falls eine langsame Höhenanpassung nicht möglich ist (z. B. bei Direktflügen in höhere Regionen) kann mittels Acetazolamid (Diamox®) 125 mg alle 12 Stunden begonnen am Abend vor dem Aufstieg, die Ausscheidung von Bikarbonat im Urin gefördert und damit die Akklimatisation beschleunigt werden.

Die vermehrte Ausscheidung von Bikarbonat erzeugt eine metabolische Azidose (Übersäuerung durch Erhöhung der Wasserstoffionen-Konzentration im Blut), welche zu einer Anregung der Atmung (Hyperventilation) und somit zur Erhöhung der Sauerstoffsättigung im Blut führt. Die prophylaktische vorbeugende Wirkung von anderen Medikamenten, insbesondere auch aus dem alternativmedizinischen Bereich, wird immer wieder beschrieben. Bis anhin ist deren Wirkung aber nicht in klinischen Studien bewiesen worden.

Es empfiehlt sich, bei Projekten an hohen Bergen oder bei immer wieder auftretenden, starken Höhenbeschwerden, einen höhenmedizinisch erfahrenen Arzt um Rat zu fragen. Die Schweizerische Gesellschaft für Gebirgsmedizin SGGM kann auf Anfrage (www.sggm-ssmm.ch) entsprechende Kontakte vermitteln.

Therapie

Während die leichtere Form der AMS oft auftritt und zwar lästig, aber soweit harmlos ist, ist eine schwere AMS und insbesondere das HACE eine absolute Notfallsituation und sämtliche Therapiemassnahmen müssen unverzüglich eingeleitet werden. Abstieg ist immer die beste Therapie, nicht nur wegen des höheren Luftdruckes im Tal, sondern auch wegen der meist besseren medizinischen Versorgungsmöglichkeiten. Die Therapie der AMS und des HACE beruht auf drei verschiedenen Wirkungsmechanismen:

1. Die Erhöhung des Sauerstoffpartialdruckes der Atemluft und damit des Sauerstoffangebots führt zur Reduktion der gesteigerten Hirndurchblutung und zur Rückbildung des Hirnödems. Dies kann durch Erhöhung des Umgebungsluftdruckes (Abstieg, mobile hyperbare Kammer) oder durch Erhöhung des Sauerstoffgehaltes in der Einatmungsluft (Flaschensauerstoff) erzielt werden.

2. Kortikosteroide wie Dexamethason (Fortecortin®, 4 mg 4 × tgl.) führen über noch weitgehend ungeklärte Mechanismen zur Stabilisierung der Gefässwand der Hirngefässe und somit zu einer Verringerung des Flüssigkeitsaustritts ins Hirngewebe. Dexamethason kann im Notfall (falls der Patient erbricht oder bewusstlos ist) auch intravenös oder intramuskulär gespritzt werden (Dosis: 8 mg iv./im.; 2 Ampullen). Das Dexamethason hat auch eine starke antiemetische Wirkung und wirkt leicht euphorisierend. Die längere Einnahme von Dexamethason ist wegen seinen unerwünschten Wirkungen (Erhöhung des Blutdruckes, Blutzucker und Infektionsanfälligkeit) nicht zu empfehlen.

3. Acetazolamid (Diamox®, 250 mg 2 × tgl.) wirkt der Atmungshemmung entgegen, die durch das Absinken des Kohlendioxidgehaltes im Blut entsteht, bewirkt eine tiefere und effektivere Atmung und verhindert die für die Höhe typischen Atempausen. Die höhenbedingte Alkalose wird schneller korrigiert und die Akklimatisation beschleunigt. Azetazolamid eignet sich für die Therapie der lästigen leichten bis mittelgradigen AMS (anhaltender Kopfschmerz, Übelkeit, Müdigkeit und Schlaflosigkeit), Dexamethason ist für die Therapie der schweren AMS und des HACE reserviert.

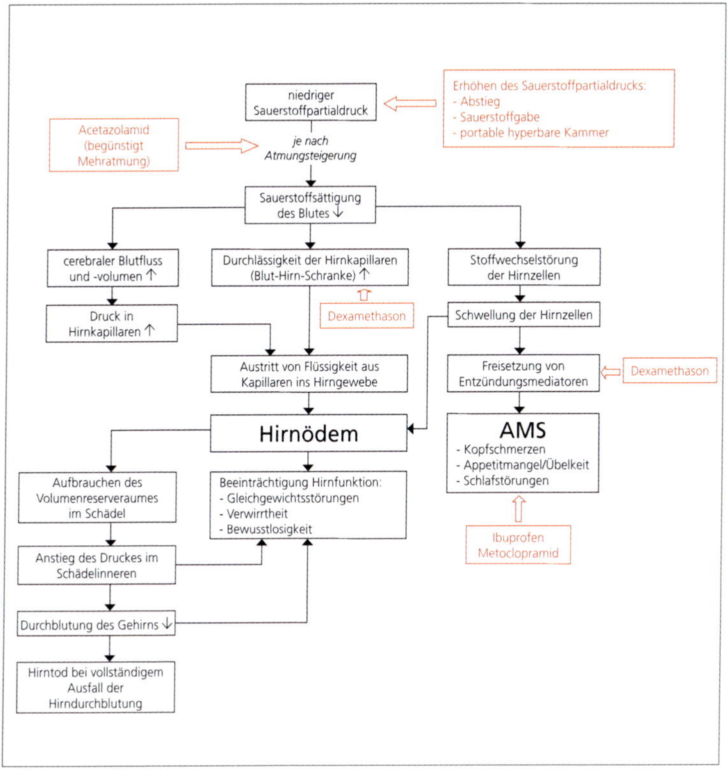

Abb. 59: *Pathophysiologie und Therapie der Acute Mountain Sickness (AMS) und des High Altitude Pulmonary Edema (HACE)*

Zusätzlich zu den spezifischen Therapien von AMS und HACE sollten die zum Teil sehr unangenehmen Begleiterscheinungen auch symptomatisch behandelt werden. Dazu gehören insbesondere Schmerzmittel (Analgetika, z. B. Ibuprofen [Brufen®], 400–600 mg 3–4 × tgl.) gegen Kopfschmerzen und Mittel gegen Übelkeit und Erbrechen (Antiemetika, z. B. Metoclopramid [Paspertin®], 10 mg 3–4 × tgl. oder Domperidon [Motilium lingual®], Schmelztabl, 10 mg bis 3 × tgl.). Medikamente wie Sildenafil (Viagra®) oder Nifedipin (Adalat®) haben in der Prophylaxe und Therapie des AMS und des HACE nichts zu suchen, da wirkungslos!
Abbildung 59 zeigt einen Überblick über die pathophysiologischen Zusammenhänge und die therapeutischen Möglichkeiten bei AMS und HACE.

Die wichtigsten Massnahmen zur Therapie von AMS und HACE

Schweregrad		Therapie	Massnahmen
Acute Mountain Sickness (AMS)	leicht	keine spezifische Therapie erforderlich	keine unnötigen Anstrengungen, Ruhetag erwägen
	mittel	Acetazolamid, Analgetika und Antiemetika bei Bedarf	keine unnötigen Anstrengungen, weiteren Anstieg vermeiden
	schwer	Dexamethason, Analgetika bei Bedarf, Sauerstoff 2–4 l/min.	unverzüglicher Abstieg (min. 1000 m), falls nicht möglich, hyperbare Kammer
High Altitude Cerebral Edema (HACE)		Dexamethason, Analgetika bei Bedarf, Sauerstoff 2–4 l/min.	unverzüglicher Abstieg/ Abtransport (min. 1000 m), falls nicht möglich, hyperbare Kammer

Eine schwere AMS und das HACE sind lebensbedrohliche Situationen! Ein Patient mit HACE kann innert wenigen Stunden versterben. Die Therapie und der Abtransport in tiefere Lagen haben höchste Priorität und müssen so schnell als möglich erfolgen.
Schweres AMS und HACE –> Abstieg – Sauerstoff – Dexamethason*

*Nach Priorität

HÖHENLUNGENÖDEM (HIGH ALTITUDE PULMONARY EDEMA, HAPE)

Personen mit einer Prädisposition zu HAPE weisen in der Höhe einen übermässigen Anstieg des Gefässwiderstandes (hypoxische Vasokonstriktion) im Lungenkreislauf auf, was zu einem hohen Blutdruck im Lungenkreislauf (pulmonale Hypertonie) führt. Zudem scheint der Widerstandsanstieg ungleichmässig zu sein, d.h. gewisse Lungenabschnitte weisen eine vermehrte hypoxische Vasokonstriktion auf, während andere Lungenabschnitte weniger Reaktion zeigen. Da die Widerstandserhöhung vor allem in den Lungenarterien erfolgt, kann dies dazu führen, dass Lungenkapillaren in Lungenabschnitten ohne Vasokonstriktion dem vollen Anstieg des Blutdruckes ausgesetzt sind (Abbildung 60 A und B).

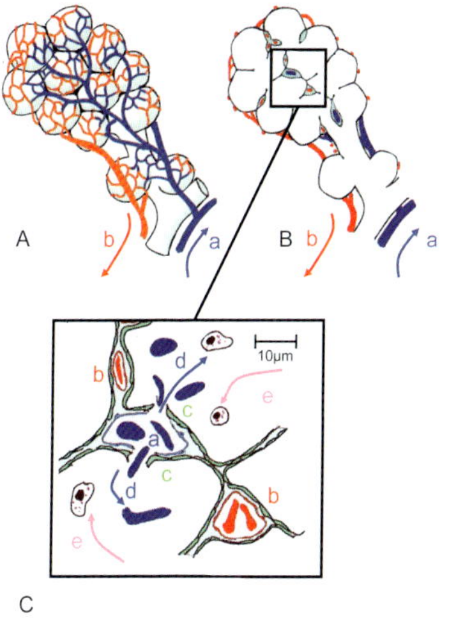

Abb. 60: *Pathophysiologie des High Altitude Pulmonary Edema (HAPE). A (Aufsicht) und B (Querschnitt) zeigen die kleinsten Luftwege (Bronchiolen) mit Aufzweigung in Lugenbläschen (Alveolen). In den Alveolen findet der Austausch von Sauerstoff und Kohlendioxid zwischen Blut und Luft statt. Die Alveolen sind von einem dichten Netz von Blutgefässen umgeben: a) Lungenarterien führen sauerstoffarmes Blut aus dem Körperkreislauf zu den Alveolen; b) Lungenvenen transportieren das mit Sauerstoff angereicherte Blut von den Alveolen in den Körperkreislauf zurück. Der Abfall des Sauerstoffpartialdrucks in der Höhe führt zu einem Anstieg des Blutdruckes in den Lungenarterien. C zeigt eine Detailansicht des Querschnitts durch die Lungenbläschen mit den eingelagerten Blutgefässen. Das HAPE wird verursacht durch einen Anstieg des Blutdruckes in den Lungenarterien. Dieser führt zu mechanischen Verletzungen der sehr dünnen Membran (wenige tausendstel mm dick) zwischen den Blutgefässen und dem luftgefüllten Alveolarraum (c), worauf Flüssigkeit und Blutzellen in den Alveolarraum übertreten können (d). Die dadurch ausgelöste Entzündungsreaktion mit Ansammlung von Entzündungszellen und Freisetzung von Entzündungsmediatoren kann die Alveolarwand weiter schädigen (e).*

Durch den hohen Druck auf die Gefässwand entstehen Druck- und Scherkräfte, welche die nur wenige tausendstel Millimeter dicke Membran zwischen Lungengefässen und Alveolarraum beschädigen. Es treten kleinste Verletzungen auf, die einen Austritt von eiweissreicher Flüssigkeit und Blutzellen ermöglichen. Der nun flüssigkeitsgefüllte Alveolarraum steht für den Gasaustausch nicht mehr zur Verfügung und die Funktion der Lunge wird beeinträchtigt. Die Blut- und Eiweissbestandteile im Alveolarraum führen in der Folge zu Entzündungsreaktionen, welche die Alveolarmembran weiter schädigen und einen weiteren Flüssigkeitsaustritt aus den Lungenkapillaren begünstigen (siehe Abbildung 60 C). Diese Vorgänge führen zu einer weiteren Reduktion des Sauerstoffpartialdrucks im Blut, was wiederum im Sinne eines Teufelskreises zu einer weiteren Druckerhöhung in den Lungenarterien und zu weiteren Verletzungen der Alveolarwände führt.

Erkennen der Symptome

Die Symptome des HAPE werden weitgehend vom Ausmass der Einbusse der Lungenfunktion und des resultierenden Sauerstoffmangels bestimmt.

- Das initiale Symptom ist oft ein plötzlicher, unerklärlicher **Leistungsabfall.**
- Erst in der Folge tritt eine **Atemnot** unter Belastung und später auch in Ruhe auf (Orthopnoe = vermehrt Atemnot im Liegen mit Besserung beim Aufsitzen).
- Der Patient beginnt zu **Husten** und verspürt oft ein **Engegefühl im Brustraum.** Er versucht mit rascher Atmung dem Sauerstoffmangel entgegenzuwirken.
- Trotzdem kommt es aufgrund des geringen Sauerstoffgehaltes im arteriellen Blut zur Blaufärbung von Lippen und Fingernägeln **(Zyanose).**
- Im fortgeschrittenen Stadium führt die Flüssigkeitsansammlung in der Lunge zum Abhusten von **blutigem Schaum.**
- Oft kommt es wie beim AMS und HACE nach einiger Zeit zu einem Anstieg der **Körpertemperatur.**

Die wichtigsten Symptome und Befunde des HAPE

Schweregrad	Symptome	Befunde
beginnendes HAPE	plötzlicher Leistungsabfall (Leitsymptom!)	
	Schwäche, Müdigkeit	hohe Herzfrequenz
	Engegefühl in der Brust	Blaufärbung von Lippen und Fingernägeln, periphere Sauerstoffsättigung deutlich tiefer als für die Höhe üblich oder am Vortrag bei gleicher Höhe
	Atemnot bei Belastung	sehr rasche Atmung bei geringer Belastung, Leistungsabfall!
	Husten, trocken	
schweres HAPE	Atemnot und Orthopnoe in Ruhe	Atemnot beim Abliegen, sehr rasche Atmung (> 25 Atemzüge/Minute)
	Husten, mit schaumig-blutigem Auswurf	hörbares, feuchtes Rasseln bei Atmung
		Fieber

Vorbeugen

Eine sorgfältige Akklimatisation ist die wichtigste Massnahme zur Vorbeugung des HAPE. Dies gilt insbesondere für Personen, die bereits in der Vergangenheit HAPE-Symptome bei Höhenexposition bemerkten.

Das Risiko, ein erneutes HAPE bei zu raschem Aufstieg auf über 3000 m zu entwickeln, liegt bei Personen, die bereits einmal erkrankten bei über 50 %.

Bei vulnerablen Personen ist eine medikamentöse Prophylaxe nach Konsultation eines höhenmedizinisch ausgebildeten Arztes empfohlen. Die Schweizerische Gesellschaft für Gebirgsmedizin SGGM kann auf Anfrage (www.sggm-ssmm.ch) entsprechende Kontakte vermitteln.
Das Konzept der medikamentösen Prophylaxe beim HAPE beruht auf der Hemmung des überschiessenden Anstiegs des Blutdruckes im Lungenkreislaufes.

Vorbeugungsmedikamente: Nifedipin (Adalat®, CR 30–60) oder Tadalafil (Cialis®, 20 mg), eine Tablette/Tag begonnen 24 Stunden vor dem Aufstieg. Beide Medikamente können die AMS-assoziierten Kopfschmerzen verstärken. Kürzlich konnte gezeigt werden, dass mit einer prophylaktischen Einnahme einer hohen Dexamethason-Dosis (2 × 8 mg/Tag) das HAPE verhindert werden konnte. Für längere Aufenthalte in der Höhe ist von einer Prophylaxe mit Dexamethason wegen ihrer unerwünschten Nebenwirkungen dringend abzuraten.

Behandlung

Das HAPE kann sich rasch zu einem lebensbedrohlichen Lungenversagen entwickeln. Darüber hinaus ist ein HAPE mit schwerstem Sauerstoffmangel verbunden, was das Risiko anderer Höhenerkrankungen (AMS/HACE) deutlich erhöht.

> Bei Verdacht auf ein HAPE muss deshalb die Therapie unverzüglich begonnen und der Abstieg geplant werden.

- Nifedipin (Nifedipin Mepha® retard 20, bis 3 × tgl.) ist ein Blutdrucksenker, der auch im Lungenkreislauf wirkt und so die Symptome zu verbessern hilft. Selektiver auf den Lungenkreislauf wirkt das Sildenafil (Viagra®), die empfohlene Dosis ist 3 × 25 mg.
- Bei gleichzeitigem Vorliegen von mittelschwerem bis schwerem AMS und HACE ist die Therapie mit Dexamethason (Fortecortin®, 4mg 4 × tgl.) zu ergänzen.
- Falls vorhanden, ist Sauerstoff 4–6 l/min zu geben, dies mit dem Ziel die Sauerstoffsättigung auf über 88 % zu heben.
- Als wichtige nächste Massnahme ist der sofortige Abstieg um mindestens 1000 Höhenmeter anzustreben.

Falls möglich sollte der Patient getragen werden, da körperliche Anstrengung den Druck in den Lungengefässen weiter erhöht.

> Bei Transportverzögerungen sollte der Patient in eine portable hyperbare Kammer gelegt werden.
> Die Überwachung des Patienten ist in der hyperbaren Kammer erschwert. Der Patient darf nicht alleine gelassen werden; die Sauerstoffsättigung, der Puls und sein Bewusstsein müssen regelmässig überwacht werden.

Die portable **hyperbare Kammer ist jedoch nie Ersatz für einen Abstieg**, da die Symptome bei Verlassen der Kammer wieder auftreten können.

> Ein HAPE ist lebensbedrohlich! Die Therapie und der Abtransport in tiefere Lagen haben höchste Priorität und müssen so schnell als möglich erfolgen.
> **HAPE –> Abstieg – Sauerstoff – Nifedipin oder Sildenafil – Dexamethason (–> evtl. hyperbare Kammer)**

NETZHAUTBLUTUNGEN (HIGH ALTITUDE RETINAL HAEMORRHAGE, HARH)

Die Netzhaut ist ein Teil des Zentralnervensystems und unterliegt ähnlichen Regulationsmechanismen hinsichtlich Durchblutung. Der Sauerstoffmangel in der Höhe führt auch zu einer Mehrdurchblutung der Netzhautgefässe. Diese Mehrdurchblutung, allenfalls kombiniert mit einer durch den Sauerstoffmangel bedingten Schädigung der Gefässwände, führt oft zu kleinen, fleckförmigen Blutungen in der Netzhaut. Solange die Blutungen in der Netzhautperipherie liegen, bleiben sie meist unbemerkt oder führen zu wenig störenden Ausfällen am Rande des Gesichtsfelds. Betrifft die Blutung allerdings die Macula (Ort des zentralen Sehens), so führt dies zu störenden blinden Flecken (Skotomen) (Abbildung 61).

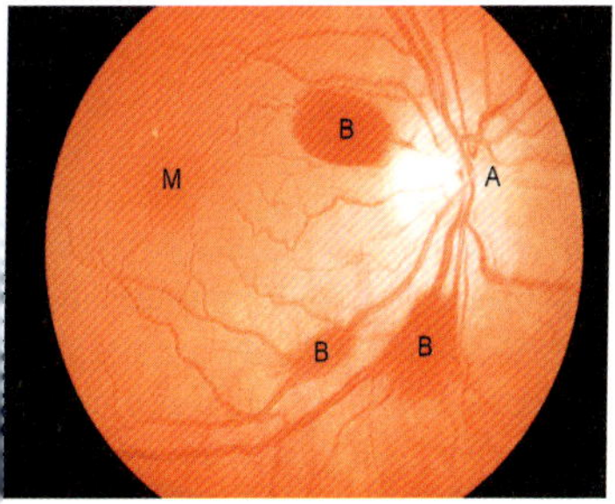

Abb. 61: *Netzhautblutungen. Dieses Bild zeigt die Netzhaut eines Bergsteigers im Aufstieg zum Muztagh Ata (7545 m ü. M.). Die Aufnahme wurde im Rahmen einer medizinischen Forschungsexpedition mittels einer Spezialkammer aufgenommen.*
A: Sehnervenkopf; B: mehrere Netzhautblutungen; M: Makula (Ort des zentralen Sehens) (M. Bosch)

Vorbeugung und Behandlung

Es ist nicht bekannt, ob eine genügende Akklimatisation das Risiko für HARH verringert. Blutungen treten bei mehr als 50 % aller Bergsteiger über 5000 m auch bei sorgfältiger Akklimatisation auf. Es gibt keine Therapie, die Blutungen verschwinden innert Wochen von selbst.

4 goldene Regeln des Höhenbergsteigens:

1. Bis das Gegenteil bewiesen ist, sind in der Höhe alle gesundheitlichen Beschwerden und Symptome von einer Höhenkrankheit verursacht.
2. Bei Symptomen einer Höhenerkrankung Akklimatisation verbessern.
3. Wenn man krank ist und wenn sich der Zustand verschlechtert, indem Kopfschmerzen nicht weggehen und/oder man wiederholt erbrechen muss, oder die Leistungsfähigkeit stark abfällt, sofort absteigen.
4. Ein Patient mit einer Höhenerkrankung darf nie alleine gelassen werden oder alleine absteigen.

6.4 Das Auge

Daniel Barthelmes

Wie der gesamte Körper, so ist auch das Auge unter alpinen Bedingungen besonderen Belastungen ausgesetzt, die zu Veränderungen der Funktion, d.h. einer Sehverschlechterung, führen können. In der Regel stehen auf Trekking-Expeditionen oder auf Mehrtagestouren weder Fachpersonal noch Gerätschaften zur Diagnostik und allenfalls Therapie von Augenerkrankungen zur Verfügung. Deshalb soll im Folgenden kurz auf wenige, aber wichtige Probleme, mit denen viele Bergsteiger konfrontiert werden können, eingegangen und mögliche Lösungsansätze aufgezeigt werden.

VERÄNDERUNGEN IN DER HÖHE

In grosser Höhe variiert die Luftfeuchtigkeit extrem und bewegt sich dabei in Abhängigkeit von Temperatur, Wind und anderen Faktoren zwischen sehr niedrigen und sehr hohen Werten. Zusammen mit vermehrtem Schwitzen und verstärkter Atmung kann es zu einer Austrocknung des Körpers kommen. Am Auge ist davon in erster Linie die Bindehaut betroffen, in geringerem Masse die Tränensekretion insgesamt. Diese Veränderungen führen in der Summe zum «trockenen Auge».

Die Netzhaut (Retina) am Augenhintergrund ist sehr gut mit Blutgefässen versorgt und erhält auch unter extremen Bedingungen in der Höhe ausreichend Sauerstoff. Die Hornhaut des Auges, die keine Blutgefässe besitzt, wird hauptsächlich über den Luftsauerstoff versorgt. Dies ist insbesondere für Kontaktlinsenträger wichtig, da alle Kontaktlinsen die Sauerstoffversorgung der Augenoberfläche vermindern und dazu beitragen können, dass durch Schädigung der Augenoberfläche im Rahmen des Sauerstoffmangels Infektionen entstehen. Auch die Trockenheit der Augenoberfläche kann bei Kontaktlinsenträgern zu deutlichen Beschwerden und vorübergehender Unverträglichkeit der Kontaktlinsen führen.

UV-EXPOSITION

UV-Strahlung kann im gesamten Spektrumbereich für das Auge schädigend wirken. Bei Nebel und Bewölkung gelangen je nach Höhenlage bis > 50 % der Strahlen auf die Erdoberfläche. UV-B-/C-Strahlen treffen vornehmlich Hornhaut und Bindehaut des Auges, UV-A und B-Wellen dringen bis zur Augenlinse vor und das sichtbare Licht bis zur Netzhaut (Retina).

Je jünger der Mensch, desto grösser ist die Absorption der Strahlung im vorderen Augenabschnitt.

Eine häufige, akute Schädigung des ungeschützten Auges durch UV-Strahlung, vor allem im Hochgebirge oder am Meer, ist die durch Quellung und Entzündung der Hornhaut entstehende «Schneeblindheit», verbunden mit diffuser Bindehautentzündung (Photokeratitis actinica corneae).

Die Symptome äussern sich verzögert nach einigen Stunden (z. B. nachts) in starken, beidseitigen Augenschmerzen, Tränen, Bindehautrötung und Lidkrampf. Meistens lassen die Beschwerden nach 48 bis 72 Stunden nach. Kontaktlinsen müssen unbedingt entfernt werden. Lokal betäubende Tropfen (höchstens sechs Mal pro Tag, da diese die Heilung behindern!) und kühle Auflagen können Linderung bringen. Hilfreich ist auch das Befeuchten, wenn möglich mit konservierungsmittelfreien Tropfen. Chronische, über Jahre wirksame Schädigungen betreffen die Bindehaut und Regenbogenhaut mit chronischen Entzündungen. Im Linsenbereich wird die Trübung beschleunigt, was zur vorzeitigen Entwicklung von Grauem Star beiträgt.

AUGENSCHUTZ

Sonnenbrillen sollten eine CE-Zertifizierung aufweisen und einen 100 %-igen Schutz bis zu einer Wellenlänge von 400 nm gewähren. Im Hochgebirge sollte zusätzlich auf einen ausreichenden Blaulichtfilter geachtet werden. Die sogenannten «Blueblocker» gewähren einen 100 %-igen Schutz, verfälschen allerdings die Farbwahrnehmung.
Ein eingearbeiteter Polarisationseffekt der Gläser schützt vor unangenehmen Blendreflexen, vor allem verursacht durch Schnee, Eis und Wasseroberflächen.

> Auch an trüben Tagen sollte eine Sonnenbrille mit ausreichendem Sonnenschutz getragen werden. Achtung: Strahlen fallen ebenfalls seitlich und von unten ein, vor allem bei Schnee.

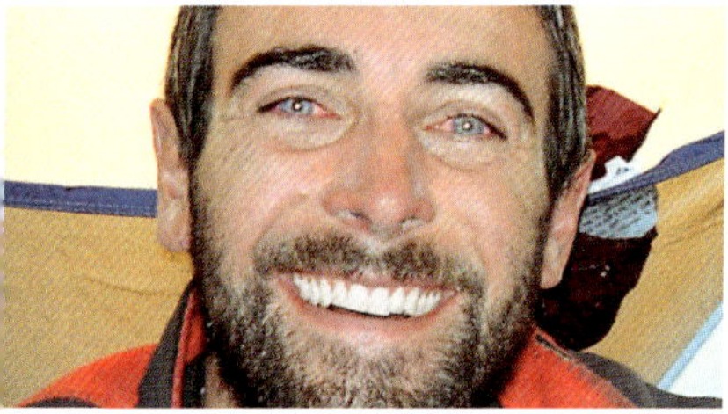

Abb. 62: *Stark gerötete, trockene Augen eines jungen Bergsteigers nach Besteigung des Cerro Aconcagua (6962 m, Mendoza, Argentina)*

DURCH AUSTROCKNUNG BEDINGTE PROBLEME

Zuerst muss ausgeschlossen werden, dass sich ein Fremdkörper im Auge befindet oder Kontaktlinsen die Reizung hervorrufen.
Eine Austrocknung der Augen zeigt sich durch gehäuftes Blinzeln und Neigung zum Tränen, vor allem bei Wind. Verstärkt sich die Symptomatik, kommen Brennen und Rötung der Bindehaut hinzu. Oft besteht ein ausgeprägtes Fremdkörpergefühl («als ob etwas im Auge ist»). Die Sehschärfe ist in der Regel nicht oder nur minim beeinträchtigt. Im Extremfall kann die Oberfläche der Hornhaut durch die Austrocknung so stark geschädigt werden, dass es zu Sehverschlechterung und sehr starken Schmerzen kommt.

Behandlung

- Befeuchtende Augentropfen: Lacrycon®, Oculac®, mind. 6–8× pro Tag
- Befeuchtende Gels: Viscotears®, Vismed® Gel, 3–4× pro Tag
- Vitamin A oder Bepanthen Augensalbe (v.a. nachts)
- Rundum geschlossene Brille tragen, um die Verdunstung auf der Augenoberfläche zu limitieren.
- Wasser alleine ist nicht zu empfehlen, da es die Fette, die die Augenoberfläche braucht, auswäscht und damit die Symptomatik weiter verschlechtert. Notfalls nur abgekochtes Wasser verwenden.

PROBLEME MIT KONTAKTLINSEN

Weiche Kontaktlinsen vermindern oft die Befeuchtung der Hornhaut, da sie Wasser von der Augenoberfläche aufnehmen und zusammen mit dem verminderten Reiz zum Blinzeln zu einer erhöhten Verdunstung führen. Dieser Effekt ist schon auf Meereshöhe sehr häufig zu beobachten.
Wenn kein Fremdkörper die Ursache für die Beschwerde ist, besteht die Behandlung aus Kontaktlinsenkarenz oder Brille tragen und Augentropfensalbe wie bei «trockenem Auge».

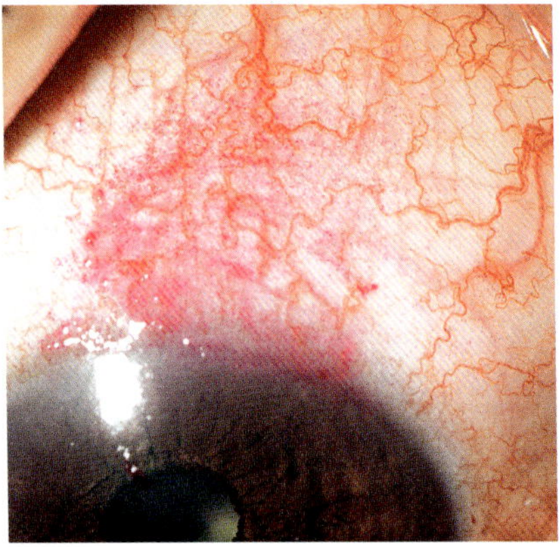

Abb. 63: *Trockenheitsbedingte Schädigung der Hornhaut und Bindehaut (Keratokonjunktivitis Sicca).*

Kontaktlinsenkarenz bedeutet, keine Linsen zu tragen! Das weitere Tragen der Linse kann den Verlauf sehr ungünstig beeinflussen.
Da Salbe die Sicht oft verschmiert, sind tagsüber Tropfen und auf die Nacht das Salben empfohlen.

Die bakterielle Entzündung der Hornhaut durch das Tragen von Kontaktlinsen (Kontaktlinsenassoziierte Keratitis) verursacht meist sehr starke Schmerzen. Das Auge ist sehr stark gerötet. Es bestehen ausgeprägtes Tränenlaufen und extreme Lichtempfindlichkeit, sodass das Auge nur mit grosser Überwindung geöffnet werden kann.
Eventuell ist die Sehschärfe deutlich reduziert. In der Regel ist nicht die Hygiene der Kontaktlinsen das Problem. Es ist die Austrocknung der Oberfläche des Auges kombiniert mit der verminderten Sauerstoffversorgung, welche die Augenoberfläche anfällig für Infektionen macht. Diese Probleme kommen ausschliesslich bei Kontaktlinsenträgern vor und entwickeln sich häufig innerhalb von 12–24 Stunden mit zunehmenden, starken Schmerzen. Die Linse muss entfernt und die Hornhaut beobachtet werden. Findet sich ein kleiner weisslicher Punkt in der Hornhaut, weisst dies auf eine bakterielle Entzündung hin.

Behandlung

Kontaktlinsen meiden. Die Kontaktlinsenkarenz sollte mindestens zwei Monate eingehalten werden und sobald wie möglich sollte ein Augenarzt aufgesucht werden. In der Regel wird bei Infektionen dieser Art eine intensive Therapie mit antibiotischen Augentropfen notwendig:

- Floxal® Trp 48 Stunden alle 30 Minuten, solange wie möglich (auch nachts)
- Floxal® Augensalbe, um die Zeit ohne Tropfen-Gabe zu überbrücken
- ab 48 Stunden: 5–6 × 1 Trp Floxal® für 7 Tage und Augensalbe nachts
- Alternative: Vigamox® 4–5 × pro Tag für 7 Tage

Die Therapie kann bei Infektion mit Pilzen oder aussergewöhnlichen Keimen (aus dem Wasser!) wirkungslos sein. Auch unter Normalbedingungen und bei guter medizinischer Versorgung (z. B. im Spital) können diese Infektionen einen schnellen Verlauf nehmen und zur Erblindung oder gar zum Verlust des Auges führen.

PROBLEME NACH OPERATIONEN AN DER HORNHAUT

Da bei einer Hornhauttransplantation und bei einer LASIK (Behandlung der Hornhaut mit einem Laser zur Korrektur einer Kurz- oder Weitsichtigkeit) die feinen Hornhautnerven zerstört werden, ist die Empfindlichkeit der Hornhaut reduziert. Sehr oft leiden die Patienten an einem trockenen Auge und haben in der Regel schon befeuchtende Augentropfen. Die Symptome des trockenen Auges können sich in der Höhe noch verstärken. Erkennung und Behandlung siehe «trockenes Auge» (siehe Seite 189–190).

Hornhaut und Sauerstoffmangel: Die Hornhaut besteht aus mehreren Schichten. Die innerste Schicht, das Endothel, hat die Aufgabe, den Wassergehalt der Hornhaut konstant zu halten, indem es Wasser aus der Hornhaut herauspumpt. Damit wird die Transparenz der Hornhaut gewährleistet. Das Endothel reagiert sehr empfindlich auf einen Sauerstoffmangel. Wird es unterversorgt, kommt es zu einer Funktionsminderung und damit zu einer Wassereinlagerung in die Hornhaut und einer Gewebeschwellung. Dadurch wird die Transparenz vermindert und die Sehschärfe kann sich unter Umständen massiv verschlechtern, sodass z. B. nur noch Hell-Dunkel-Wahrnehmung möglich ist. Normalerweise ist dieser Vorgang schmerzlos. Sobald die Sauerstoffversorgung wieder normal ist, klart die Hornhaut auf und der Patient sieht in der Regel so wie vorher.

Auch bei älteren Patienten, Erkrankungen des Endothels oder vorangegangenen Operationen am Auge, kann es zu einer Funktionsminderung des Endothels kommen. In solchen Fällen kann die schlechte Sauerstoffversorgung in der Höhe sehr viel schneller zu einer Sehverschlechterung führen. Erkennbar macht sich dieses Krankheitsbild durch einen deutlichen Sehverlust, ohne Rötung des Auges und in der Regel ohne Schmerzen.

Behandlung

- Sauerstoffzufuhr durch Abstieg erhöhen.
- Sofern verfügbar 5 % NaCl-Tropfen zum Abschwellen und Entwässern der Hornhaut. Die NaCl-Tropfen müssen wiederholt aufgetragen werden, da der osmotische Effekt nicht sehr lange anhält.

SPEZIELLE PROBLEME NACH LASIK – FLAP-VERLAGERUNG

Bei einer LASIK wird ein kleiner Schnitt in der Hornhautoberfläche erzeugt, ähnlich eines Deckels (engl. Flap). Nach der Laserbehandlung wird der Flap auf die Operationsstelle zurückgeklappt und dort gehalten. Da der Schnitt während Jahren nicht komplett verheilt, kann es bei Unfällen oder bei extremer Trockenheit zu einer Verlagerung des Flaps kommen, was eine plötzliche Sehverschlechterung, Schmerzen und starke Lichtempfindlichkeit verursacht.

Behandlung

- Augenarzt aufsuchen, am besten einen Ophthalmochirurgen zur Flap-Reposition.
- Das Auge sehr gut befeuchten mit Augentropfen oder Vitamin-A-Augensalbe.
- Wenn möglich Auge geschlossen halten, um weitere Schäden zu vermeiden. Allenfalls Augenbinde anziehen oder einen einfachen Verband machen.

PLÖTZLICHER SEHVERLUST

Ein plötzlicher schmerzloser Sehverlust kann innert weniger Minuten bis Stunden auftreten und ist meistens einseitig. Dabei sieht das Auge von aussen völlig normal aus. Die genaue Ursache kann meistens nur vom Augenarzt im Rahmen einer kompletten Untersuchung festgestellt werden, was unter Expeditions- oder Trekking-Bedingungen in der Regel nicht möglich ist. Häufig sind die Ursachen am Augenhintergrund zu finden, zum Beispiel als Verschluss von Blutgefässen oder sogar einer Ablösung der Netzhaut, was allerdings sehr selten auftritt. Eine allgemeine Notfalltherapie für Expositionsbedingungen gibt es nicht. Es muss rasch einen Augenarzt aufgesucht werden.

Schmerzhafter Sehverlust (Glaukom)

In der Regel entwickelt sich die mit starken Schmerzen verbundene Verschlechterung des Sehens zügig. Oft tritt ein Glaukom nach einer Augenverletzung auf. Zeichen sind Rötung der Bindehaut, Tränen, Lichtempfindlichkeit und eine Erhöhung des Augeninnendrucks. Drückt man mit einem Finger leicht auf das geschlossene Augenlid, fühlt sich das betroffene Auge im Vergleich zur Gegenseite hart an.

Behandlung

Absteigen und Augenarzt aufsuchen. Notfallmässige Medikation:

- Diamox®, 2 × 500 mg per os pro Tag
- Im weiteren Verlauf bis 4 × 250 mg pro Tag; auch wenn sich die Schmerzproblematik gebessert hat.
- Schmerzmedikation (z. B. Brufen®)

> **!** Bei lang erhöhtem Augeninnendruck kann der Sehnerv irreversibel geschädigt werden.

BINDEHAUTENTZÜNDUNGEN

Sie sind häufige Erkrankungen, die meist durch Viren ausgelöst werden. Bei viralen Infektionen ist das Auge gerötet und der Patient klagt über ähnliche Beschwerden wie beim trockenen Auge (siehe Seite 189). Morgens finden sich manchmal gelbliche Krusten am Auge. Die Sehschärfe ist normal, Schmerzen sind sehr selten, manchmal besteht ein Fremdkörpergefühl. In wenigen Fällen rufen Bakterien eine Infektion hervor. Dann ist das Auge ebenfalls gerötet und der weisslich-gelbliche Ausfluss ist stark. Das Auge schmerzt und die Sehschärfe kann sehr schlecht sein, vor allem wenn die Hornhaut mitbetroffen ist. Die Bindehaut ist gerötet und oft auch etwas geschwollen.
Das Vorliegen eines Fremdkörpers muss ausgeschlossen sein. Gab es eine Verletzung? Kontaktlinsen? Kontakt zu Personen, die eine Infektion haben?

Behandlung

- Wichtig ist die Händehygiene, sodass es nicht zu einer Ansteckung anderer Personen oder des anderen Auges kommt.
- Kontaktlinsen meiden!
- Befeuchtende Tropfen (Lacrycon®, Oculac®): 1 × pro Stunde, solange die Sehschärfe gut ist und keine Schmerzen vorliegen
- Antibiotische Augentropfen (Floxal®): 5 × 1 Tropfen pro Tag und Augensalbe nachts (z. B. Neosporin®) 3–4 ×

> **!** Besteht der Verdacht, dass es sich um eine bakterielle Infektion handelt (Schmerzen, Eiter, schlechte Sehschärfe), sollte schnellstmöglich ein Augenarzt aufgesucht werden.

SEHSCHÄRFE UND AUGENDRUCK IN DER HÖHE

Die Sehschärfe verändert sich am normalen Auge in der Höhe nur minim. Allenfalls kommt es zu einer leichten vorübergehenden Verbesserung.
Der Augendruck ist in der Höhe relativ stabil. Es gibt leichte Schwankungen, die jedoch klinisch keine Rolle spielen.

EMPFEHLUNGEN FÜR EINE EXPEDITION

Grundsätzlich können Kontaktlinsen auf einer Expedition in grossen Höhen getragen werden. Die hygienischen Empfehlungen sind die gleichen wie auf Meereshöhe: Handhygiene, Behälter sauber halten, Reinigungsflüssigkeiten vorschriftsmässig gebrauchen. Um den oben beschriebenen Problemen zu begegnen, sollte jeder Kontaktlinsenträger eine normale Brille und eine Brille mit Sonnenschutzgläsern – mit geschliffenen Gläsern oder eine, die über die normale Brille gezogen wird – mit auf die Expedition nehmen. Ausserdem sollte man Ersatzlinsen mitnehmen.

Linsenbehälter mit Linsen nachts warm aufbewahren (z. B. im Schlafsack), damit sie nicht gefrieren.

MEDIKAMENTE

Eine Erkrankung der Augen kann einen Unterbruch der Reise oder gar eine Repatriierung notwendig machen. Trotzdem kann bei einer Expeditions- oder Trekkingvorbereitung nicht für alle Eventualitäten vorgesorgt werden. Deshalb sind die folgenden Empfehlungen als Kompromiss zwischen Möglichem und Machbarem zu verstehen:

- Für Personen, die keinerlei Probleme mit den Augen haben und keine Kontaktlinsen tragen, sollten befeuchtende Augentropfen (Lacrycon®, Oculac®) und allenfalls ein Antibiotikum (z. B. Neosporin®) ausreichend sein.
- Für Kontaktlinsenträger ist es sinnvoll, befeuchtende Augentropfen sowie allenfalls antibiotische Augentropfen (siehe Seite 194), eine normale als auch eine (korrigierte) Sonnenbrille sowie Ersatzlinsen mitzunehmen.
- Personen, die wegen Erkrankungen der Augen in regelmässiger augenärztlicher Kontrolle sind, sollten vor einer geplanten Expedition oder längeren Tour in den Bergen ihren Augenarzt konsultieren.

Zum Ausspülen des Auges können, neben abgekochtem Wasser, im Notfall auch Tee, Mineralwasser oder NaCl 0,9 % verwendet werden. Auf keinen Fall sollte Milch oder ähnliches gebraucht werden.

Literatur:

1) Bloch, K. E., A. J. Turk, et al. (2009). «Effect of ascent protocol on acute mountain sickness and success at Muztagh Ata, 7546 m.» High Alt Med Biol 10 (1): 25–32.
2) Bosch, M. M., D. Barthelmes, et al. (2009). «New Insights into Corneal Thickness Changes in Healthy Mountaineers during a Very High Altitude Climb to Mt Muztagh Ata.» Arch Ophthalmol.
3) Bosch, M. M., D. Barthelmes, et al. (2008). «High incidence of optic disc swelling at very high altitudes.» Arch Ophthalmol 126(5): 644-50.
4) Bosch, M. M., D. Barthelmes, et al. (2009). «Intraocular Pressure During a Very High Altitude Climb.» Invest Ophthalmol Vis Sci.
5) Bosch, M. M., T. M. Merz, et al. (2009). «New insights into ocular blood flow at very high altitudes.» J Appl Physiol 106(2): 454-60.

6.5 Die Haut

René Meyrat

SONNE UND UV-STRAHLUNG

Im gigantischen Feuerball Sonne werden in jeder Sekunde 564 Mio. Tonnen Wasserstoff durch thermonukleare Vorgänge bei 20 Mio. °C in 560 Mio. Tonnen Helium umgewandelt. Der Masseverlust von 4 Mio. Tonnen pro Sekunde wird als reine Strahlungsenergie frei, von der glücklicherweise nur ein kleiner Bruchteil die Erdoberfläche erreicht.
Diese Strahlung weist ein Spektrum unterschiedlichster Wellenlängen auf. Die längeren Wellen «Infrarot» empfinden wir als Wärme. Kürzere Wellenlängen nehmen wir als das für den Menschen sichtbare Licht wahr, also Licht im engeren Sinne. Das kurzwelligste, energiereichste «Licht» ist das «Ultraviolett» (UV). Problematisch ist dabei, dass UV-Strahlungen für den Menschen weder sichtbar noch fühlbar sind.

Sonnenexposition und Klimaeinflüsse

Das UV-Spektrum lässt sich wie folgt einteilen:
UV-A-Anteil (320–400 nm langwellig): Bewirkt eine direkte, jedoch instabile Bräunung der Haut.
UV-B-Bereich (285–320 nm kurzwellig): Führt in den oberen Hautschichten zu Zellstimulation, Entzündung (Sonnenbrand) und indirekter, jedoch beständiger Bräunung.

Diese biophysikalischen Effekte auf der Haut sind komplex und vielschichtig. Man schätzt eine durchschnittliche Zunahme der sonnenbrand- und krebsauslösenden UV-B-Strahlung von 5–15 % pro Jahrzehnt seit den 80er-Jahren, mit Maximum in den Winter- und Frühjahrsmonaten, gemessen auf dem Jungfraujoch 3571 m.
Während die Ozonwerte in den hohen Stratosphärenschichten jahreszeitlich schwanken und eine tagesabhängige Zunahme der solaren UV-B-Strahlung bewirken, können die hohen Ozonkonzentrationen in den unteren Luftschichten (Troposphäre), verstärkt durch die Luftverschmutzung in tief gelegenen Regionen, derart zunehmen, dass sie zu einer unterschiedlichen Abnahme der UV-Globalstrahlung führen. Weitere Einflüsse bestimmen die biologische-pathologische Wirksamkeit der UV-Strahlen auf der Haut:

- **Geografische Breite:** Bei Reisen in südlichen Breiten nimmt die UV-Strahlung pro tausend Kilometer gegen den Äquator um 10 – 15 % zu.
- **Höhe über Meer:** Bei zunehmender Höhenlage steigt die Intensität der UV-Strahlen pro 1000 m ebenfalls um 10 – 15 %, mit leicht stärkerer Zunahme im UV-B-Bereich. Grund dafür ist die abnehmende Filterwirkung atmosphärischer Schichten.

- **Tages- und Jahreszeit** in Abhängigkeit des Sonneneinstrahlwinkels: Je Stunde vor und nach dem Sonnenhöchststand rechnet man mit Zu- beziehungsweise Abnahme der UV-Strahlung um 10 %. Bei steigendem Sonnenstand im Jahreslauf kommt es in mittleren Breiten zwischen März bis Juni zu einer monatlichen Zunahme um 15 % und analog zu einer Abnahme zwischen Juli bis Oktober.
- **Meteorologische Bedingungen** spielen eine ganz wesentliche Rolle in der Veränderung der UV-Exposition. Die Strahlenreflexion auf Schnee zum Beispiel kann die UV-Belastung um über 50 % und mehr verstärken, insbesondere, wenn sich intensiv bestrahlte Flächen über Kilometer in die Umgebung hinein erstrecken (Albedo: Reflexion der Bodenstrahlung).

Die Ultraviolettstrahlintensität in Abhängigkeit von der Meereshöhe

	UVA	UVB
Meereshöhe	100 %	100 %
1000 m Höhe	117 %	120 %
2000 m Höhe	127 %	135 %
3000 m Höhe	134 %	150 %

Beim Skifahren wirken Sonne, Kälte, Wind und Lufttrockenheit auf die Haut ein. Regen und Schneefall befeuchten die Gesichtshaut und reduzieren so die Strahlenabwehr. Wolken und Nebel können trotz Kälte für mehr als 80 % der UV-Strahlung durchgängig sein.

Durch Wind und Austrocknung kann ein unbemerkter Temperaturabfall stattfinden, was die Haut zusätzlich schädigt. Beispiel: Bei einer Windstärke von 18 km/h und einer Aussentemperatur von -10 °C ergibt sich dadurch eine Hauttemperatur von -20 °C.

HAUTSCHÄDIGUNGEN DURCH UV-STRAHLUNG

Unsere Haut ist lebenslang dem Sonnenlicht und damit der UV-Strahlung ausgesetzt, in abnehmender Intensität von Kopf, Handrücken, Vorderarmaussenseiten, Beine zum Rumpf. Hierbei wird zwischen physiologischen Alterserscheinungen der Haut (Pigmentierung, Erschlaffung und Faltenbildung) einerseits und einer vorzeitig krankhaften Alterung durch vermehrte UV-Schädigung der Zellen (Summationsschaden über Jahre hinweg) andererseits unterschieden.
UV-B ist daran in viel stärkerem Masse beteiligt als UV-A. UV-A führt wegen grösserer Eindringtiefe zu einem Elastizitätsverlust, zu Schrumpfung und Faltenbildung. UV-B dagegen wirkt vor allem auf die rasch regenerierenden Oberhautzellen (Epidermis) und kann Immunschwäche und Entartungsprozesse verursachen. Diese beginnen bereits bei Erreichen von ⅔ der Erythem-Schwellendosis (MED) von UV-B, entsprechend der Zeitperiode bis zum Sichtbarwerden einer Rötung, also schon vor Auftreten eines Sonnenbrandes.

«Die Haut vergisst nichts».

Sonnendosis in MED%	Akute Folgen	Spätfolgen
Höher als die Erythem-Schwelldosis (MED)	Sonnenbrand	Immunsuppression, Gefahr von Melanomen und Epitheliomen
Zwischen 66 und 99 % der MED	Irreparable Schädigung der Zelle im Moment ohne sichtbare Wirkung	Chronischer Sonnenschaden, Umweltalterung, aktinische Keratosen, Hautkarzinome
Kleiner als 66 % der MED	Keine	Keine

Diese Risiken sind zuerst im Gesichtsbereich zu erwarten, und zwar in Abhängigkeit vom Pigmentierungstyp, von der lebenslangen UV-Exposition, von Nikotinwirkungen auf die Haut und von genetischen Faktoren.
Oberhautzellen sind durch ständige Neuentstehung, durch Wachstum und Tod einem besonders starken Entartungsrisiko ausgesetzt, das allerdings über Jahre hinweg unsichtbar verläuft. Zudem erschöpfen sich mit zunehmendem Alter die Reparatursysteme, welche Defekte der genetischen Informationsträger wieder instandsetzen. Dadurch werden die Schädigungen sichtbar und es entstehen Vorstufen von Hauttumoren (Präkanzeröse oder aktinische Keratosen) und bösartige Zellveränderungen (Basalzellkarzinom und Spinalzellkarzinom).

Alle drei Formen von Schädigungen treten zunehmend nach dem 40. Lebensjahr an belichteten Körperstellen in Erscheinung.

Präkanzerosen: Sind sehr häufig und entwickeln sich meist multipel, selten einzeln mit einer zunächst rosa-blassen Farbbildung, oberflächlicher Schuppung und leichter Verdickung.

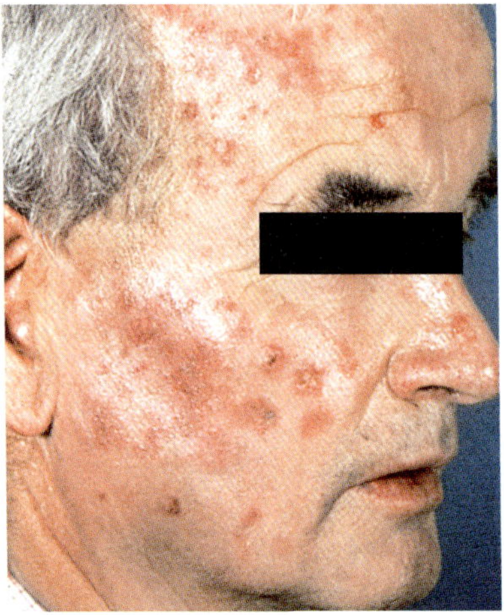

Abb. 64: *Vorstufe eines Hauttumors (Präkanzerose) (R. Meyrat)*

*1975 von dem amerikanischen Dermatologen Thomas Fitzpatrick. Der wichtigste Faktor für die Bestimmung des Hauttyps ist die Farbe der unbestrahlten Haut bei Tageslicht, gleichwohl sind beobachtetes Bräunungsverhalten und Sonnenbrandneigung relativ zuverlässige Indikatoren (abhängig von der Menge des individuell produzierten Melanins). Die Gruppe (I-IV) teilen sich von sehr hellem Hauttyp (I) bis negroide-dunkele Hautfarbe (IV) ein.

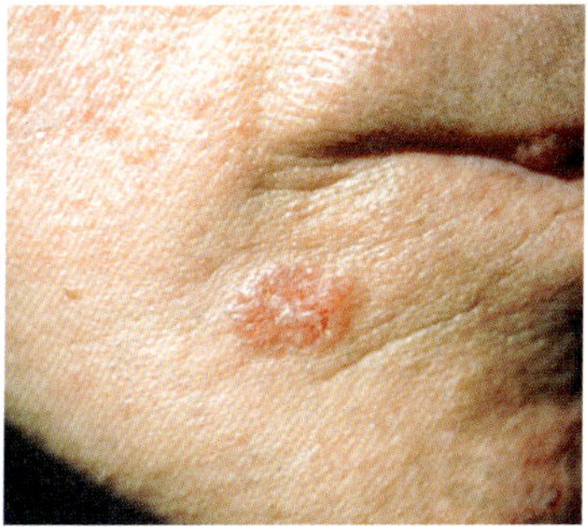

Basalzellkarzinome (Abb. 65): Sind sehr häufig und bestehen aus Einzelherden mit verschiedensten Aspekten. Meist bestehend aus einer verhärteten Knötchenbildung, hautfarben bis rosa, mit glatter oder höckeriger Oberfläche. Bei Grössenzunahme über Monate und Jahre von einem Randwall umgeben, mit Blutungstendenz. Sie sind die häufigsten Hautkrebse, lokal zerstörend, jedoch ohne Neigung zur Metastasenbildung.

Abb. 65: *Basalzellkarzinom (R. Meyrat)*

Spinalzellkarzinome (Abb. 66): Entstehen bei älteren Menschen aus den Stachelzellen der Oberhaut; oft auf dem Boden einer vorbestehenden Präkanzerose auf lichtgeschädigter Haut. Der Tumor zeigt sich als warzenartig verhornend oder als kraterförmiges Geschwür und kann bei tiefem Wachstum metastasieren.

Jede hier beschriebene Entzündung, Verdickung oder Wunde, die innert Monaten nicht heilt, muss ärztlich untersucht und behandelt werden.

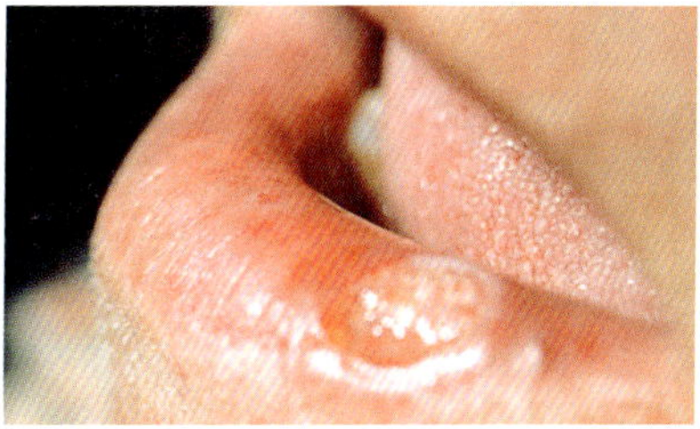

Abb. 66: *Schädigung der Unterlippe bei Spinalzellkarzinomen. Die Unterlippen sind viel mehr als die Oberlippe der Sonneneinwirkung ausgesetzt. (R. Meyrat)*

Melanom: Beim «schwarzen Hautkrebs», der von den melaninbildenden Pigmentzellen der Oberhaut ausgeht, liegen die Verhältnisse anders. Seine Entstehung ist – mit wenigen Ausnahmen – nicht so eng an die direkte UV-Belastung gebunden wie Spinalzellkarzinom und Basalzellkarzinom.
Melanome treten nach Wachstumsabschluss in allen Lebensaltern auf und können an allen, auch unbelichteten Körperstellen entstehen.

Das Melanom ist unberechenbar: Es kann als unregelmässiger, dunkler Fleck langsam über Jahre zunehmen oder auch rasch knotig wachsen, frühzeitig in andere Organe streuen und über Wochen bis Monate zum Tode führen.

Als wichtigste Risikofaktoren für das maligne Melanom gelten: Weisslich-heller Pigmentierungstypus, Häufung von Sonnenbränden in der Kindheit, überdurchschnittlich viele, unregelmässige Muttermale (Nävi) am ganzen Körper, familiäres Vorkommen von Melanomen.

Das Melanom ist der einzige tödliche Tumor des Menschen, der in einem heilbaren Frühstadium einfach erkannt und operativ entfernt werden kann. Eine jährliche (Selbst-)Untersuchung der ganzen Körperhaut nach A-B-C-D-Regel:

- **A**symmetrie des Flecks
- Unregelmässige Rand-**B**egrenzung
- **C**olor-Farbveränderung: Fleckig braun, dunkel bis schwarz
- **D**urchmesser mit günstiger Prognose bei ≤ 5 mm Durchmesser

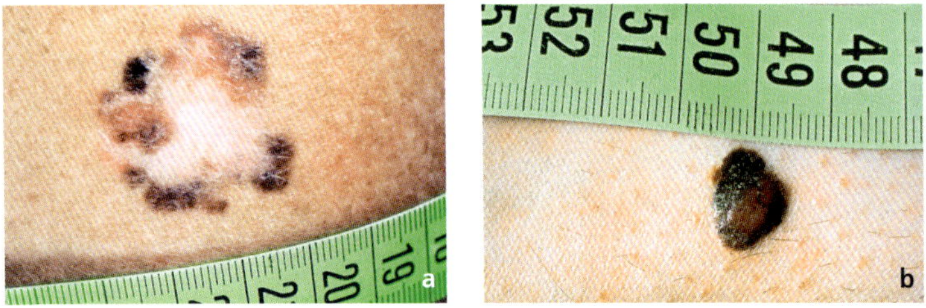

Abb. 67 a–b: *Superficial Spreading Melanoma (a) und noduläres Melanom (b). Melanome können sich in sehr unterschiedlichen Aspekten präsentieren (R. Meyrat).*

Melanome sind nicht spürbar, jucken nicht, sind nicht entzündet, im Frühstadium flach, kaum erhoben. Die Verletzung eines Muttermals stellt kein Melanomrisiko dar. Melanome verzeichnen weltweit, in den letzten 50 Jahren, mit Abstand die grösste Zunahme in der weisshäutigen Bevölkerung. Fachleute sind sich einig, dass das veränderte Freizeitverhalten zu einer zunehmenden Hautkrebsepidemie geführt hat. An der Spitze steht Australien (die schwarzen Aborigines haben keine Melanome!). In Europa weist die Schweiz die höchste Zunahmerate beim Melanom auf.

HAUTADAPTATION

Von den hauteigenen Schutzmöglichkeiten stellt der genetisch vorgegebene Bräunungstyp beziehungsweise die erworbene Pigmentierung (Bräunung durch Melaninneubildung) den wirksamsten Teil gegen UV-A- und UV-B-Schädigung dar. Sie ist jedoch zur Verhinderung von Zellschädigungen bei der heute üblichen Exposition, vor allem im Gesichtsbereich, viel zu schwach. Trockene und gealterte Haut mit dünner oder chronisch geschädigter, verdünnter Hornschicht erhöht die UV-B-Empfindlichkeit, ebenso kosmetische Peelingprozeduren oder externe/interne Vitamin-A-Säure-Präparate, etwa bei Aknetherapie. Nach mässiger, permanenter Sonnenexposition bildet die Haut eine reaktive Verdickung der oberen Hornhautschicht (sogenannte «Lichtschwiele»), die nach rund drei Wochen voll entwickelt ist und eine circa vierfach erhöhte UV-Toleranz darstellt.

SCHUTZMASSNAHMEN

Die einfachsten Schutzmassnahmen sind das Meiden von unnötigen Sonnenexpositionen, vor allem über die Mittagszeit von 10 bis 15 Uhr, sowie die Bedeckung der Körperstellen mit Hemd, Hose und Hut. Daneben existiert heute eine unübersehbare Vielzahl von wirksamen Sonnenschutzpräparaten im UV-A- und UV-B- Bereich, die, korrekt angewendet, Schutz bieten. Die Auswahl des Mittels erfolgt nach individueller Empfindlichkeit und voraussehbarer Belastung der Haut.

Sonnenschutzmittel

Sonnenschutzmittel enthalten chemische und physikalische Filtersubstanzen. Erstere bewirken eine biochemisch UV-Absorption in verschiedenen Bandbreiten. Zweitere führen als «biologische» Substanzen in einer extrem fein dispersen Form durch Streuung, Reflexion und Absorption zu einem breitbandigen Schutz im UV-A- und UV-B-Bereich. Voraussetzung sind eine gute Hautverträglichkeit, Stabilität und fehlende Resorption. Der Nachteil einer weisslichen Pigmentierung durch diese Substanzen kann inzwischen durch neue Formulierungen weitgehend behoben werden.

Bezüglich den deklarierten Schutzfaktoren herrscht Verwirrung. USA-Normen sind von europäischen verschieden. Innerhalb der EU sind Bestrebungen im Gange, noch vier Klassen zwischen «schwach» und «sehr hoch» anzugeben. Ein heutiger Lichtschutzfaktor 10 bedeutet zum Beispiel eine 50 %-ige UV-Reduktion, ein Faktor 20 eine solche um 95 %, ein Faktor 50 ergibt eine 98 %-ige UV-Reduktion.

Wasserfeste Präparate fixieren sich in der Hornschicht. Im Winter sind Wasser-in-Öl-Emulsionen besser geeignet, da sie einen zusätzlichen Kälteschutz leisten.

Drei speziell gefährdete Gesichtsregionen sind **Nase, Ohrränder** und **Lippen.** Letztere entwickeln praktisch kein Pigment und es fehlt ihnen die Hornschicht.

Für die Lippen bieten Wachsstifte mit hohen Schutzfaktoren und bei täglich mehrmaliger Anwendung zusätzlichen Schutz vor Austrocknung und Rissbildung. Farbgebende Lippenstifte wie auch deckende Make-up-Pigmente bilden ebenfalls einen hochgradigen UV-Schutz. Ein konsequent angewendeter Lippenschutz vermindert auch das UV-bedingte Auftreten von Fieberbläschen (Herpes simplex solaris).

Exposition im Gebirge

Im Gebirge ist ein konsequenter UV-Schutz des Gesichtes lebenslang notwendig, um gegen sonnenbedingte Rötung, und damit Schädigung vorzubeugen.

- Bei hellem Hauttyp, starker UV-Exposition und vorbestehenden, UV-bedingten Hautschäden sind Präparate mit höchster Schutzwirkung im UV-A- und UV-B-Bereich zu wählen (Sunblocker, medizinischer UV-Schutz).
- Alle UV-Schutzmittel sollten morgens eine Stunde vor Sonnenexposition auf die trockene, nicht behandelte Haut und Lippen eingerieben werden, bei Bedarf mit wiederholter Anwendung in der Mittagszeit.
- Auf eine sonnenbedingte wiederholte Bräunung ist zu verzichten. Selbstbräunende Kosmetika sind für die Haut unbedenklich. Ihre Verwendung ergibt aber keinerlei UV-Schutz!

LIPPEN-HERPES (HERPES SIMPLEX SOLARIS)

Herpesbläschen treten nach Erstinfektion über Jahre hinweg wiederholt in Erscheinung, meistens lokalisiert im Lippen- oder Kinnbereich. Ihr Auftreten wird begünstigt durch Sonneneinstrahlung, Stress, grippale Infekte, Schlafmangel, Alkohol, Menstruation und weitere Faktoren. Im akutnässenden Stadium besteht durch direkten Kontakt eine Übertragungsmöglichkeit. Die Spontanheilung beträgt 8 bis 10 Tage, falls keine Komplikationen auftreten.

Behandlung

Sofort nach Einsetzen von Symptomen wie Kribbeln, Überempfindlichkeit und Schwellung der betroffenen Stelle, also noch vor Entwicklung des Bläschenstadiums, lokal und intensiv (alle 1–2 Stunden) mit antiviralen Substanzen behandeln.
Bei schweren Rückfällen sind zudem orale Herpesmedikamente verfügbar, die ebenfalls sofort beim Einsetzen der Symptomatik für einige Tage eingenommen werden müssen.

SONNENSTICH UND HITZSCHLAG

Vor allem feucht-heisse Wetterbedingungen, Windstille, langdauernde Exposition und übermässige körperliche Anstrengung, wärmestauende Bekleidung (dunkle Farben, Helme!) und Flüssigkeitsmangel können bei fehlender Kühlung und Verdunstungsmöglichkeit zu leichten bis schwersten Gesundheitsstörungen führen. Ältere Menschen und Kinder sind dabei besonders gefährdet. Beide Erscheinungen beginnen meist mit Schwindelgefühl, Übelkeit und Kopfschmerzen.
Beim Sonnenstich entsteht durch direkte Wärmeeinstrahlung oder Wärmestauung eine Reizung des zentralen Nervensystems. Bei einem hochrot-heissen Kopf fühlt sich die übrige Haut kühl an, eine allgemeine Unruhe wird begleitet von Schwäche, eventuell Erbrechen und Kollaps.

Ein Hitzschlag tritt durch eine längere Einwirkung und Stauung der Wärme auf; auch ohne direkte Sonneneinwirkung möglich. Die Folgen sind das Ansteigen der Körpertemperatur bis über 40 °C, Blutdruckabfall, Flimmern vor den Augen, Verwirrtheit und Bewusstlosigkeit.

Behandlung

- Lagerung des Patienten an einem schattigen, kühlen Ort, Öffnen der Kleider.
- Abdecken der erhitzten Körperstellen, insbesondere des Kopfes, mit in kaltem Wasser getränkten Tüchern.
- Konstantes Trinken von salzhaltigen Flüssigkeiten, ein Kaffeelöffel Kochsalz pro Liter Wasser/Tee.
- Engmaschige Überwachung und wenn nötig lebensrettende Massnahmen (siehe Seite 24).

> **!** An einem Hitzschlag kann man sterben!
> Frühzeitig ärztliche Hilfe anfordern!

SONNENBRAND

Der unter alpinen Bedingungen entstehende Sonnenbrand zeigt sich mit einer Latenzzeit von 2 bis 4 Stunden nach UV-Schädigung vorwiegend im Gesichts- und Kopfbereich, an Handrücken und Armaussenseiten. Je nach Schweregrad entwickelt sich eine schmerzhafte Rötung, verbunden mit unterschiedlicher Schwellung des Gewebes, möglicherweise mit ausgeprägten Lidschwellungen (Augenöffnen unmöglich) oder grotesk-wulstigen Lippenschwellungen. Bei starker Strahlenschädigung können sich gleichzeitig diffuse kleine oder grössere, mit heller Flüssigkeit gefüllte Blasen auf sämtlichen gerötet-entzündeten und heissen Hautstellen bilden.

Behandlung

- Meiden von Sonne und Anstrengungen
- Im akuten Stadium möglichst rasches Auflegen von kalten und nassen Tüchern oder Schnee für jeweils 1–5 Minuten, zur Vermeidung von zusätzlicher Schwellung und Entzündung.
- Anschliessend häufiges (halbstündlich bis stündlich), regelmässiges Auftragen von kühlenden Cremes, Schaum, Lotionen, wenn möglich mit Kortikoidzusatz.

Keine fettenden Salbenprodukte anwenden! Nach 12 bis 24 Stunden neue Beurteilung der Hautoberfläche.

- Bei Blasenbildung oberflächliches, vorsichtiges Öffnen der Blasendecke und Entleerung des Wundsekretes, aber ohne Abtragen der Blasendecke.
- Bei nässenden Wundflächen, analog einer Verbrennung, mit desinfizierenden/antibiotischen Lotionen oder Cremes behandeln und mit lockeren Tüll-Gazeverbände abdecken.
- Nach 3 bis 4 Tagen bei Austrocknung der Wundfläche Übergang auf fettende Lotionen oder Cremes.

Die stark sonnengeschädigte Haut entspricht einer Brandwunde und benötigt zu ihrer Regeneration 1 bis 2 Monate. Je nach Schweregrad kann die Stelle (vor allem Gesicht, Nase, Ohr) jahrelang extrem überempfindlich und UV-intolerant bleiben.

6.6 Nase, Hals und Ohren unter alpinen Bedingungen

Andreas Arnold, Christof Stieger

DIE NASE

Die Nase ist quasi das Klimagerät für unsere Atemluft. So befeuchtet der 10 cm lange «Schleimhauttunnel» einer gesunden Nase die eingeatmete Luft auf rund 90 %, was für die normale Funktion und somit zur Verhinderung von Reizungen und Erkrankungen der oberen Atemwege und der Lunge erforderlich ist. Weil kalte Luft weniger Feuchtigkeit speichern kann als warme, ist es ratsam, in der Höhe auf eine ausreichende Befeuchtung der Nasenschleimhäute zu achten, am besten mit einer Nasensalbe (z. B. Bepanthen nasal). Zudem erfolgt über die Nase der Druckausgleich der Nasennebenhöhlen und via Nasenrachenraum und Ohrtrompete auch der, der Ohren.

Verstopfte Nase

Eine anstrengende Betätigung mit verstopfter Nase ist nahezu unerträglich. Gründe können eine vorbestehende, verkrümmte Anatomie in der Nase oder auch Schwellung zum Beispiel bei Infekten oder Allergien sein. Darum ist es ratsam, dies bei vorbestehenden Problemen bereits vor der Tour mit dem Arzt zu besprechen. Bei akut verstopfter Nase während der Tour ist die kurzzeitige Anwendung abschwellender Nasentropfen angebracht (5 bis maximal 7 Tage, z. B. Otrivin).
Aufgrund des schleimhautaustrocknenden Effekts dieser Tropfen soll danach immer ausreichend Nasensalbe zur Anwendung kommen; insbesondere um Nasenbluten, Halsschmerzen und Hustenreiz vorzubeugen.

Nasenbluten

Die häufigste Ursache von Nasenbluten ist eine trockene Nasenschleimhaut oder ein Trauma (z. B. ein Schlag auf die Nase). Personen mit einer Blutverdünnung sind besonders betroffen. Bei akuten Blutungen ist folgende Vorgehensweise meistens erfolgreich:

- Hinsetzen, Kopf nach vorne unten halten, Nacken kühlen (nasses Stoffstück).
- 15 Mintuten ohne Pause mit den Fingern die Nasenflügel fest zusammendrücken (Abb. 68).
- Blut ausspucken und nicht schlucken. Blut im Magen führt zu Übelkeit und Erbrechen.
- Nicht Schnäuzen. Dies führt oft zur erneuten Blutung.
- Abschwellende Nasentropfen (z. B. Otrivin) wirken auch blutstillend. Allerdings werden diese am Besten verwendet, sobald die Blutung aufgehört hat, da sie sonst wieder mit heraustropfen.
- Zuletzt Nasensalbe vorsichtig geschnupft.

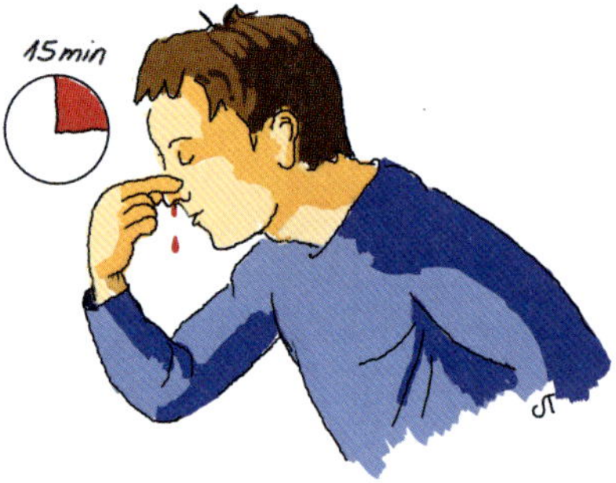

Abb. 68: *Bei nach vorne geneigtem Kopf permanent 15 Minuten die Nasenflügel fest zusammendrücken.*

Nasenbeinbruch

Bei unsanfter Kollision, zum Beispiel bei einem Sturz, kann es zu einem Bruch des Nasenknochens kommen. Bei starkem Schiefstand ist ein beherztes Geraderücken des Nasenrückens (Abb. 69), entweder selbst oder durch einen anderen Tourengänger, erlaubt. Bei Nasenbluten sind die oben genannten Massnahmen erforderlich. Zudem ist es in jedem Fall ratsam, einen Arzt aufzusuchen, um die Nasengänge untersuchen zu lassen. Bei Anzeichen einer Gehirnerschütterung besteht immer eine Notfallsituation, welche unverzüglich ärztlich behandelt werden muss.

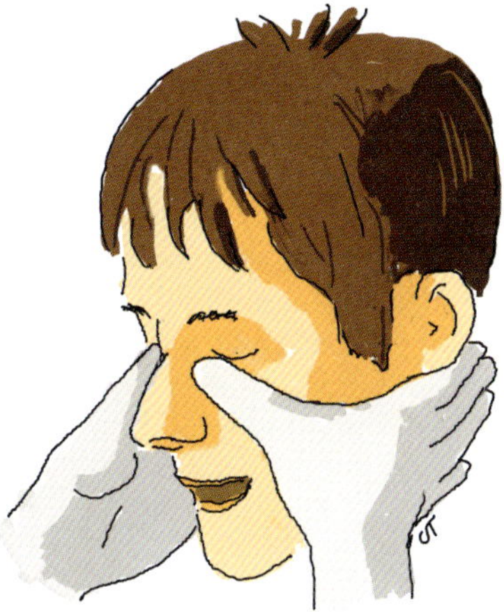

Abb. 69: *Bei Schiefstand des Nasenrückens nach Sturz kann das Geraderücken mit beiden Daumen helfen.*

Mittelgesichtsschmerz bei Nasennebenhöhlenentzündung (= Sinusitis)
Insbesondere bei vorbestehender Sinusitis besteht die Gefahr des blockierten Druckausgleichs zwischen der Nasenhaupthöhle und den Nasennebenhöhlen, was aufgrund der Luftdruckänderung bei raschem Auf- oder Abstieg zu starken Druckschmerzen im Mittelgesicht und im Bereich der oberen Zähne führen kann. Bei akutem Auftreten solcher Beschwerden helfen abschwellende Nasentropfen sowie Schmerzmittel.

DER HALS

Halsschmerzen

Trockene Luft kann zu einer Reizung der Schleimhäute im Rachen- und Halsbereich führen. Dies wird mittels geschnupfter Anwendung von Nasensalbe sowie ausreichendem Trinken verhindert beziehungsweise behandelt.
Bei Auftreten von starken Halsschmerzen muss im Falle von auftretendem Fieber eine Infektion angenommen werden. Diese sollte ärztlich behandelt werden. Insbesondere bei einseitigen Schmerzen mit eingeschränkter Mundöffnung oder Schmerzen mit Minderbeweglichkeit im Kopf-Halsbereich (cave: schmerzbedingte Bewegungseinschränkung) besteht sogar Verdacht auf Abszess (Eiterherd), was eine Notfallsituation darstellt und unverzüglich ärztlich beurteilt werden muss.

Halsschwellung

Eine akute Halsschwellung kann im Rahmen einer Infektion oder Allergie (Insektenstich!) entstehen. Lokale Schwellungen sind mit Kühlung behandelbar. Bei Auftreten von weiteren, zunehmenden Beschwerden, insbesondere schwerer, pfeifender Atmung, besteht eine Notfallsituation, welche unverzüglich ärztlicher Behandlung bedarf.

DIE OHREN

Ohrendruck und Ohrenschmerzen

Akute Ohrenschmerzen beginnen zumeist mit einem unangenehmen Druck. Zwischen dem Nasenrachen und dem Mittelohr verläuft beidseits die Ohrtrompete (Tuba auditiva, Eustach'sche Röhre, Abb. 70). Zuhalten der Nase und dabei Luft in die Ohren pressen erzeugt normalerweise den Druckausgleich (Valsalvamanöver). Bei Schwellungszuständen ist die normale Funktion der Ohrtrompete nicht gegeben, der Druckausgleich kann nicht stattfinden. Dies erzeugt einen zur Umgebung unterschiedlichen Druck im Mittelohr. Je grösser dieser beim Überwinden von Höhenunterschieden wird, umso stärker werden die Beschwerden. Um dies zu vermeiden empfiehlt es sich, das Valsalvamanöver vor der Tour auszuprobieren und zu trainieren. Bei starkem Druck im Ohr hilft es oft, abschwellende Nasentropfen anzuwenden, am besten im Liegen, mit dem Kopf leicht in die Richtung des betroffenen Ohres gedreht.
Falls der Druck (v. a. Unterdruck) lange anhält, kann sich ein Mittelohrerguss (Gewebeflüssigkeit in den Mittelohrräumen) bilden. Die Gewebeflüssigkeit in den Mittelohrräumen kann zu einer Hörminderung und sogar zu einer Mittelohrentzündung (Otitis media) führen. Dies sollte darum ärztlich beurteilt und behandelt werden.

Als weitere Ursache von Ohrenschmerzen kann eine Gehörgangsentzündung (Otitis externa) auftreten, oft bei vorbestehendem Ohrschmalzpfropf. Die Therapie besteht vorderhand aus der Anwendung von antiinfektiösen Ohrentropfen. Bei bekannter Neigung zu Gehörgangsentzündung empfiehlt es sich, Alkohol-Essig-Ohrentropfen, sogenannte «Navy Diver Drops», mitzuführen, welche in Apotheken oder im Tauchsportfachhandel erhältlich sind.

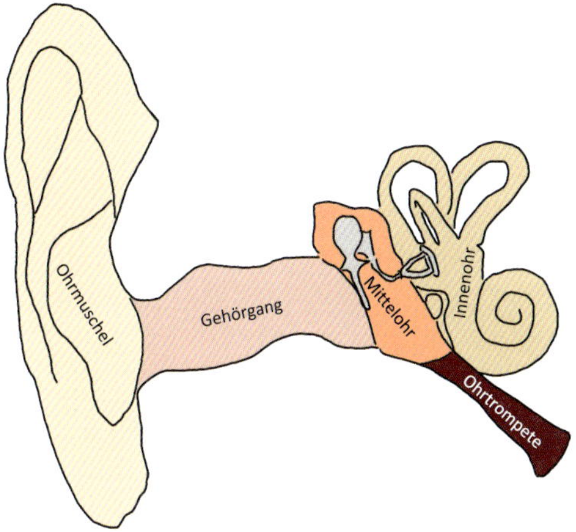

Abb. 70: *Das menschliche Ohr (rechts) bestehend aus Ohrmuschel, Gehörgang, Mittelohr, Innenohr und der Ohrtrompete (Belüftungsgang vom Nasenrachen).*

Hörminderung

Wie vorgängig erwähnt, ist ein Mittelohrerguss eine mögliche Ursache einer Hörminderung. Hier helfen, wenn möglich, das Valsalvamanöver und abschwellende Nasentropfen. Andererseits kann ein den Gehörgang verstopfender Ohrschmalzpfropf entstehen, wenn bereits vorhandener Ohrschmalz durch Feuchtigkeit (Schweiss) aufquillt. Aufgrund der gehemmten Weiterleitung des Schalls durch den Gehörgang kann bei Mittelohrerguss und Ohrpfropf häufig ein rauschendes Ohrgeräusch wahrgenommen werden, welches dem so hörbaren Blutfluss entspricht.

Im Falle eines zumeist schmerzlosen Innenohrhörsturzes (Ausfall der Sinneszellen) tritt neben einem pfeifenden Hörgeräusch oftmals auch eine gewisse Gleichgewichtsstörung auf.

Da sich die Unterscheidung der eigentlichen Ursache einer plötzlichen Hörstörung oftmals schwierig gestaltet, sollten primär abschwellende Nasentropfen (z. B. Otrivin) angewendet und möglichst gleich nach der Rückkehr ins Tal ein Arzt aufgesucht werden!

Schwindel

Akuter Schwindel in den Bergen, gleich welcher Ursache, stellt aufgrund der drohenden Absturzgefahr eine lebensgefährdende Notfallsituation dar! Man unterscheidet zwischen Drehschwindel, welcher eher vom Ohr ausgeht und ungerichtetem Taumel, hervorgerufen durch Probleme mit Blutdruck, Kreislauf, Höhenkrankheit oder vom Nervensystem ausgehend.

30 % der älteren Menschen haben ständige Gleichgewichtsprobleme, sei es durch das abnehmende Sehvermögen, die verminderte Koordination oder durch abnehmende Leistung des Innenohrs. Generell ist bei bekanntem Schwindel Vorsicht geboten. Zur Vermeidung von Stürzen sind Wanderstöcke zu empfehlen (siehe Seite 250).

Die Gesichtshaut

Nase, Ohrmuscheln, Stirn und Lippen sind natürliche «Balkone» des Gesichtes und deshalb der Sonneneinstrahlung entsprechend stark ausgesetzt. Zur Vermeidung des akuten Sonnenbrands und von eventuellen Folgeschäden bis zum Hautkrebs, ist das Tragen einer Kopfbedeckung und die Verwendung einer Sonnencreme mit hohem Lichtschutzfaktor gegen die hohe UV-Strahlung in den Bergen notwendig (siehe auch Seite 203).

6.7 Zahnprobleme

Gian Hälg

Leider können auch die Zähne die Freude am schönen Wetter und einer erfolgreichen Gipfelbesteigung trüben. Vorbeugende Massnahmen lassen die Wahrscheinlichkeit eines schmerzhaften Vorfalls im Munde sinken. Die tägliche, sorgfältige Zahnpflege zu Hause legt den Grundstein dazu. Mit regelmässiger zahnärztlicher Unterstützung sind gesunde Verhältnisse in der Mundhöhle gewährleistet und plötzliche Erkrankungen bleiben aus. Unfälle mit Zahnschäden können dennoch geschehen. Bei einer Ein- oder Mehrtagestour in den Alpen besteht dann unmittelbarer Handlungsbedarf, wenn ein Sturz Zahnschäden zur Folge hat. In allen anderen Situationen wird mit Schmerzmedikamenten die Zeit bis zum nächstmöglichen Zahnarztbesuch überbrückt.

UNFÄLLE MIT ZAHNSCHÄDEN

Riss-Quetsch-Wunden an Lippen: Die Wunden werden gereinigt, desinfiziert und abgedeckt. Eine ausgedehnte Riss-Quetsch-Wunde soll später vom Arzt beurteilt und versorgt werden.

Leicht beweglicher Zahn: Durch einen Schlag kann ein Zahn beweglich werden. Leichte Schmerzen können damit verbunden sein. Der Zahn soll geschont werden, bis die Beweglichkeit wieder normal ist. Eine Kontrolle beim Zahnarzt wird empfohlen.

Abgebrochener Zahn: Ein abgebrochener Zahn, der nach dem Abwaschen mit Wasser nicht aus der Bruchfläche blutet, kann im Notfall über Tage unversorgt bleiben. Eine scharfe Kante kann stören, der Zahn ist jedoch weder akut gefährdet, noch werden grosse Schmerzen auftreten. Nach der Tour sollte der Zahn fachgerecht versorgt werden.

Bei einem Zahn, der aus der Bruchfläche blutet, wurde der Gefäss-Nerven-Strang verletzt. Eine baldige zahnärztliche Behandlung wird unumgänglich, da sich der Nerv sonst entzündet und schliesslich abstirbt.

Dieser Prozess ist während der ersten Tagen schmerzhaft. Vorübergehend nehmen dann die Schmerzen ab, bevor sie nach unbestimmter Zeit, wegen bakterieller Entzündung, wieder stark zunehmen können.

Verschobener Zahn: Ein nach einem Schlag verschobener Zahn kann mit sanftem, aber beständigem Fingerdruck wieder in die ursprüngliche Position gebracht werden. Danach muss dieser geschont und baldmöglichst vom Zahnarzt geschient werden.

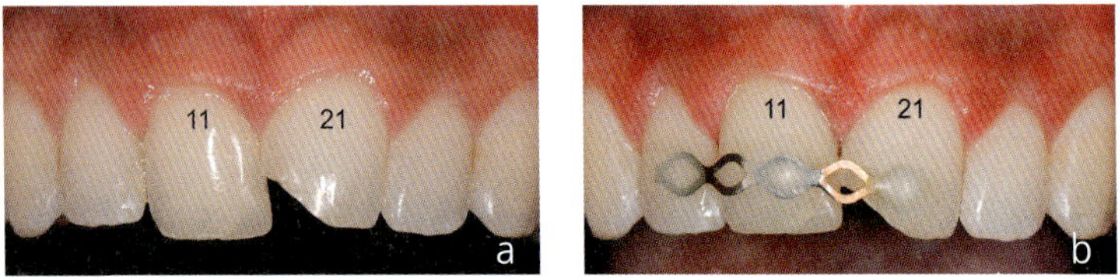

Abb. 71 a–b: *a) Verschobener Zahn 11 und abgebrochener Zahn 21, b) Reponierter und geschienter Zahn 11*

Ausgeschlagener, aber im Wurzelbereich intakter Zahn: Die Wurzel eines intakten Zahnes endet in einer leicht «gerundeten Spitze». Eine scharfkantige Bruchfläche oder ein Riss sind mögliche Beschädigungen. Ein intakter Zahn kann, bei entsprechendem Vorgehen, wieder einheilen. Dazu ist aber zahnärztliche Unterstützung notwendig. Bei einem solchen Unfall muss entschieden werden, ob der Zahn oder das Gelingen der Expedition im Vordergrund steht.
Entscheidet man sich für die Expedition, so ist die risikoärmste Heilung zu erwarten, wenn der Zahn nicht wieder eingesetzt wird. Die spätere Behandlung der Lücke wird aufwendiger und eventuell auch beeinträchtigt.
Entscheidet man sich für die Behandlung und ist ein Zahnarzt erreichbar, so kann der Zahn zwischenzeitlich aufgehoben werden. Ideal dafür ist eine «Zahnrettungs-Box». In der kleinen Dose mit physiologischem Nährmedium können Zellen mindestens 24 Stunden überleben. Sie ist in Apotheken erhältlich oder in einigen Schulen und Schwimmbädern der Schweiz vorhanden (siehe Abb. 72).

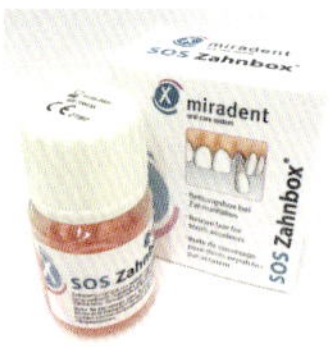

Abb. 72: *«Zahnrettungs-Box»*

Kurzfristig kann der Zahn in einem Behälter oder Plastiksack mit UHT-Milch (erste Wahl), pasteurisierter Milch oder physiologischer Kochsalzlösung transportiert werden. Die Zahnwurzel soll dabei nie berührt werden.
Neuere Studien, mit dem Ziel zugänglichere Transportmethoden zu untersuchen, zeigen gute Resultate beim Überleben von Zellen auf der Zahnoberfläche, wenn der Zahn in Frischhaltefolie eingewickelt wird. Geschieht das vor der Oberflächenaustrocknung, so ist diese Methode bis zu 6 Stunden ähnlich gut, wie die in der Zahnrettungsbox. Ungeeignet ist die Lagerung in Wasser oder an der Luft.
Ist nichts von dem Vorhanden und ist der Zahnarzt nicht am selben Tag erreichbar, so kann ein intakter Zahn von mutigen Bergsteigern wieder in das Knochenfach eingeschoben werden.

Der Zahn könnte erneut herausfallen und verschluckt oder aspiriert werden. Die Wurzeloberfläche sollte dabei nicht berührt werden. Eine schmutzige Oberfläche davor mit Wasser abspülen, aber nicht abreiben.

Nach dem Replantieren (Wiedereinsetzen) des Zahnes ist eine Antibiotikatherapie angezeigt. Ein Zahnarztbesuch ist folglich unumgänglich.

ERKRANKUNGEN DER MUNDHÖHLE

Bei mehrwöchigen Expeditionen in Regionen, in denen die zahnärztliche Versorgung nicht gewährleistet ist, sind neben Verletzungen auch Erkrankungen zu beachten. Karies und Parodontitis sind Erkrankungen der Mundhöhle, die durch mangelnde Mundhygiene verursacht werden. Beide Erkrankungen beginnen unauffällig, können aber zu einer Entzündung und somit zu einer schmerzhaften und dicken Backe führen.

Parodontitis: Die Zahnbetterkrankung ist die Entzündung des Zahnfleisches und des Knochens. Ursache sind unentfernte Beläge mit Bakterien entlang des Zahnfleisches und zwischen den Zähnen.

Karies: Die Entmineralisation der Zahnoberfläche und die Fäulnis im Innern des Zahnes. Säure im Munde, die wir durch die Nahrung zu uns nehmen oder die durch Bakterien aus Zucker entsteht, greift die Zahnoberfläche an. Bricht die Zahnoberfläche ein, so entsteht darunter ein Fäulnisprozess. In fortgeschrittenem Zustand kann es zu einer schmerzhaften Nervenentzündung führen (siehe Abb. 73 a–b).

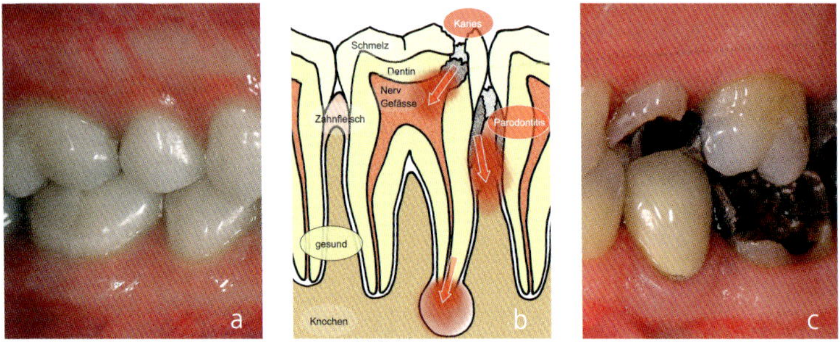

***Abb. 73 a–c:** a) Gepflegte und gesunde Bezahnung, b) Entstehung Entzündung, c) Vernachlässigte und kariöse Bezahnung*

Vorbeugende Massnahmen wie gute Mundhygiene und regelmässige Zahnarztbesuche sind unabdingbar. Wurden diese vernachlässigt, so rät sich vor einer geplanten Expedition noch eine Kontrollsitzung zu vereinbaren.

Die Zahnkontrolle vor einer Expedition ist einige Wochen vor Abreise zu vereinbaren, damit eine allenfalls notwendige Therapie ordentlich durchgeführt werden und die Heilung erfolgen kann.

Es rät sich, die Reise mit einer gesunden Mundhöhle und Bezahnung anzutreten. Ob man mit einer Parodontitis oder einer entzündeten Wunde vom letzten bösen Mountainbikesturz auf die Expedition startet, ist etwa dasselbe: Es kann gut gehen, oder auch wegen eitrigen Abszessen zum Abbruch führen. Bei gesunder Mundhöhle wird, minimale Mundhygiene und normale Ernährung vorausgesetzt, keine schmerzhafte Überraschung die Reise stören, ein Unfall natürlich ausgenommen.

Entzündungen und Abszesse: Eine gerötete und schmerzhafte Stelle im Munde deutet auf eine Entzündung hin. Sie kann zu einem Abszess werden: Eine mit Eiter gefüllte, zunehmend schmerzhafte Schwellung. In einem solchen Fall muss ein Zahnarzt aufgesucht werden. Ist dies nicht möglich, hilft ein Breitbandantibiotikum (z. B. Augmentin®), die bakterielle Entzündung vorübergehend einzudämmen.

Behandlung

- Augmentin®: 625 mg 3 × täglich für 6 Tage
- Dalacin® C, wenn Penicillin-Allergie bekannt
- Schmerzmittel bei Bedarf (siehe «Apotheke» Seite 295)

Eine Antibiotikatherapie ohne Behebung der Ursache durch einen Zahnarzt ist nicht immer erfolgreich. Zudem besteht die Gefahr, dass die Entzündung nach einiger Zeit von neuem entflammt.

> **!** Verschlechtert sich der allgemeine Zustand des Patienten, wobei sich die Schwellung bis um den Kieferwinkel ausdehnt und die Mundöffnung eingeschränkt ist, so besteht Lebensgefahr und dringender Handlungsbedarf. Zwingend ein Krankenhaus aufsuchen, bevor sich die Entzündung entlang der Speiseröhre in die Herz-Lungen-Region ausdehnt.

MUNDHYGIENE UNTERWEGS

Nach dem Morgen- und dem Mittagessen sollen Speiseresten entfernt werden: Zähne putzen oder mindestens mit Wasser gründlich die Mundhöhle ausspülen. Am Abend werden die Zähne gründlich gereinigt. Ideal dafür ist eine weiche Zahnbürste mit einer fluorhaltigen Zahnpaste. Gewissenhafte reinigen zusätzlich die Zahnzwischenräume mit Zahnseide, Zahnhölzern oder Bürstchen. Da während der Nacht kaum Speichel fliesst, ist die abendliche Reinigung besonders wichtig. Danach nur noch zuckerfreie Getränke einnehmen. Wird die Mundhygiene nur kurzfristig, und nicht immer wieder, vernachlässigt, so sind kaum Folgen zu befürchten. Geschieht dies aber über längere Zeit oder wiederholt, so kann es zu Parodontitis oder zu Karies führen.

Essgewohnheiten haben grossen Einfluss auf die Gesundheit der Mundhöhle. Speichel neutralisiert die durch Lebensmittel oder Flüssigkeit zu sich genommene Säure; das dauert circa eine halbe Stunde. Wir können dem Speichel die Arbeit erleichtern, indem wir nach dem Essen oder Trinken mit einem Schluck Wasser die Mundhöhle ausspülen. Wird aber nach einer halben Stunde erneut mit klebrigen Energieriegeln oder sauer-süssen Sportgetränken ein Angriff auf die Zähne gestartet, so führt dies bald zu Karies. Nehmen Alpinisten an einzelnen Tagen, an denen vom Körper Höchstleistung gefordert wird, kohlenhydratreiche Nahrung und Flüssigkeit zu sich, bleibt diese ohne Folgen. An Ruhetagen empfiehlt sich, solche Essgewohnheiten nicht fortzusetzen.

6.8 Vorbereitung auf Trekking und Expeditionen in der Höhe

Jacqueline Pichler Hefti, Urs Hefti

Trekken bedeutet nichts anderes als Wandern, wird aber heute gleichgesetzt mit einer mehrtägigen Wanderung in mittleren bis grossen Höhen in Nepal oder Südamerika. Bei Trekkings reist man in grosse Höhen bis 5500 m, bei Expeditionen werden die sehr grossen, unwirtlichen Höhen bis über 8000 m erklommen.

Häufig sind Trekkende das erste Mal über mehrere Tage zu Fuss unterwegs und sind dementsprechend oft unerfahren. Die Trekkingrouten führen oft in abgelegene, für Rettungen schwer zu erreichende Gebiete mit meist limitierter medizinischer Infrastruktur sowie allgemein bescheidenen Hygienestandards.

MEDIZINISCHE VORBEREITUNGEN

Die seriöse Vorbereitung für ein Trekking oder eine Expedition kann darüber entscheiden, ob das anvisierte Ziel erreicht wird oder nicht. Folgende Fragen sind vor der Abreise abzuklären:

- Wie ist die Sicherheitslage im Land?
- Wie präsentiert sich die medizinische Infrastruktur?
- Welche Möglichkeiten zur Evakuation bestehen?
- Muss mein Versicherungsschutz bei Krankheit, Unfall, Such- und Rettungsflügen sowie Repatriierungen allenfalls angepasst werden?

Die Angaben zum Reiseprogramm im Detail (Höhenmeter pro Tag, Schlafhöhen, geplante Ruhetage) müssen bekannt sein, um die Aufstiegstaktik und so eine korrekte Akklimatisation bestimmen zu können.

Es wird dringend empfohlen, eine reisemedizinische Beratung bei der Hausärztin, einem Reisemediziner oder an einem spezialisierten Zentrum durchzuführen. Dies zur Abklärung der Reisetauglichkeit und zur Impfung. Die Impfungen sind gemäss den bekannten Richtlinien alle korrekt und zeitnah durchzuführen. Dabei gilt hier nicht das Prinzip der eigenen Unversehrtheit. Es sind die Menschen vor Ort, die wir zu schützen haben, indem wir keine übertragbaren Krankheiten in ein Land und in eine vulnerable Gesellschaft bringen, die nicht über eine so privilegierte medizinische Grundversorgung verfügt, wie wir sie bei uns kennen. Vor Reiseantritt empfiehlt sich auch ein Besuch beim Zahnarzt.

TRAINING

Es versteht sich von selbst, dass auf Trekkings und Expeditionen grosse körperliche Leistungen vollbracht werden müssen. Ein spezifisches Training muss mindestens ein halbes Jahr vor Abreise begonnen werden.
Die Ausdauerleistungsfähigkeit (VO2max) nimmt mit zunehmender Höhe ab. Gründe hierfür sind der reduzierte Sauerstoffgehalt und die Abnahme des Sauerstoffpartialdruckes im Blut, das verminderte Herzzeitvolumen und die Limitation der Diffusionskapazität. Die Abnahme der Ausdauerleistungsfähigkeit ist individuell und somit unterschiedlich. Eine Abnahme um circa 10 % pro 1000 Höhenmeter ist normal. Das heisst, dass Bergsteigerinnen und Trekker auf 5000 m nur noch halb so schnell unterwegs sind wie auf Meereshöhe.

AKKLIMATISATION

Obwohl bei Trekkings die technischen Anforderungen normalerweise nicht sehr hoch sind, muss aufgrund der Höhe eine korrekte Akklimatisation durchgeführt werden, um Höhenkrankheiten zu vermeiden.
Mit zunehmender Höhe kommt es zu einem nicht-linearen Abfall des Barometerdruckes und damit zu einer entsprechenden Abnahme des Sauerstoffpartialdruckes (paO_2). Im Verlauf eines Aufstieges laufen im Körper lebenswichtige Adaptationsmechanismen ab, welche wir in seiner Gesamtheit als Akklimatisation bezeichnen.
Eine der wichtigsten und unmittelbar einsetzenden Anpassungen ist die Hyperventilation, also die gesteigerte Atmung. Mit der gesteigerten Atmung (alveolären Ventilation) wird der Sauerstoffteildruck in den Lungenbläschen erhöht, womit die Druckdifferenz zwischen den Lungenbläschen und den Kapillaren in der Lunge ansteigt und die Sauerstoffdiffusion optimiert wird. Die Hyperventilation führt zudem zu einer respiratorischen Alkalose, welche den zentralen Atemantrieb in dieser Situation ungünstig beeinflusst. Kompensatorisch kommt es nach kurzer Zeit, aufgrund der Höhendiurese mit vermehrter Bicarbonatausscheidung, zu einer metabolischen Kompensation. Die medikamentöse Prophylaxe der akuten Bergkrankheit (AMS) mit Acetazolamid wirkt unter anderem über diesen Mechanismus.

Die Akklimatisation braucht sehr viel Zeit. Ein langsames Aufstiegsprofil ist deshalb bei einem Trekking entscheidend, um das Risiko zu minimieren, an AMS zu erkranken. Die einzige prospektive, randomisierte Studie einer Schweizer Forschungsexpedition zu diesem Thema zeigte im Vergleich zweier Gruppen mit unterschiedlicher

Aufstiegsgeschwindigkeit, dass in der Gruppe mit dem langsameren Aufstieg AMS weniger häufig und in milderer Form auftrat. Allerdings ist, trotz diverser publizierter Guidelines, die ideale Aufstiegsgeschwindigkeit nach wie vor unklar.

Empfehlung: Ab einer Höhe über 2500 m die Schlafhöhe um 300 bis 500 m pro Nacht erhöhen sowie alle 1000 m oder jeden dritten Tag einen Ruhetag einlegen.
Es ist vor allem die graduelle Erhöhung der Schlafhöhe pro Nacht, und nicht die pro Tag absolvierten Höhenmeter, die die Grundlage der Akklimatisationsregel bildet.

Es bestehen grosse, individuelle Unterschiede der Höhentoleranz. Erfahrene Bergsteigende, welche die Höhe jeweils gut vertragen haben, können das Aufstiegsprofil allenfalls anpassen.

Das Vermeiden von grossen, Anstrengungen während der Akklimatisation ist die am einfachsten umzusetzende, präventive Massnahme, um starke Kopfschmerzen, das Kardinalsymptom der akuten Bergkrankheit, zu vermeiden. Unabhängig von der korrekten Akklimatisation ist eine gute Fitness ein relevanter Sicherheitsaspekt zur Vermeidung von Verletzungen, Erschöpfungszuständen und Erkrankungen.

Eine medikamentöse Prophylaxe ist normalerweise nicht nötig. Sie sollte jenen Bergsteigenden vorbehalten bleiben, welche trotz Anwendung der Akklimatisationsregeln die Höhe nicht gut vertragen, aber weiterhin ihrem Hobby frönen möchten. Eine Beratung bei der auf Höhenkrankheiten spezialisierten Ärztin wird dringend empfohlen.

Formen der Akklimatisation

Es existieren verschiedene Formen der Akklimatisation. Es gibt die medikamentöse Akklimatisation, das «Staging» und die Vorakklimatisation im Hypoxiezelt.
Grundsätzlich wird die medikamentöse Akklimatisation mit z. B. Acetazolamid nicht empfohlen. Die gesamte medizinische Literatur wie auch die Erfahrung vieler Bergsteigenden und Höhenmediziner lassen den Schluss zu, dass primär die Akklimatisationsregeln helfen, erfolgreich einen Berg zu besteigen oder ein langes Trekking gesund zu bewältigen. In ausgewählten Fällen braucht es Medikamente, um die Akklimatisation zu unterstützen. Dies muss aber mit einem mit der Thematik der Höhenmedizin bestens vertrauten Arzt besprochen und die kontrollierte Einnahme begleitet werden.

Die bewährteste Methode der Akklimatisation wird als «Staging» bezeichnet und beim Trekking und Bergsteigen während dem Anstieg bis in extreme Höhen angewendet. Dabei verbringt man jeweils wenige Tage auf einer Höhe von 2000 bis 3500 m und steigt nach erfolgter Akklimatisation nach den bekannten Akklimatisationsregeln weiter auf, bis man die für das Trekking oder die Besteigung erforderliche Höhe erreicht hat. Insbesondere beim Höhenbergsteigen wird ein längerer Aufenthalt im Basislager empfohlen.

Die Vorakklimatisation im Hypoxiezelt kennt man noch nicht sehr lange, wird aber immer populärer. Noch nicht alle Details, wie z. B. das ideale Aufstiegsprotokoll, sind wissenschaftlich profund geklärt. Die klassischen Vorakklimatisationsprotokolle, welche bei uns üblicherweise durchgeführt werden, zeichnen sich durch eine diskontinuierliche, repetitive Hypoxie-Exposition (bis auf maximal 6500 m) aus. Im besten Fall werden, je nach Zielhöhe, bis 240 Stunden im Zelt verbracht. Die Inzidenz der AMS kann mit den meisten Protokollen reduziert werden. Eine Vergleichbarkeit der Strategien ist aufgrund der pro Person sehr unterschiedlichen Protokolle jedoch schwierig.

Die primäre Motivation einer Vorakklimatisation ist die Verkürzung der Anreise oder der Erhalt der Leistungsfähigkeit während des Trekkings. Eine Vorakklimatisation zur Beschleunigung des Aufstiegsprotokolls und somit Umgehung der Akklimatisationsregeln wird nicht empfohlen. Trekkern, welche ihre Ferien in einem spannenden Land verbringen, sollten die Möglichkeit nutzen, die Akklimatisation vor Ort und im Rahmen der etablierten Regeln durchzuführen. In einzelnen ausgewählten Fällen, wenn eine entsprechende Akklimatisation vor Ort nicht möglich ist, kann eine Vorakklimatisation neben oder anstelle einer medikamentösen Prophylaxe durchaus sinnvoll sein.

MEDIZINISCHE PROBLEME

Auf Trekkings und Expeditionen sind grundsätzlich keine grösseren medizinischen Probleme zu erwarten als auf anderen Reisen auch: Erkrankungen, Reisedurchfall, Unfälle mit Verletzungsfolgen, Überlastung des Bewegungsapparates sowie in grossen Höhen die Erfrierungen und Unterkühlungen (akzidentelle Hypothermie).

Neben den in den Ländern spezifischen Infektionskrankheiten sind die Höhenkrankheiten als spezielle, medizinische Notfälle in der Höhe zu kennen und zu beachten. Reisepläne können bei Eintreten massiv verändert werden und schwere Erkrankungen sind möglich (siehe Seite 174).

Die Anreise in den diversen Transportmitteln kann gewisse Gefahren bergen. Nicht jedes Fahrzeug sollte bestiegen und nicht mit jedem Fahrer abenteuerliche Strassen befahren werden.

Reisedurchfall

Primär mangelnde Hygiene und eine unzureichende Infrastruktur im Reiseland sowie die nonchalante Haltung der Reisenden sind die Hauptgründe für eine Erkrankung an Reisedurchfall. Das Risiko, an einem Reisedurchfall zu erkranken steigt, je grösser die kulturellen und klimatischen Unterschiede zwischen Reiseland und Ursprungsland des Reisenden sind.

Als Ursache des Reisedurchfalls gilt wissenschaftlich bewiesen die Einnahme von Fäkalbakterien durch kontaminierte Nahrungsmittel. Obwohl die präventiven Massnahmen («Boil it, cook it, or forget it») hinlänglich bekannt sind, ist deren Evidenz unklar. Zudem ist eine strikte Einhaltung dieser Regel gerade auf Reisen häufig nicht realistisch. Von einer medikamentösen Prophylaxe des Reisedurchfalls wird generell abgeraten. Wegen des Risikos der Besiedelung durch multiresistente Darmbakterien (ESBL-PE etc.) werden Chinolone nicht mehr empfohlen. Zudem besteht in Asien eine verbreitete Resistenz gegenüber dieser Medikamentengruppe. Es gibt keine Impfung, die vor Reisedurchfall einen befriedigenden Schutz gewährt.

Der Schweregrad des Reisedurchfalls wird anhand des Ausmasses der Beeinträchtigung der Reisepläne definiert. Ein Reisedurchfall unmittelbar vor oder während dem Trekking gilt immer als mittelschwer oder schwer. Erfreulicherweise sinkt weltweit allgemein die Gefahr, an einem Reisedurchfall zu erkranken ab, vor allem in den Ländern, welche das pro Kopf-Einkommen steigern und eine Verbesserung der touristischen Infrastruktur etablieren konnten. Jüngere Reisende mit eher tiefem Reisebudget sind gefährdeter, wobei Frauen und Männer in etwa gleich häufig betroffen sind.
Reisedurchfall ist meistens eine selbstlimitierende Krankheit. Es genügt, die Standardtherapie mit ausreichendem Flüssigkeitsersatz und salzhaltiger Diät anzuwenden. Auch die Gabe von Loperamid ist möglich.

Die persönliche Hygiene ist das A und O, um Reisedurchfall und auch weitere chronische Erkrankungen zu vermeiden.

Eine Selbsttherapie durch Bergsteigende bei Trekking oder Expeditionen sollte bei der Zusammenstellung der Reiseapotheke durch den Arzt berücksichtigt werden. Insbesondere bei Reisen an hohe Berge wird das Risiko, an Reisedurchfall zu erkranken unterschätzt. Gerade an den bekannten und häufig frequentierten Zielen ist die

Inzidenz des Reisedurchfalls unerwartet hoch. Eindrücklich zeigt dies eine Studie, welche am Mount Denali durchgeführt wurde, und welche eine Inzidenz von 30 % Erkrankten unter den Bergsteigenden ergab.

Behandlung

Es hat sich bewährt, bei einem Reisedurchfall während eines Trekkings eine Einmaltherapie mit Azithromycin 1 g per os (oder besser verträglich 2 × 500 mg an einem Tag) einzunehmen. Dieses Therapiekonzept ist mittlerweile beim unkomplizierten Durchfall die beste Wahl.

APOTHEKE

Die für alle Fälle komplette Reiseapotheke existiert nicht. Gerade auf einem Trekking sollte nur das Notwendigste mitgenommen werden. Je nach Reisedestination muss die Apotheke potente Schmerzmittel und Antibiotika – auch für die Selbsttherapie durch Laien – enthalten. Eine entsprechende Aufklärung durch den Arzt ist zwingend. Die Apotheke sollte bei der Anwendung durch Laien gut dokumentiert sein und den Fähigkeiten des Anwenders entsprechen. Ein Vorschlag einer modularen Apotheke findet sich auf Seite 303.

LOKALE PARTNER

Ohne die Unterstützung von Trägern, lokalen Kameltreibern, Köchen und einheimischen Bergführern sind auch heute noch die meisten Trekkings und Expeditionen nicht möglich. Neben der sozialen Verantwortung, welche eine korrekte Entlöhnung und Versicherung beinhaltet, ist zwingend zu beachten, dass alle Mitreisenden krank werden oder verunfallen können. Jede und jeder Reisende ist verantwortlich, diesem Aspekt bereits bei der Planung zu Hause, aber auch unterwegs, immer wieder Rechnung zu tragen.

Literatur

J. Pichler Hefti und U. Hefti, Medizinische Aspekte beim Höhentrekking
Therapeutische Umschau (2017), 74 (10).

7. Kinder in den Bergen

Susi Kriemler

7.1 Allgemeine Aspekte

Kinderbergsteigen und Trekking mit Kindern kann für die ganze Familie zum einmaligen Erlebnis werden. Dabei sollten Eltern und Begleitpersonen einige Dinge beachten. Kinder unterscheiden sich in vielen physiologischen und psychologischen Merkmalen von Erwachsenen. So besteht zum Beispiel ein Faktor 20 zwischen einem 3,5 kg schweren Baby und einem 70 kg schweren Jugendlichen. Dementsprechend müssen Medikamentendosierungen und Flüssigkeitshaushalt angepasst werden.

THERMOREGULATION

Die Thermoregulation ist bei Kindern weniger effizient als bei Erwachsenen, was sie in einer kalten oder heissen Umgebung einem grösseren Risiko aussetzt. Da Kinder mehr Körperoberfläche pro Masse oder Körpergewicht aufweisen, gleichen sie die Temperaturdifferenz zwischen ihrem Körper und der Umgebung rascher aus. Daher kühlen sie schneller aus oder überwärmen ihren Körper.

! Kinder kühlen schnell aus und überhitzen schneller als Erwachsene!

In der Kälte sind Faktoren wie geringeres Unterhaut-Fettgewebe und fehlende Bewegung, insbesondere bei Kleinkindern, die von bergbegeisterten Eltern immobil auf dem Rücken getragen werden, weitere Risikofaktoren.

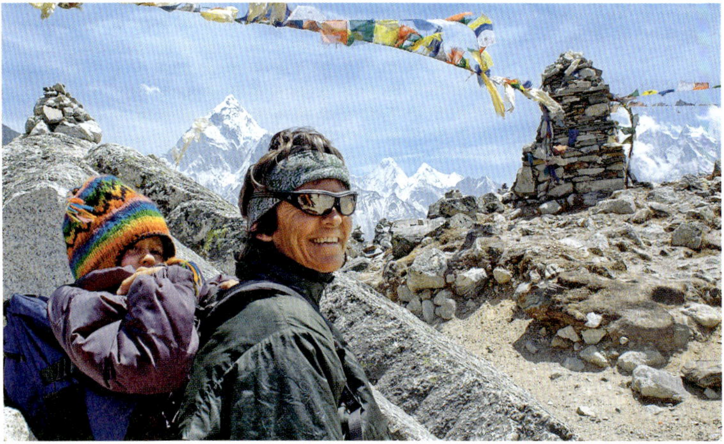

Abb. 74: *Trekking am Ama Dablam, Nepal (U. Wiget).*

In der Wärme führt die noch ungenügend entwickelte Schweissproduktion vor der Pubertät zu einer weiteren Körpererwärmung. In unseren Breitengraden ist vorwiegend die Kälte ein Problem. In diesem Kontext muss das Prinzip des «Wind Chill» beachtet werden.

Beim **Wind Chill** beeinflusst die Windgeschwindigkeit den Effekt der Kälte auf der Haut oder den generellen Wärmeverlust des Körpers massgebend. Zum Beispiel führt ein Wind von 40 km/h bei einer Temperatur von 0 °C zu einem gleichen Wärmeverlust wie die Temperatur von -16 °C bei Windstille.

Kinder toben umher, sie schwitzen oder werden bei Regen nass. Bei feuchter Haut steigt der Wärmeverlust nochmals um ein Vielfaches an, da die Leitfähigkeit von Wasser 20–25 Mal höher liegt als jene von Luft. Insbesondere auch für Körperpartien, die nicht primär exponiert sind, gehören trockene Ersatzkleider (Socken, Unterleibchen) immer mit ins Gepäck.

SONNENEXPOSITION

80 % der lebenslangen Sonnenbestrahlung erhält man vor dem 20. Lebensjahr. Nebst den Tages- und Jahreszeiten sowie der Bodenbeschaffenheit hat auch die Höhe über Meer einen Einfluss auf die Belastung durch UV-Strahlen (siehe Seite 197).

> Das Risiko, ein malignes Melanom zu entwickeln, ist mindestens doppelt so hoch, wenn ein Kind oder Jugendlicher einen oder mehrere Sonnenbrände erlitten hat.

INFEKTIONEN

Kinder machen mehr Infektionen durch als Erwachsene. Aufgrund der erstmaligen Exposition ohne protektive Immunität und anatomischer Unterschiede wegen verlaufen diese oft schwerer. Kinder haben ein engeres Röhrensystem, welches demzufolge rascher durch Schleim und Schwellung verstopft. Jede Art von Fieber kann zu Fieberkrämpfen, Appetitverlust, Übelkeit, Erbrechen, Durchfall mit Austrocknung (Dehydratation) und Schwäche führen.

> Dies sind alles Symptome, die auf eine mögliche Höhenkrankheit hinweisen können.

DEHYDRATATION

Durchfall und Erbrechen sind auf Reisen Knacknüsse, insbesondere wenn sie anhaltend über einige Tage auftreten. Kinder dehydrieren sehr viel schneller als Erwachsene. Ein fehlender Urin über 6 Stunden ist ein untrügliches Zeichen einer Dehydratation. Es ist wichtig, dass das Kind bei Durchfall und Erbrechen mehr oder weniger gezwungen wird, über mehrere Stunden hinweg in kleinen Schlucken Flüssigkeit zu sich zu nehmen. Auch wenn es sich weigert oder weiterhin erbricht.

Wenn die Symptome nicht innert weniger Stunden verschwinden, muss Hilfe angefordert und im Falle einer Höhenexposition abgestiegen werden.

KINDER UNTERWEGS

Kleinere Kinder sind Experten im Entdecken der Umgebung. Das vorgängige Absuchen der Umgebung auf giftige Pflanzen ist sinnvoll. Zumal vieles allzu schnell im Munde der Kinder verschwindet. Das Befestigen einer Klingel am Schuh kann helfen, die kleinen Entdecker wieder aufzuspüren.

Grössere Kinder sind begeisterte Schüler, wenn Notfallsituation im Biwak, Wärmeschutz oder Wegfindung eingeübt werden.
Jedes Kind ist stolz, seinen Rucksack selbst zu tragen. Dabei sollte das Traggewicht 20 % des Körpergewichts nicht übersteigen.

Das Wichtigste ist, den Kindern die Freude an der Natur und an der Bewegung nicht zu verderben. Dazu gehört ein altersadaptierter Reiseplan, der den physischen und psychischen Gegebenheiten der Kinder angepasst ist. Alles soll spielerisch sein.

KLETTERN

Insbesondere beim Klettern dürfen die Kinder nicht überfordert werden. Jede Angstepisode kann später zu einem Rückzug von dieser Aktivität führen. Kinder unter 12 Jahren sollten z. B. nicht verantwortlich sein, einen Seilpartner ohne Aufsicht zu sichern, da die Eigenverantwortung schlicht in ungenügender Weise vorhanden ist.

Ein Notfallplan ist wichtig. Dieser beinhaltet die lokalen Rettungsmöglichkeiten, eine Notfallapotheke und den raschesten Weg des Rückzugs. Nur wenn man sich vorsieht, passiert nichts.

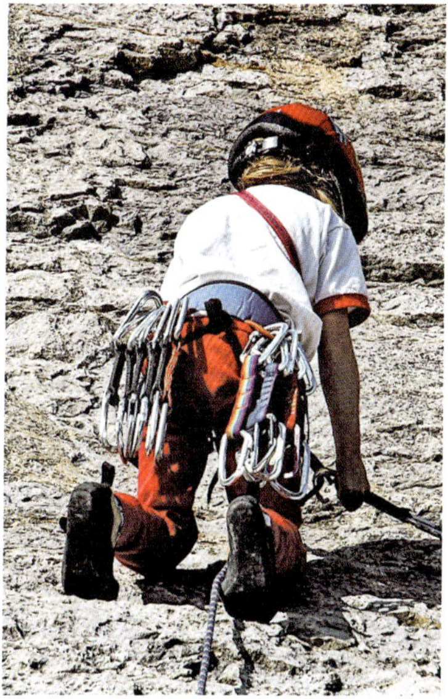

Abb. 75: *Junger Kletterer am Fels (U. Wiget).*

7.2 Höhenkrankheiten

Ob man Kinder in die Höhe mitnehmen darf oder nicht, wird immer noch kontrovers diskutiert. Die Empfehlungen reichen vom streng erhobenen Drohfinger bis zur vehementen Befürwortung solcher Unternehmen – je nachdem, ob man gerade von den abgefrorenen Extremitäten eines Säuglings gelesen oder mit seinem 12-jährigen Sohn auf dem Gipfel des Mönchs gestanden hat. Eine grosse internationale Expertengruppe hat 2001 eine Konsensus-Empfehlung über das Wissen und Vorgehen von Kindern mit Höhenkrankheiten herausgegeben, die sich an Ärzte richtet. Viele Angaben sind für Eltern und Personen, die sich mit Kindern in die Berge begeben, von Interesse und immer noch zutreffend.

Allgemeines

Bis heute existieren nur wenige wissenschaftliche Studien, die sich mit dem vorübergehenden, relativ kurzen Höhenaufenthalt von Kindern befassen. Viele Empfehlungen sind aus der Erwachsenenhöhenforschung abgeleitet und nicht direkt an Kindern untersucht.

Die Höhe kann im menschlichen Körper drei verschiedene akute Störungen oder Krankheiten auslösen, deren klinische Bilder im Kapitel 6.3 (siehe Seite 174) ausführlich beschrieben sind:

- akute Bergkrankheit (Acute Mountain Sickness, AMS)
- Höhenlungenödem (High Altitude Pulmonary Edema, HAPE)
- Höhenhirnödem (High Altitude Cerebral Edema, HACE)

AKUTE BERGKRANKHEIT (ACUTE MOUNTAIN SICKNESS, AMS)

Schwere Erkrankungen sind bei Höhen bis 3450 m (Jungfraujoch) selten. Sie können aber trotzdem auftreten, insbesondere wenn noch höher gestiegen wird. Aufgrund bisheriger Untersuchungen mit Kindern ist die Häufigkeit der Höhenkrankheiten bei Kindern und Jugendlichen gleich hoch wie bei Erwachsenen. Das Risiko, eine Höhenkrankheit zu entwickeln, hängt von der erreichten Höhe, der Anstiegsgeschwindigkeit und von der persönlichen Anfälligkeit ab. Sie tritt ab 2000 Metern über Meer auf und nimmt mit zunehmender Höhe kontinuierlich zu. Die Symptome zeigen sich üblicherweise innert 4 bis 12 Stunden und klingen meist am zweiten Tag wieder ab.

Die Häufigkeit von AMS war in einer grossen Studie in den Schweizer Alpen auf 3450 m Höhe bei Kindern (30 %) sogar etwas geringer als bei Jugendlichen (37 %) und Erwachsenen (40 %). Die Untersuchung fand auf 3450 m Höhe statt, das Anstiegsprofil war bei allen Untersuchten dasselbe. Über alle Altersklassen war die AMS-Häufigkeit am ersten Tag, 6 bis 8 Stunden nach der Ankunft, am höchsten (25 %), und sank am zweiten Tag auf 21 % und am dritten Tag auf 8 % ab. Festgestellt wurde auch eine Anhäufung von AMS innerhalb der Familie, ein sogenanntes «familiäres Clustering», was für eine genetische Konstellation spricht. Weitere Studien belegen, dass sich Kinder und Jugendliche gut an die Höhe adaptieren und Symptome von AMS über 1 bis 2 Tage zurückgehen. Es ist davon auszugehen, dass ein langsamer Anstieg wie bei Erwachsenen auch bei Kindern und Jugendlichen zu weniger AMS führt.

Betrachtet man die Verteilung der Höhensymptome, zeigten die vorpubertären Kinder im Vergleich zu Jugendlichen und Erwachsenen mehr Magen-Darm- Beschwerden, dafür weniger Kopfschmerzen und weniger Schlafstörungen.

Zur Erfassung der Höhenkrankheit dienen spezifische Fragebogen, welche die einzelnen Symptome und Anzeichen der Höhenkrankheit erfassen. Der Lake-Louise-Score (LLS) ist der am häufigsten verwendete Fragebogen. Er kann auch bei Kindern ohne Probleme angewendet werden. Für Kleinkinder bis 4 Jahren wird die Anwendung des CLLS (Children-Lake-Louise-Score) empfohlen. Für Kinder ab 5 Jahren kann eine adaptierte Version des LLS für Erwachsene verwendet werden. Letzterer verwendet eine kindgerechte Sprache und integriert Smileys, um den Schweregrad der Symptome für die Kinder einfacher zu beschreiben.
Dauern die Symptome länger als zwei Tage auf gleichbleibender Höhe an, und treten dabei in Ruhe zusätzlich Fieber oder Atembeschwerden, aber keine Kopfschmerzen auf, dann muss eine Migräne, Dehydration, Erschöpfung, ein viraler oder bakterieller Infekt in Betracht gezogen werden. AMS ist und bleibt eine Ausschlussdiagnose.

HÖHENLUNGENÖDEM (HAPE) UND HÖHENHIRNÖDEM (HACE)

Es gibt keine Untersuchungen über die Häufigkeit von HAPE oder HACE bei Kindern. Erfahrene Höhenmedizinspezialisten aus Colorado (USA) berichten aber von Fällen mit HAPE bei gesunden Kindern, die akut höhenexponiert wurden.
In den oben beschriebenen Untersuchungen auf dem Jungfraujoch (3450 m) oder vergleichbaren Untersuchungen im Alpenraum sind keine HAPEs oder HACEs bei Kindern aufgetreten, was möglicherweise mit der geringen Exposition von Kindern in Höhen über 4000 m, wo HAPE und HACE meist auftreten, zu tun hat.

In den Rocky Mountains liegt die Häufigkeit von HAPEs bei zirka einem von 10'000 Besuchern, einige davon Kinder. Einzelne Fallbeispiele von HACE bei Kindern sind beschrieben, ohne dass ein Erfahrungswert vorliegt.

> Auch wenn Fälle von HAPE und HACE selten auftreten, handelt es sich bei beiden Höhenerkrankungen um lebensbedrohliche Zustände.

RISIKOFAKTOREN VON HÖHENKRANKHEITEN

Für die Entstehung von Höhenkrankheiten gelten bei Kindern die gleichen Risikofaktoren wie bei Erwachsenen (siehe Seite 174). Beachtet man die Richtlinien betreffend Vorbeugung der Höhenkrankheiten, kann von einem minimalen Risiko ausgegangen werden. Dennoch existieren drei Situationen, die mehr oder weniger kinderspezifische Risiken zur Entwicklung eines HAPEs sind:

- Akute oder erst kürzlich erlebte Erkrankungen der Atemwege (Erkältung, Bronchitis, Lungenentzündung) scheinen die Gefahr, an einem Höhenlungenödem zu erkranken, zu erhöhen. Das ist eine häufige Situation, die es – vor allem bei Kindern im Vorschulalter – zu beachten gilt. Man nimmt an, dass durch die Entzündung in den Lungen die Durchlässigkeit der Gefässe vor allem bei Sauerstoffarmut in der Höhe erhöht wird.
- Kinder, die während des Geburtsverlaufs oder kurz danach eine Regulationsstörung der Lungendurchblutung mit einer Sauerstoffunterversorgung durchgemacht haben, sind möglicherweise gefährdeter, in der Höhe ein durch den erhöhten Druck im Lungenkreislauf hervorgerufenes Lungenödem zu entwickeln. Dies trifft insbesondere auf Kinder zu, die in den ersten Lebenstagen beatmet werden mussten.
- Kinder mit Erkrankungen, welche die Atmung oder das Herz-Kreislauf-System beeinträchtigen (zum Beispiel Herzfehler, Zystische Fibrose, Bronchopulmonale Dysplasie, Trisomie 21, Sichelzellanämie, schwere Skoliose neuromuskuläre Erkrankungen, Kinder mit Schlafapnoe), haben ein erhöhtes Risiko, ein Höhenlungenödem zu erleiden. Dies hängt mit der ungenügenden Anpassungsfähigkeit von Herz und Lungen an den verminderten Sauerstoffdruck in der Höhe zusammen.

ANZEICHEN ODER SYMPTOME

Ältere Kinder zeigen die gleichen Anzeichen einer Höhenkrankheit wie die Erwachsenen. Die Symptome zeigen sich erst 4 bis 48 Stunden nach dem Höhenanstieg.

> Bei Kindern ist das Entstehen einer Höhenkrankheit schwierig zu entdecken, da sie bis zum Alter von ungefähr 8 Jahren keine «symptomspezifische» Beschwerden äussern können. Das heisst: Ihre Aussagen stimmen nicht immer mit den wirklichen Empfindungen überein.

Für Kleinkinder ohne Sprachkenntnisse (bis 3-jährig) wurde ein speziell angepasstes Punktesystem («Lake Luise Score for preverbal children») entwickelt, welches auf Anzeichen wie allgemeine Unruhe, Essensunlust, vermindertem Spielverhalten und Schlafstörungen beruht.
Generell sollte bei kleinen Kindern in Höhen über ca. 2500 m jedes Symptom oder jede Verhaltensänderung als Höhenkrankheit gewertet werden. Ein Abstieg ist ratsam.
Dennoch können viele andere Ursachen für die sogenannten «Höhensymptome» verantwortlich sein: Dehydratation, Reisekrankheit, fehlende Motivation, Überanstrengung, Migräne, jegliche Art von Infekten, Vergiftung durch Beeren, Pflanzen und Pilzen oder das Einatmen eines kleinen Fremdkörpers, das dann als Höhenkrankheit fehlgedeutet werden kann.

VORBEUGUNG UND BEHANDLUNG

Zur Vorbeugung von Höhenproblemen sind bei Kindern drei Elemente entscheidend: Der langsame Anstieg, die Vermeidung körperlicher Überanstrengung und die kindgerechte Organisation der Unternehmung.

- Wie beim Erwachsenen auch, wird empfohlen, ab 2500 bis 3000 m die Schlafhöhe pro Tag nur noch um 300 bis maximal 500 Höhenmeter zu steigern. Alle 1000 Höhenmeter sollte eine zusätzliche Nacht auf der gleichen Höhe zur Akklimatisation verbracht werden. Die Wirkung einer prophylaktischen Gabe von Azetazolamid (Diamox®) ist bei Kindern nie geprüft worden und ist deshalb nur in Einzelfällen und nach Absprache mit dem Hausarzt zu erwägen. Wichtiger für Eltern ist, dass sie über die Symptome der Höhenkrankheiten Bescheid wissen und dass sie das Verhalten ihrer Kinder auf Reisen allgemein sehr gut kennen, um Reisesymptome von Höhensymptomen unterscheiden zu können.

- Jede Überanstrengung erhöht das Risiko einer Höhenkrankheit. Darauf ist vor allem bei kleinen und hyperaktiven Kindern zu achten. Der wichtigste Faktor für eine gelungene Unternehmung in den Bergen ist die empfundene Freude. Kinder müssen sich wohl fühlen und sollen nicht dem Rekorddenken der Eltern ausgeliefert sein.
- Längere, eintönige Tagesetappen unterbrechen kluge Eltern idealerweise mit einer Übernachtung in der Hütte oder im Zelt. Es gilt, genügend Zeit einzuplanen, um dem Spieltrieb der Kinder gerecht zu werden.
- Zur Planung gehören ebenfalls genaue Kenntnisse zur medizinischen Vorgeschichte jedes Kindes, ein Notfallplan bei Unfall oder bei einer Krankheit, genaue Informationen zu den Rettungsmöglichkeiten sowie eine Apotheke mit kinderspezifischen Medikamenten, inklusive körpergewichts- oder altersspezifische Dosierungsliste. Ein sofortiger Abstieg sollte jederzeit möglich sein.

Die Prävention und Therapie der Höhenkrankheiten bei Kindern und Jugendlichen folgt den gleichen Prinzipien wie bei den Erwachsenen. Die Therapie basiert auf dem Schweregrad der Erkrankung:

Prävention und Therapie der Höhenkrankheit bei Kindern und Jugendlichen	
Prävention	
Vor-Akklimatisation	Aufenthalt über mehrere Tage über 2000 m und/ oder tägliche Aktivitäten auf über 3000 m. Zeitlich möglichst kurz vor der geplanten Reise in die Höhe
Langsamer Aufstieg	Ab 2500 m: Anstiegsgeschwindigkeit maximal 300–500 m pro Tag Ruhetag alle 3–4 Tage
Medikamentös	Azetazolamid: 2,5 mg/kg alle 12 h; bis maximal 2×125 mg pro Tag Dexamethason ist für Kinder nicht empfohlen
Therapie Acute Mountain Sickness (AMS)	
Allgemein	Mild: Abstieg, wenn keine Gesundung in den ersten 24 h Moderat/schwer: Abstieg so weit als möglich; mindestens um 1000 m
Medikamentös	Mild: Paracetamol, Antiemetikum, Azetasolamid: 2,5 mg/kg alle 12 h; bis maximal 2× 250 mg Moderat/schwer: Dexamethason: 0,15 mg/kg alle 6 h bis maximal 4 mg alle 6 h
Re-Exposition	Nur bei kompletter Symptomfreiheit; ohne Medikamente
Therapie High Altitude Pulmonary Edema (HAPE)	
Allgemein	Abstieg sofort und so weit als möglich
Medikamentös	Nifedipine: 0,5 mg/kg alle 8 h; bis maximal 30 mg (slow release) oder alle 12 h 20 mg
Re-Exposition	Nur bei kompletter Symptomfreiheit und guter Sauerstoffsättigung ohne O_2 Prophylaxe mit Nifedipine erwägen

REISEAPOTHEKE FÜR EIN TREKKING MIT KINDERN ODER JUGENDLICHEN

Die kinderspezifische Reiseapotheke enthält die wichtigsten Medikamente, die mit einem Hausarzt zusammengestellt werden können. Generell soll darauf geachtet werden, dass möglichst viele multifunktionelle Medikamente mitgenommen werden. In jede Apotheke gehört eine detaillierte Gebrauchsanweisung für Laien und eine Liste mit Alter und Gewicht aller teilnehmenden Kinder (siehe empfohlene Kinder-Apotheke Seite 305).

Literatur

1) Pollard AJ, Niermeyer S, Barry P, Bartsch P, Berghold F, Bishop RA, et al.: Children at high altitude: an international consensus statement by an ad hoc committee of the International Society for Mountain Medicine, March 12, 2001. High Alt Med Biol 2001.

8. Frauen in den Bergen

Susi Kriemler

Eine internationale Expertengruppe hat versucht, wissenschaftlich fundierte Antworten auf frauenspezifische Fragestellungen zu liefern, die bei einem Aufenthalt in grosser Höhe oder einer längeren Reise ausserhalb des Touristenstroms zu beachten sind. Die Angaben basieren sowohl auf wissenschaftlichen Erkenntnissen als auch auf pragmatischen Erfahrungswerten von Wissenschaftlerinnen und erfahrenen Bergsteigerinnen.

8.1 Unterschiede zwischen Frauen und Männern in extremen Umgebungen

ADAPTATION AN DIE HÖHE UND HÖHENKRANKHEITEN

Die Angewöhnung (Akklimatisation) an grosse Höhen kann bei Frauen und Männern als gleich gut bezeichnet werden.
Die Literatur ist kontrovers, ob die akute Höhenkrankheit bei Frauen und Männern gleich häufig vorkommt. Eine Metanalyse besagt, dass Frauen 24 % häufiger an AMS erkranken als Männer. Wobei die eingeschlossenen Studien sehr unterschiedliche Resultate dokumentierten mit Häufigkeiten einerseits zu Gunsten der Männer oder der Frauen oder mit keinem Unterschied. Der Menstruationszyklus der Frau scheint die Häufigkeit der Höhenkrankheit nicht zu beeinflussen.
Das Höhenlungenödem scheint bei Frauen seltener aufzutreten. Es ist nicht klar, ob dies mit der geringeren Exposition oder dem Verhalten der Frauen generell zu tun hat. Es könnten auch physiologische Unterschiede bestehen, welche die Frauen vor einem Höhenlungenödem schützen. Bisher gibt es keine wissenschaftlichen Angaben zur Frage, ob Frauen und Männer für das Höhenhirnödem gleich anfällig sind.

> Da viele Frauen an einem Eisenmangel mit oder ohne Blutarmut leiden, welcher die Akklimatisation an die Höhe vermindern kann, sollte dieser durch eine Eiseneinnahme drei Monate vor einer Expedition ausgeglichen werden.

MENSTRUATIONSZYKLUS

Vermutlich spielt die Reise per se mit all ihren Begleiterscheinungen wie veränderte Hygiene, Kälte, Essverhalten, Gewichtsverlust usw. als Paradebeispiel einer körperlichen Stresssituation für den Menstruationszyklus eine entscheidende Rolle, sehr wahrscheinlich sogar mehr als die Höhe selbst. Am häufigsten bleibt die Regelblutung ganz oder teilweise weg, oder der Zyklus wird unregelmässig.

Auf Expeditionen verändert sich oft der Menstruationszyklus der Frau. Die Wirksamkeit der pharmakologischen und mechanischen Verhütungsmittel wird durch die Höhe nicht beeinflusst.

Für Frauen, die von dieser doch vorteilhaften Nebenwirkung der Höhe nicht profitieren, kann die Menstruation zu einem wirklichen Übel werden, bedenkt man fehlendes Wasser, Kälte, die Zeltbehausung und die eingeschränkten Kleiderreserven. Man beachte, dass das Ausbleiben der Menstruation nicht vor einer Schwangerschaft schützt! Jede Frau sollte sich vor der Abreise überlegen, ob sie lieber die Unannehmlichkeiten der Menstruation erträgt oder ob sie eher zu einer üblichen Antikonzeption (Antibabypille, orale Antikonzeption, Östrogenring, Östrogenpatches, Diaphragma, Spirale) greifen will. Im ersten Fall sind genügend Hygieneutensilien (Reinigungstücher, Tampons, Binden) nötig. Die Wirksamkeit der üblichen Kontrazeptiva ist nach heutigem Wissen in der Höhe unverändert, auch wenn diese über viele Monate eingenommen werden. Auch der Gebrauch von oralen Antikonzeptiva verändert die Anpassungsfähigkeit an die Höhe nicht, kann aber insbesondere zusammen mit einem Wasserverlust (Dehydratation), Kälte und längerem Höhenaufenthalt die Bildung von Blutgerinnseln (Thrombosen) und Embolien begünstigen. Es gibt darüber jedoch weder wissenschaftlich fundierte Berichte noch klar dokumentierte Fälle.

Die oralen Antikonzeptiva haben verschiedene Vorteile. Nebst der Verhinderung der Menstruation bilden sie einen perfekten Schutz vor einer Schwangerschaft und reduzieren die Menstruationsbeschwerden. Zusätzlich kann die Pille über mehrere Monate kontinuierlich genommen werden, was die Blutungstage auf ein Minimum oder überhaupt reduziert.

Um das **Thromboserisiko** tief zu halten, sollte eine Spirale oder zumindest orale Kontrazeptiva der zweiten Generation mit 30 µg Oestrogen und nicht solche der ersten (mit 50 µg Oestrogen) oder dritten Generation (mit 20 µg Oestrogen) gebraucht werden. Die unregelmässigen Ess- und Schlafzeiten auf Expeditionen erschweren unter Umständen die regelmässige Einnahme der Pille, was die Sicherheit der Verhütung vermindert.

8.2 Reisen und Höhenexposition in der Schwangerschaft

Wer schwanger auf Reisen geht, muss daran denken, dass es oft schwierig ist, fachspezifischen Rat zu erhalten.
Viele Medikamente und Impfungen, die zur Vorbeugung von Tropen- und Reisekrankheiten (Anti-Malariamittel, Antibiotika wie Quinolone oder Sulfonamide) eingenommen werden, dürfen während der Schwangerschaft nicht verwendet werden, da sie das Kind im Mutterleib gefährden können. Eine sorgfältige Abklärung mit dem Hausarzt ist vor jeder Reise zwingend.
Sowohl die Schwangerschaft als auch die Höhe stimulieren die Atmung, wodurch dem Körper mehr Wasser entzogen wird. Dies ist gerade in der Höhe enorm wichtig, da dort eine tiefe Luftfeuchtigkeit herrscht und das Durstgefühl oft unterdrückt ist. Deshalb muss speziell auf eine genügende Flüssigkeitsaufnahme geachtet werden.

> Gewisse Infektionskrankheiten wie Malaria, Hepatitis E oder Durchfall können während der Schwangerschaft einen schwereren Verlauf nehmen und auch das ungeborene Kind gefährden.

HÖHENKRANKHEITEN

Die Schwangerschaft hat keinen Einfluss auf die Häufigkeit des Auftretens von Höhenkrankheiten. Treten sie jedoch auf, können sie das Kind gefährden. Medikamente zur Vorbeugung und/oder Therapie der Höhenkrankheit wie Azetazolamid (Diamox®) und andere Sulfonamide sind während dem ersten Schwangerschaftsdrittel wegen möglicher Schädigung des ungeborenen Kindes und während dem letzten Schwangerschaftsdrittel wegen einem erhöhten Risiko der Neugeborenenen-Gelbsucht verboten.

KOMPLIKATIONEN FÜR DIE MUTTER UND DAS UNGEBORENE KIND

Die meisten wissenschaftlichen Studien zu diesem Problemkreis wurden an Müttern erhoben, die in der Höhe leben. Über das Verhalten des ungeborenen Kindes und seiner Mutter, die im Tiefland lebt und sich kurzfristig über Tage bis Wochen in grössere Höhen begibt, ist wesentlich weniger bekannt. Deshalb beruhen die Empfehlungen auf inkompletten Daten. Vermutlich besteht ein vermehrtes Risiko eines

Frühaborts während dem ersten Schwangerschaftsdrittel. Frauen, die schon einmal ein Kind während der Frühschwangerschaft verloren haben oder ein erhöhtes Risiko eines Frühaborts haben, sollten sich während dieser Zeit nicht in die Höhe begeben. Kurze Aufenthalte ohne grosse körperliche Anstrengung über Stunden bis Tage in Höhen bis 2500 m für Mütter mit bis anhin komplikationslos verlaufener Schwangerschaft und ohne bekannte Risikofaktoren in der zweiten Schwangerschaftshälfte sind unproblematisch. Über einen Aufenthalt mit gleichen Kriterien auf Höhen über 2500 m existieren bisher keine Angaben.

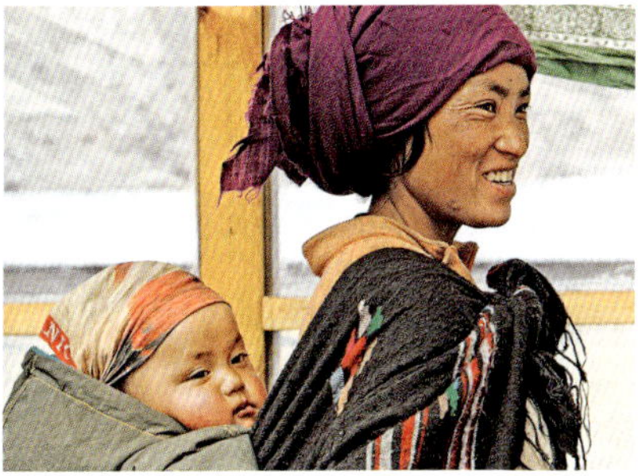

Abb. 76: *In der Höhe lebende Mutter mit Kind, Ama Le Nepal (U. Wiget).*

> Mütter mit Risikofaktoren für Fehlgeburten, Wachstumsstörungen des Kindes, Bluthochdruck, Blutarmut, Herz- oder Lungenerkrankungen sowie starke Raucherinnen sollten hingegen auch kurze Höhenaufenthalte über 2500 m meiden.

Es ist bekannt, dass bei Müttern, die längere Zeit (Wochen bis Monate) über 2500 m leben, die Anfälligkeit für Schwangerschaftskomplikationen ansteigt. Deshalb lauten die Empfehlungen, dass sich werdende Mütter, wenn ein längerer Höhenaufenthalt nicht vermeidbar ist, häufigen fachspezifischen Untersuchungen unterziehen, um sich anbahnende Komplikationen früh genug zu erfassen und reagieren zu können. Weil körperliche Anstrengungen in der Höhe theoretisch zu einer vorzeitigen Wehentätigkeit und zu Sauerstoffmangel beim Kind durch den Eigengebrauch der Mutter führen können, wird Schwangeren empfohlen, sich in Höhen über 2500 m während zwei bis drei Tagen nicht anzustrengen und für intensivere körperliche Aktivitäten die vollständige Akklimatisation von zwei Wochen abzuwarten. Generell abzuraten ist von sehr anstrengenden Aktivitäten auf extremer Höhe, da dort der starke Sauerstoffmangel im mütterlichen und kindlichen Organismus schädlich sein kann.

KLETTERN UND SKIFAHREN

Es gibt keine spezifischen Studien zu diesen Fragen. Generell ist davon auszugehen, dass diese Tätigkeiten während dem ersten Schwangerschaftsdrittel unproblematisch sind. Der Klettergurt darf zu keinem Zeitpunkt auf den Bauch drücken. Später zu beachten, dass die Gewichtszunahme, die grössere Überdehnbarkeit der Gelenkbänder und die Verlagerung des Körperschwerpunkts mit Zunahme des Bauchumfangs zu Unfällen und Stürzen mit potenzieller Gefährdung des ungeborenen Kindes führen können.

8.3 Praktische Tipps für bergsteigende Frauen

- Kleider und Klettergurte sollten ein einfach zu bedienendes Öffnungssystem haben, um auch in grosser Kälte und Wind rasch die Notdurft verrichten zu können.
- Verschliessbare Plastikbeutel (Zip bags) und Flaschen mit grosser Öffnung erleichtern und ermöglichen das Urinieren im Zelt. Nicht zu verachten sind im Fachhandel beziehbare Plastiksysteme, die mittels Hilfe eines Trichters mit angehängtem Sack oder Schlauch das Wasserlösen in stehender Position ermöglichen.
- Einige erfahrene Bergsteigerinnen empfehlen aus hygienischen Gründen das Rasieren der Schamhaare.
- Auf längeren Expeditionen sollte sich jede Frau darauf vorbereiten, eine Blasenentzündung, Scheidenentzündung und/oder eine Urininkontinenz selbst behandeln zu können.
- Und zu guter Letzt: Das Kondom ist immer noch der beste Schutz vor Geschlechtskrankheiten.

9. Ältere Bergsteigende

Urs Hefti

9.1 Allgemeines und Empfehlungen

ADAPTION AN DIE HÖHE UND HÖHENKRANKHEITEN

Alterungsprozesse laufen individuell sehr unterschiedlich ab. Das Alter ist keine Krankheit und Bewegung bildet die Basis für einen leistungsfähigen Körper in der zweiten Lebenshälfte. Gewisse Alterungsprozesse beginnen schon im jungen Erwachsenenalter (z.B. Arteriosklerose oder der Verlust roher Muskelkraft). Andere werden erst ab dem 40. Altersjahr bemerkbar (Verminderung des Dämmerungssehens und der Sehschärfe, Abnahme der Reaktionsgeschwindigkeit des koordinativen Systems). Um das 60. Lebensjahr herum werden wohl die meisten, im Prinzip gesunden Menschen dazu auch Einschränkungen ihres Bewegungsapparates (Gelenke und Muskeln) feststellen. Wenn Bergsteigende im Rentenalter mit jungen Freunden in den Bergen unterwegs sind, werden sie für den Hüttenanstieg oder beim Klettern im Fels unweigerlich ein wenig mehr Zeit benötigen.
Das Alter bringt jedoch vielen Menschen eine ganze Reihe von Vorteilen, die ihr Leben ganz generell mächtig verschönern:

- Die Freude und die Lust am Bergsteigen steigt.
- Pensionierte Bergsteiger haben meist mehr Zeit und Geld.
- Grössere Erfahrung in den Bergen, was sich beispielsweise in einem ökonomischeren Kletterstil oder einem ausgeprägteren Gespür für Gefahren äussert.

SPORTKLETTERN

Das Training ist ein Ganzkörpertraining. Es steigert die koordinativen Fähigkeiten und die Verletzungsgefahr ist generell als gering einzustufen. Bei einer guten Routenwahl können lange, die Knie belastende Abstiege vermieden werden. Zudem ist ein über die Generationen reichender sportlicher Austausch möglich.

> Das Sportklettern ist eine der idealsten Bewegungsformen für den älteren Menschen.

HOCHALPINE TOUREN, TREKKINGS UND EXPEDITIONEN

Trekkings sind eine ideale Ergänzung zum Bergsteigen in fortgeschrittenem Alter. Der Zeitdruck ist geringer als bei Gipfelbesteigungen und Grattouren. Je nach gewählter Region geniessen Trekkende das Wandern in alpiner Umgebung und in fremden Kulturen.

Ältere Personen, die an vorbestehenden Krankheiten leiden, müssen ihre Trekkingpläne mit einem erfahrenen Arzt besprechen. Auch muss die Tourenleiterin über bestehende Grundkrankheiten und eingenommene Medikamente der Teilnehmenden informiert sein. Auch das Verhalten in Notsituationen gilt es dem Alter anzupassen.

AUSRÜSTUNG

Bei der Ausrüstung muss der ältere Trekker wissen, wie er schläft: Eine kleine aufblasbare Liegematte kann hervorragende Dienste leisten – ebenso faltbare, platzsparend verstaubare Sitzhilfen, die das Auf-dem-Boden-sitzen viel angenehmer machen.

TRAINING

Ein ganzjähriges, regelmässiges Ausdauertraining ist bei älteren Bergsporttreibenden unabdingbar. Die Leistungsfähigkeit nimmt mit dem Alter ab. Daher ist schon bei der Tourenplanung der erhöhte Zeitbedarf zu berücksichtigen. Gelenkschonende Sportarten wie Radfahren, Schwimmen und Skilanglauf sind als Abwechslung zum Bergsport ideal.
Ein Fokus liegt beim Krafttraining. Gerade die ältere Sportlerinnen und Sportler sollten mindestens zwei Mal pro Woche ein spezifisches Krafttraining des Rumpfes sowie der Extremitäten durchführen.

Ein regelmässig durchgeführtes Kräftigungstraining kann den altersbedingt unvermeidlichen Muskelabbau bremsen. Muskulatur kann nachweislich bis ins hohe Alter aufgebaut werden. Kräftigungs- und Koordinationstraining (senso-motorisches Training) sind die beste Vorbeugung vor Stürzen und Verletzungen im Alter.

ERNÄHRUNG

Bei der Ernährung im Alter ist zu beachten, dass nicht mehr so viel Energie in Form von Kalorien benötigt wird (bis 30 % weniger Grundumsatz) und daher die Energiezufuhr reduziert werden muss. Der Grundumsatz, auch Ruheenergieverbrauch genannt, verringert sich bei älteren Menschen.
Um einen gesunden Appetit zu bewahren, empfiehlt sich nebst täglichen körperlichen Aktivitäten (laufen, wandern, klettern) eine abwechslungsreiche, besonders vitamin-, mineralstoff- und eiweissreiche Ernährung. Der Eiweissbedarf ist im Alter

ähnlich hoch wie bei jüngeren Menschen. Doch achten ältere Sportlerinnen und Sportler etwas weniger auf deren Einnahme, so dass die Eiweisszufuhr gezielt kontrolliert werden sollte.

Bei älteren Menschen sinkt der Bedarf an Fett und Kohlehydraten parallel zum Energiebedarf. Insbesondere der Cholesteringehalt sollte beobachtet werden. Auch die Absorption, Verwertung und Elimination von Nährstoffen wird beeinflusst. Die ergänzende Einnahme von Vitaminen und Mineralien kann Defizite ausbessern.

Das Trinken gerät zuweilen in Vergessenheit, weil mit zunehmendem Alter das Durstgefühl abnimmt. Auf eine genügende Trinkmenge muss ganz bewusst geachtet werden.

Mehrere klare Urinportionen pro Tag weisen auf eine ausreichende Hydratation hin.

9.2 Bergsteigen nach Operationen

Auch nach Operationen oder mit einem künstlichen Gelenk kann weiterhin, wenn doch mit Mass, Bergsport betrieben werden, denn es erhöht die Lebensqualität und stärkt die Gesundheit. Jedoch müssen Prothesentragende dabei eine grosse Selbstverantwortung übernehmen und sich der Risiken bewusst sein.

BERGSTEIGEN MIT GELENKSPROTHESEN (HÜFTE, KNIE, SCHULTER)

In der Schweiz leben tausende von Personen mit künstlichen Gelenken, sogenannten Endoprothesen, der Schulter, der Hüfte, des Knies oder des Sprunggelenks. Der künstliche Gelenkersatz ist eine der eindrucksvollsten Errungenschaften in der modernen Medizin. Das primäre Ziel der Operation war und ist die Patienten von jahrelangen, teils invalidisierenden Schmerzen zu befreien. Bis vor einigen Jahren waren die Patienten meist sehr alt, und selten noch sportlich aktiv. Aktuelle Entwicklungen zeigen auf, dass immer häufiger auch jüngere Patienten, also 40- bis 60-Jährige, einen Gelenkersatz erhalten. Diese oft noch sportlich aktive Patientengruppe erwartet nicht nur Schmerzfreiheit, sondern auch eine möglichst normale Funktionsfähigkeit des betroffenen Gelenkes, sprich ein Weiterführen ihrer betriebenen Sportart. Da die Lebensdauer, zum Beispiel einer Hüftprothese, 15 bis 20 Jahre beträgt, muss davon ausgegangen werden, dass beim jungen Patienten mindestens noch einmal, eher zwei- bis dreimal, die Prothese gewechselt werden muss. Da bei vermehrter Belastung das Material einem höheren Verschleiss ausgesetzt ist, wurde bis vor Kurzem vor sportlicher Aktivität beim Prothesenträger grundsätzlich abgeraten.
Heute beurteilt man die Situation differenzierter, ob jemand mit einem künstlichen Gelenk Sport treiben soll. Insbesondere da neben möglichen gewichtigen Nachteilen die Vorteile doch überwiegen

Vorteile sportlicher Aktivität mit Gelenkprothesen

- Verbessertes Wohlbefinden durch den Sport steigert die Lebensqualität.
- Verbesserte Lebensqualität führt zu Gesundheit.
- Sportliche Aktivität kräftigt und konditioniert die Muskulatur und kann die stossdämpfende Funktion auf die Gelenke besser erfüllen.
- Sportliche Aktivität hat positive Effekte auf das Herz-Kreislaufsystem, Stoffwechselaktivität, Knochendichte (reduziert eine Inaktivitätsosteoporose), Gesundheit im Allgemeinen.

Nachteile

- Vermehrte Beanspruchung des Prothesenmaterials
- Materialermüdung und Prothesenbrüche (extrem selten mit neuen Implantaten)
- Erhöhte Luxationsgefahr (Verrenkung des künstlichen Gelenkes)

Sportliche Aktivität ist ein wichtiger Teil des Lebensverständnisses von vielen Prothesentragenden. Mit diesem Wissen macht es keinen Sinn, diesen aktiven Menschen den Sport zu verbieten.

Grundsätzlich liegt der Entscheid, ob man mit einer Prothese weiterhin und in welcher Weise sportlich aktiv sein will, in der Selbstverantwortung der Prothesentragenden. Einige Anpassungen in der Lebensführung ist jedoch in jedem Fall empfohlen.

Empfehlungen

- Langsame Rehabilitation nach der Operation in Zusammenarbeit mit sportbegeisterten Physiotherapeuten und Ärzten
- Regelmässige und kontinuierliche Belastungen und gute muskuläre Stabilität
- Vermeiden von Extrembelastungen (Sprünge aus grosser Höhe, Training bei Schmerzen, Ultrabelastungen, extreme Dreh-/Scherbelastungen, etc.)
- Für Prothesentragende eher geeignete Sportarten ausüben, z. B. Radfahren, Wandern, Bergsteigen
- Sportarten ausüben, welche schon vor der Operation ausgeübt wurden.
- Keine neuen Sportarten erlernen, welche koordinativ komplex sind, wie z. B. Ballsportarten, Snowboarden, Skifahren.
- Konsequente Gewichtskontrolle

Sportärztinnnen oder Orthopäden können primär aufklären und Wege aufzeigen, wie ein sinnvoller Umgang im sportlichen Alltag eines Prothesentragenden aussehen kann. Gelegentlich müssen sie die motivierten Sportler etwas bremsen. Die Vernunft muss aber vor dem individuellen Glück stehen!

SPORT NACH OPERATIONEN

Die Frage nach der Wiederaufnahme von sportlichen Aktivitäten nach einer Operation wird leider selten vor der Operation gestellt respektive oft nicht konkret beantwortet. Es muss aber im Interesse des Patienten und aber des behandelnden Arztes liegen, diesen Punkt vor einem operativen Eingriff gemeinsam zu klären.

Grundsätzlich können bei den meisten Operationen bereits nach sechs Wochen die sportlichen Aktivitäten im gewohnten Umfang wieder aufgenommen werden.

Einfachere Übungen, wenig belastende Tätigkeiten wie z. B. Krafttraining oder Ausdauertraining auf einem Fahrrad-Hometrainer sind meistens schon zwei Wochen nach der Operation möglich, vorausgesetzt die Wundheilung ist abgeschlossen.

Der genaue Rehabilitationsplan und die Wiederaufnahme der sportlichen Aktivität sind aber individuell und werden durch die durchgeführte Operation bestimmt. Die behandelnden Ärzte, Physiotherapeuten und natürlich die Patienten selbst müssen sportlich interessiert sein und sich entsprechend informieren. Nur so werden sinnvolle Empfehlungen abgegeben und zum Beispiel anhand eines Trainingsplans umgesetzt.

Patienten sollten schon vor der Operation respektive in der Rehabilitation Kontakt mit Sportärzten und Sportphysiotherapeutinnen aufnehmen und sich auch selbst überlegen, wie die Rehabilitation aktiv mitgestaltet werden kann.

9.3 Einsatz von Wanderstöcken

Der zweibeinige aufrechte Gang ist biomechanisch komplex und eine ungemein effiziente Art sich fortzubewegen. Der Gebrauch von Wanderstöcken kann aus (sport-)medizinischer Sicht empfohlen werden. Ein täglicher Einsatz ist aber nicht grundsätzlich notwendig und individuell zu diskutieren und selbst zu entscheiden. Es sind Themenbereiche wie Training, Prävention (zur Entlastung von Gelenken), Stärkung des Gleichgewichtssinns (und somit im weitesten Sinn der Sicherheit), die es zur Beurteilung des Einsatzes von Wanderstöcken beizuziehen gilt.

TRAINING

Benutzt man beim Wandern Stöcke, so steigt die kardiovaskuläre Belastung, sprich die Herzfrequenz und die Sauerstoffaufnahme sind erhöht. Die Arme arbeiten mit und insgesamt wird mehr Kraft aufgewendet. Das Herz und der Kreislauf leisten eine Mehrarbeit. Ausserdem ist man mit Stöcken tendenziell schneller unterwegs und verbrennt mehr Kalorien. Durch die bessere Verteilung der Belastung kommt das Ermüdungsgefühl später, was einen positiven Trainingseffekt haben kann.
Wer intensiver trainieren möchte, kann vom Stockgebrauch profitieren, wobei bei weniger Geübten die Gefahr besteht, sich zu überschätzen oder gar zu überfordern.

ENTLASTUNG VON GELENKEN

Studien zum Einsatz von Wanderstöcken kommen zum Schluss, dass beim korrekten Gebrauch der Stöcke die Knie und Hüftgelenke um ca. 12 bis 16 % weniger belastet werden, und die wahrgenommene Anstrengung bei körperlicher Aktivität geringer ist. Je mehr Gewicht man auf die Stöcke verlagern kann, desto mehr Sinn macht es, Stöcke zu benutzen.
Intuitiv benutzt man beim Bergabgehen mit und ohne schweres Gepäck gerne Stöcke, was wissenschaftlich auch nachvollziehbar ist, und empfohlen werden kann.
Auf normalen Wanderungen ohne viel Gepäck sind Stöcke nicht zwingend nötig. Berggänger mit Gelenk- oder Rückenschmerzen benutzen aber auch in solchen Fällen gerne Stöcke.

1 ODER 2 STÖCKE

Es wird generell empfohlen, mit zwei Stöcken zu gehen, um die positiven Eigenschaften auch nutzen zu können. Bergab mit Gepäck ist es biomechanisch nicht möglich, nur mit einem Stock gelenkschonend zu laufen.
Liegt der Fokus mehr auf der subjektiven Sicherheit, kann gut nur ein Stock gebraucht werden. So bleibt eine Hand frei, was an exponierten Stellen das Festhalten ermöglicht.

GLEICHGEWICHTSSINN

Man kann die kritische Frage stellen, ob durch den dauernden Stockgebrauch der Gleichgewichtssinn leide. Studien zum Einfluss von Wanderstöcken auf den Gleichgewichtssinn gibt es nur wenige. Was die bestehenden Untersuchungen an Erkenntnissen liefern:

1. Der Einsatz von zwei Stöcken verbessert das Gleichgewicht, wenn man mit Rucksack unterwegs ist.
2. Ohne Gepäck ist das Gleichgewicht mit einem oder mit zwei Stöcken besser als ohne Stock.

Gemäss aktuellem Wissensstand beeinflusst ein dauernder Stockgebrauch das Gleichgewicht wohl kaum negativ. Vor allem unerfahrene Wanderer profitieren eher vom Gebrauch von Stöcken, weil diese in vielen Situationen helfen, das Gleichgewicht zu halten und auch eine psychische Unterstützung sein können. Sobald man stark ermüdet, werden die Vorteile noch ausgeprägter.
Durch ein vielfältiges und abwechslungsreiches Training kann der Gleichgewichtssinn bis ins hohe Alter trainiert werden. Dazu gehört, dass die Stöcke auch immer wieder mal weggelassen werden.

TECHNIK UND STOCKLÄNGE

Um dieses Hilfsmittel adäquat zu nutzen, ist die Technik und die Länge der Stöcke wichtig. Die Länge der Stöcke ist korrekt einzustellen. Beim Geradeaus- oder Bergabgehen gilt: rechter Winkel zwischen Ober- und Unterarm, bei aufrechter Haltung. Beim Bergaufgehen verkürzt man die Stöcke um 5 bis 10 Zentimeter. Vor allem bei kaltem Wetter sollten die Stöcke eher kürzer gemacht werden, damit die Durchblutung nicht gestört und kalte Hände oder gar Erfrierungen vermieden werden können. Wanderstöcke sind idealerweise höhenverstellbar, leicht, stabil und verfügen über ergonomische Griffe inklusive einer Isolation unterhalb.

STURZGEFAHR

Es gibt keine gesicherten Hinweise, dass die Sturzgefahr durch den Gebrauch von Wanderstöcken erhöht ist. Eher ist davon auszugehen, dass dadurch viele «Stolper»-Stürze verhindert werden.

HILFSMITTEL

Bei einem Notfall mit einem verstauchten oder gebrochenen Fuss oder bei Knieschmerzen kann mit Hilfe eines Stocks eine improvisierte Schienung erfolgen und die Patientin allenfalls sogar noch selbständig ins Tal marschieren.
Beim Biwakieren mit Tarp oder Zelt sind Wanderstöcke willkommene Hilfsmittel, oder auch beim Abwehren von Hunden oder Yaks in den Weiten des Himalayas.

Bergabgehen nie in den Schlaufen, um sich bei einem Sturz besser auffangen zu können.

10. Ernährung

Urs Hirsiger

10.1 Grundsätze

Das Gefühl kennen die meisten Bergsteiger: Während oder gegen den Schluss einer langen, mehrstündigen Bergtour nagt Hunger und Durst an den Energiereserven, weil wir selbst schon zu lange nichts mehr «genagt» haben. Die Beine und Arme sind schwer wie Blei! Deshalb: Frühzeitig in sich hineinhorchen und eine Zwischenmahlzeit geniessen, damit der Gipfelerfolg in schöner Erinnerung bleibt.
Die Ernährung beim Bergsteigen ist wie der Sport selbst sehr komplex und breit gefächert. Ist die Tour ein- oder mehrtägig, auf unter 2500 oder über 4000 m? Was für Verhältnisse sind zu erwarten? Wärme, Kälte, kombiniert mit Wind und Regen? Fragen, die nicht nur die Ausrüstung beeinflussen, sondern auch Einfluss auf die Energie- und Flüssigkeitsversorgung haben. Denn eine falsche Nahrungsaufnahme führt zu vorzeitiger Ermüdung. Dieser Ernährungsteil basiert auf der Lebensmittelpyramide der Schweizerischen Gesellschaft für Ernährung sge (www.sge-ssn.ch) und fokussiert auf spezifische Teilbereiche der Sporternährung in den Bergen.
Die «optimale Versorgung» ist eher theoretischer Natur, da auf Bergtouren die ideale Ernährungszusammensetzung nicht immer möglich ist. So ist z. B. die Verpflegung von Unterkunft zu Unterkunft grundverschieden und lässt selten einen Vergleich für die geplante Tour zu. Was der Mensch in welcher Situation braucht und was nicht, kann nicht mit einer fixen Zahl angegeben werden. Richtwerte addiert mit den eigenen Erfahrungen ergeben das persönliche beste Resultat.

Trainingszustand, Stoffwechsel und somit die Ernährungsweise eines Bergführers (200 bis 300 Tage im Jahr unterwegs) dient in keinem Fall als Referenz für eine Wochenendberggängerin. Defizite, die ein Bergsportler an einem Wochenende provoziert, können bei einer gesunden Alltagsernährung schnell wieder ausgeglichen werden.

So besteht nicht nur ein Unterschied in der Leistung zwischen der Sonntagswanderung und der Hochtour, sondern auch im Verbrauch und somit in der Versorgung. Die Mengen, Menü- oder Komponentenwahl sowie die Qualität müssen jeweils den individuellen Möglichkeiten und den Anforderungen ohne Einschränkungen angepasst werden können.

10.2 Energie- und Flüssigkeitsbedarf

Der Joule-, veraltet Kalorien- oder auch Energieverbrauch genannt, ist beim Bergsport verglichen mit anderen Sportarten hoch. Bei der Umrechnung von kcal (1000 Kalorienäquivalente) in kJ (1000 Joule) gilt folgender Zusammenhang: 1 kcal = 4,1868 kJ (es wird mit 4,2 kJ gerechnet), 1 kJ = 0,2388 kcal (rechnen mit 0,24 kcal).

Bei den folgenden Empfehlungen ist der empfohlene Anteil für Sportler angegeben. Die Versorgung wird gemäss der Lebensmittelpyramide in drei Makro-Nährstoffgruppen unterteilt: Kohlenhydrate (KH), Fette (F) und Proteine (P).

KOHLENHYDRATE (KH)

Beispiele: Gemüse, Früchte, Stärkeprodukte (wie Getreide und Kartoffeln resp. daraus verarbeitete Produkte), Süssigkeiten, Sportgetränke und -riegel
Energie: 17 kJ (Kilojoule) oder 4 kcal (Kilokalorien) pro Gramm (/g)
Empfehlung: 45–60 Energieprozent der zugeführten Nahrungsenergie

Rein aufgrund der Verträglichkeit während der Belastungen oder des mitgeführten Packgewichts kommen Gemüse und Früchte in der Bergsportverpflegung selten zum Einsatz. Gedörrte oder gefriergetrocknete Früchte und neuerlich auch Gemüse finden in eher kleineren Mengen den Weg in den Rucksack. Somit verbleibt als hauptsächlicher Kohlenhydratlieferant die Stärkegruppe, auch komplexe Kohlenhydrate genannt, mit ihren Oligo- und Polysacchariden. Energetisch ist dies die wichtigste Gruppe in der Sporternährung, wird aber je nach Bergsportaktivität zum Teil mit Fett ersetzt.
Die Stärkegruppe ist in naturbelassene Vollkornprodukte und in raffinierte Normalprodukte unterteilt.

Vollkornprodukte: Vollkornbrot, Vollkornteigwaren, Vollreis, Boulgour, Kartoffel
Normalprodukte: Ruch- oder Weissbrot, weisse Teigwaren und Reis

Vollkornprodukte, Gemüse und Früchte liefern nebst Nahrungsfasern, die wichtig für Sättigung und Darmgesundheit sind, die bekannten Vitamine, Mineralstoffe und Spurenelemente sowie die weniger bekannten sekundären Pflanzeninhaltsstoffe. Sie bewirken einen meist langsameren Blutzuckeranstieg als stark zuckerhaltige

Nahrungsmittel und verhindern so eine überschiessende Reaktion der Insulinausschüttung mit Heisshungerattacken.

Je länger eine Tour, Tourenwoche oder Expedition dauert, umso regelmässiger sollten für die persönliche Gesunderhaltung und Leistungsfähigkeit diese natürlichen Gruppen im Speiseplan anzutreffen sein.

Je stärker der Verdauungstrakt an diese Produkte gewöhnt ist, umso besser werden sie in der Belastung toleriert.

Süssigkeiten oder spezifische Sporternährung mit Mono- und Disacchariden sollten im Alltag wenig anzutreffen sein. Sie haben im Sport jedoch ihre Berechtigung und ihren festen Platz. Die einfache Einnahme, die hohe Energiedichte und die gute Verträglichkeit machen sie während Belastungsphasen zu idealen Begleitern. In den ersten zwei Stunden nach dem Konsum liefern sie schnell verfügbare Energie, ohne die Insulinausschüttung gross zu belasten. Während dieser Zeit ist zudem das Wiederauffüllen der Zuckerreserven (Glykogen) im Muskel am schnellsten möglich. Des weiteren verringert Kohlenhydrathaltiges den Abbau der Muskelmasse und verkürzt somit die Regenerationszeit.
Ein oder zwei dünne Brotscheiben (mit schwarzem Kaffee, 1 Kaffeerahm und 25 g Streichkäsli) am Morgen in der Hütte entsprechen kaum einem ausgewogenen Frühstück für einen bevorstehenden sportlichen Tag.
Die gutbürgerliche Ernährung ist eher fettlastig, was wiederum die Kohlenhydrate «verdrängt». Belastungen um 45–60 Minuten pro Tag brauchen keine gezielte Kohlenhydratzufuhr.

Richtwerte für die Kohlenhydratzufuhr vor, während und nach Belastung

Zeitspanne	Belastung	Empfehlung
1–4 Tage	Vor	7–12 g KH pro kg KM pro Tag
Frühstück 1–4 h	Vor	1–4 g KH pro kg KM
Am Tag	Während	30–80 g KH pro Stunde
Am Tag	Während	400–700 g KH verteilen
Unmittelbar 15–30 min	Nach	1,0–1,2 g KH pro kg KM
Über Tag	Nach	5–10 g KH pro kg KM

KM: Körpermasse; KH: Kohlenhydrate. Adaptiert aus Hot-Topic 2008 und 12.2020, www.ssns.ch - Swiss Sports Nutrition Society.

Beispiele von Kohlenhydrat- und Verzehrsmengen

200 g Risotto gekocht	55 g	3 EL Müesli	20 g
200 g Teigwaren gekocht	70 g	6 getrocknete Aprikosen	20 g
200 g Weissbrot	100 g	4 getrocknete Datteln	25 g
200 g Fünfkornbrot	85 g	1 Liter Apfelsaft	100 g
200 g Kartoffeln	35 g	1 Liter Süssgetränk	100 g

Beispiele mit Angaben zu Kohlenhydraten (KH)

Trockenfrüchte in allen Variationen, Fruchtschnitten, Müesli- oder Energieriegel, Brot etc. sollten bei längeren Belastungen, je nach Verträglichkeit, regelmässig mit Protein und Fetten ergänzt werden.

FETTE (F)

Beispiele: Versteckte Fette sind in Nüssen, Samen, Kernen, Proteingetränken, Süsswaren und Snacks enthalten.
Sichtbare Fette sind in Butter, Margarine und Ölen enthalten.
Energie: 38 kJ oder 9 kcal/g
Empfehlung: 30–45 Energieprozent der zugeführten Nahrungsenergie

Fette sind ideale Ergänzungen, um den hohen Energiebedarf in den Bergen überhaupt abdecken zu können. Sie liefern zudem die Voraussetzung zur Aufnahme fettlöslicher Vitamine und lebenswichtiger Fettsäuren. Diese sogenannten essentiellen Fettsäuren (Linol- und Linolensäure) können nicht selbst vom Körper aufgebaut werden und müssen daher über die Nahrung (Raps- und Olivenöl, Fisch, Nüsse, Samen, Weizenkeim etc.) zugeführt werden. Je nach Leistung sollten pro Kilogramm Körpermasse 1–1,5 g Fett täglich zugeführt werden.

Nach einer Tourenwoche sind die Muskeln oft besser sichtbar. Das zur Energiegewinnung verfügbare Unterhautfett wurde aufgebraucht, was Berggängerinnen und Berggänger gleichermassen erfreuen mag. Fettabbau ist aber auch ein Hinweis auf eine qualitative und quantitative Kalorienunterversorgung. Da der gut ausdauertrainierte Bergführer auch bei hohen Intensitäten eine höhere Fettoxidation (Fettverbrennung in der Muskelzelle) aufweist, wird automatisch weniger körpereigener Speicherzucker (Glykogen) abgebaut. Somit schont er sein Glykogen in der Leber und im Muskel, was mitunter ein Grund ist, warum er sich nach einer Tour noch frischer fühlt als seine Kunden. Die traditionellen Fette von Käse, Speck und Wurst können somit, bei Erfahrung mit der langen Magenverweildauer und dem intensiven Verdauungsprozess, eine Ergänzung des mehrtägigen Speiseplans darstellen. Bei intensiveren Belastungen werden sie automatisch reduziert. Doch ist das Fett bei allen längeren Unternehmungen der wichtigste Energielieferant. Bei mehrstündigen Touren wird die Energie zu 50–80 % aus dem Fettstoffwechsel bezogen, bei einem Bergführer bis zu 90 %. So zieht der Hobbybergsteiger einen denkbar grösseren Nutzen aus den optimierten Ernährungsmassnahmen der Sporternährung als der Bergführer oder Sherpa, mit seinem spezifisch trainierten Stoffwechsel.

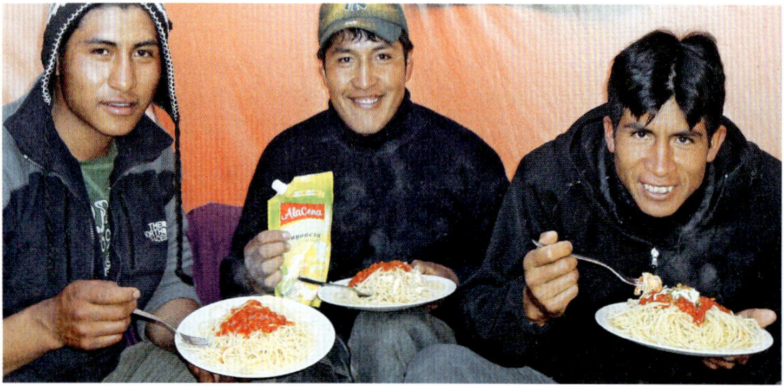

***Abb. 77:** Spaghettiplausch auf dem Rundtrekking der Cordillera Huayhuash, Anden Peru (A. Brunello).*

PROTEINE (P)

Beispiele: Milch und Milchprodukte, Fleisch, Fisch, Eier und ergänzend (vegan) Tofu, Nüsse, Samen, Kerne, Getreide und Hülsenfrüchte
Energie: 17 kJ oder 4 kcal/g
Empfehlung: 10–15 Energieprozent der zugeführten Nahrungsenergie

Das umgangssprachliche Synonym für den Begriff «Protein» ist der veraltete Begriff «Eiweiss», dessen Hauptfunktion im Baustoffwechsel liegt, z.B. Muskulatur, Hormonen, Enzymen, Transporteiweissen, Immunabwehr. Die Proteinspeicher (Muskulatur) werden nur abgebaut, wenn eine unzureichende Energieversorgung über Kohlenhydrate und Fette oder ein Proteinmangel auftritt. Insgesamt beeinflussen die Proteine den ausgewogenen Energiestoffwechsel nur zu 1–3 %. Trotzdem lohnt sich eine regelmässige Proteineinnahme auch auf langen Touren, da u. a. die Konzentrationsfähigkeit besser aufrechterhalten werden kann.
Eine geschwächte oder abgebaute Muskulatur ist nicht leistungsfähig und anfälliger

für Verletzungen. Heute werden bei den meisten Ernährungsformen genügend Proteine eingenommen. Die empfohlenen 1–2 Gramm Protein pro Kilogramm Körpermasse pro Tag genügen auch für die Anforderungen beim Bergsteigen.

Die dynamische Wirkung des Proteinab- und -umbaus führt zu einer gegenüber Kohlenhydraten und Fetten erhöhten Wärmeproduktion, was sich bei Kälte angenehm bemerkbar macht.

Im Bergsport sollten bei kleinen Zwischenmahlzeiten Kohlenhydrate (z.B. Brot) mit Proteinen (z.B. Fleisch, Käse) mit Früchten oder Tuttifrutti kombiniert werden.
Eine fleischlose Hauptmahlzeit ist erst ausgewogen, sobald dieser Proteinanteil genügend ersetzt wird, z.B. durch Ei, Milchprodukte, Tofu oder Fisch.

FLÜSSIGKEIT

Nebst der Regulation der Körpertemperatur dient die Flüssigkeit auch dem Transport von Nahrungsbestandteilen. Auch die Zellen bestehen grösstenteils aus Wasser.
Wie gross ist die ideale Trinkmenge pro Tag? Vor allem auf Bergtouren oder Expeditionen ist der Zugang zu Wasser häufig begrenzt. Man sollte so viel Flüssigkeit mittragen, dass über 24 Stunden verteilt mindestens 1 bis 1,5 l Urin ausgeschieden werden kann. Ein dunkler Urin gilt als Hinweis, dass zu wenig getrunken wurde. Aber auch Vitaminzusätze oder gewisse Nahrungsmittel (z.B. Randen) können den Urin dunkel färben.
Nebst der ausgeschiedenen Urinmenge geht auch über die Atmung, den Schweiss und den Stuhl zusätzlich Flüssigkeit verloren. Eine trainierte Person schwitzt mehr, die Elektrolytausscheidung ist eher kleiner, jedoch individuell stark unterschiedlich.

Zeichen des Flüssigkeitsmangels

Je nach Leistung und Umgebungstemperatur kann während einer Stunde weit mehr als ein Liter Schweiss verloren gehen. Bereits ein geringer Verlust der Körperflüssigkeit führt zu Leistungsminderung, Schwindel und Kopfschmerzen. Bei höheren Verlusten werden diese Anzeichen von Müdigkeit, Erschöpfung, Reizbar- und Übelkeit, Kraft- und Appetitlosigkeit begleitet.
Muskelkrämpfe entwickeln sich häufig durch Mangel an Wasser, Salz und Kohlenhydraten. Die Grenzen sind fliessend.
Wichtig für Spitzensportler und sehr gut trainierte Bergsteiger ist zu wissen, dass laut der Swiss Sports Nutrition Society auch ein grösserer Flüssigkeitsverlust nicht zwin-

gend leistungsmindernd ist, solange der Sportler kein Durstgefühl hat und es sich um Ausdauerbelastungen handelt (z. B. Trail Running oder Skitourenrennen).
Brennt der Hals vor Austrocknung, ist dies ein klares Zeichen einer Unterversorgung. Um Gewicht zu sparen, werden am Berg weniger Frischprodukte konsumiert, was die Wasserbilanz weiter nach unten drückt.

Trinken vor dem Durst, weil es die Leistung aufrecht erhält!

Während sportlichen Aktivitäten kann der Darm unter guten Bedingungen und in optimaler Form pro Stunde nur 4–8 Deziliter Flüssigkeit aufnehmen. Im normalen Alltag werden idealerweise 1–2 Liter energiefreie Flüssigkeit pro Tag getrunken. Sollte eine Bergtour der Leistung des normalen Alltags entsprechen, kann man sich an den Basisempfehlungen orientieren. Anhand der Sporternährungspyramide (www.ssns.ch) werden pro Stunde Sport zusätzlich 4–8 Deziliter Sportgetränke gerechnet. Für einen hochalpinen Tourentag empfiehlt es sich, 2–3 Liter Flüssigkeit mitzuführen, plus zwei und mehr Liter vor und nach der Tour zu konsumieren; Suppen, Kaffee, Milch inklusive.
Als Getränk für den Bergsport empfehlen sich Wasser, Tee mit oder ohne Zucker oder ein Sportgetränk. Wasser und Tee ohne Zucker sollte nur zu den Mahlzeiten eingenommen werden. Ob sich eine adaptierte Saftschorle als Getränk auf einer Tour eignet, hängt von der Verträglichkeit unter Belastung ab.

- Regelmässig Trinken
- 4–8 Deziliter pro Stunde
- Die Urinausscheidung sollte mindestens 1–1,5 l pro Tag betragen.
- Ein Durstgefühl sollte nie aufkommen.

Selbstgemachte Sportgetränke

Zutaten	Drink 1	Drink 2	Drink 3	Drink 4	Drink 5	Drink 6
Wasser			1 Liter	1 Liter	1 Liter	
Pfefferminztee*	1 Liter	1 Liter				
Fruchtsaft						7 dl
Himbeersirup		30 g	30 g			
Zucker	30 g			15 g		
Fruchtzucker		30 g		15 g		
Maltodextrin	50 g	50 g	50 g	90 g	50 g	20 g
Kochsalz	1,5 g	1,5 g	1,5 g	1,5 g	1,5 g	1,5
Total KH g/L	**78**	**78**	**73**	**111**	**78**	**6**

KH: Kohlenhydrate; g/L: Gramm pro Liter. Adaptiert aus Mettler S. ETHZ, HotTopic 17, 2006.
**oder andere Teesorte*

Fehlt die Zeit oder der Appetit zum Essen, ist die Ausgewogenheit des Getränks umso wichtiger. Damit das Getränk im Körper gehalten werden kann, sollte es genau mit so viel Salz versetzt sein, dass man es noch gerne trinkt. Der zugegebene Zucker verbessert die Aufnahme des Salzes im Darm zusätzlich.
Bei allen intensiven Belastungen empfiehlt es sich, die Energie als flüssige Kohlenhydrate (ohne Fett und Proteine) zuzuführen. Dadurch werden die Kohlenhydratspeicher (Glykogen) ständig aufgefüllt und der Flüssigkeitsverlust ausgeglichen. Um die Verträglichkeit und die Energiebereitstellung zu verbessern, sollen unterschiedliche Kohlenhydrate kombiniert zugeführt werden: Glukose (Traubenzucker), Fruktose (Fruchtzucker), Saccharose (Rohr- oder Rübenzucker, also normaler Haushaltszucker), Maltose (Malzzucker). Soll das Getränk über längere Zeit Energie liefern und somit nahrhafter sein, kann es mit Maltodextrin (Mehrfachzucker), Protein oder Milchpulver angereichert werden.
Entgegen der weit verbreiteten Meinung wirkt Kaffee nur bei ungewohnten Trinkern harntreibend. Wer ihn regelmässig konsumiert, muss nicht mit einer überhöhten Urinausscheidung rechnen. Hingegen wirkt bei den «Ungeübten» das Koffein umso unterstützender auf die Leistung und die Konzentration.

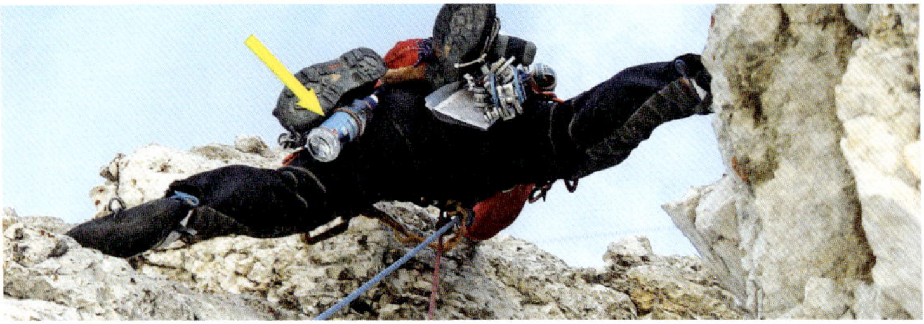

Abb. 78: *Trinken bevor der Durst kommt: Ideal, wenn das Getränk gut erreichbar ist.*

Selbstgemachte Sportgetränke aus verdünntem Fruchtsaft sollten mit mindestens 1,5 g Salz pro Liter aufgesalzen werden. Am besten vorgängig auf Verträglichkeit testen. Bei mehrtägigen Belastungen ergänzen Sportgetränkepulver oder -tabs den Hüttentee. Mit der Zugabe aus dem Salzstreuer wird die Flüssigkeit optimiert. Die sportspezifischen Ergänzungen enthalten nicht nur wichtige verschiedene Zuckerarten, sondern auch Mineralstoffe.

Getränke ohne Kohlensäure werden besser toleriert. Alkohol auf der Tour ist zu meiden, da er die Konzentration und die Kondition reduziert sowie die Kälteempfindung verändert. Unmittelbar nach der Tour kann ein alkoholfreies Bier – stört die Regeneration nicht gross – die angenehme Wahl sein, da es eine relativ günstige Mineralienzusammensetzung aufweist.

Der **Camelbag®** ist eine sehr praktische Trinkflasche, verleitet jedoch zum unkontrollierten Trinken in der Anfangsphase einer Tour, was zu Engpässen gegen den Schluss der Tour führen kann.

10.3 Mikronährstoffe: Mineralstoffe, Spurenelemente und Vitamine

Unter dem Begriff «Mikronährstoffe» werden Mineralstoffe, Spurenelemente und Vitamine zusammengefasst. Sie sind essenzielle Lebensmittelbestandteile, die durch die Nahrung regelmässig zugeführt werden müssen, da sie der Körper nicht selbst aufbauen kann. Ausnahme ist das Vitamin K in bescheidener Menge und bei genügend grosser Hautexposition das Vitamin D, sofern kein Sonnenschutz angewendet wurde, was nicht empfehlenswert ist.
Mikronährstoffe werden auch «Helfer» oder «Schutzstoffe» genannt. Wovor müssen sie denn schützen? Der Körper bildet unter lang andauernden körperlichen Belastungen, während dem Aufenthalt in grossen Höhen, durch die intensive Exposition an der Sonne oder des Ozons **«freie Radikale»**. Diese radikalen Sauerstoffverbindungen können über einen Dominoeffekt und durch **oxidative Prozesse** unter anderem Zellen und Fette zerstören und so unseren Körper schwächen. In diesen Dominoeffekt greifen die Mikronährstoffe ein, indem sie als Antioxidantien die Kettenreaktion unterbrechen und unseren Körper vor den freien Radikalen schützen. Somit sind sie mitverantwortlich im Energie- und Knochenstoffwechsel, dem Nerven- und Immunsystem, in sämtlichen Organen sowie bei Heilungsprozessen wie z. B. bei Muskelkater.
Die wichtigsten Lebensmittel dieser Gruppe sind Gemüse, Früchte, Getreidekörner und Nüsse, Samen, Kerne. Auch Riegel enthalten Mikronährstoffe, welche vor allem auf Mehrtagestouren empfehlenswert sind. Nachteil solcher Riegel ist der oft ähnlich hohe Zucker- und Fettgehalt wie bei Keksen oder Schokolade.

Mikronährstoffe dürfen nicht mit heissen Getränken in Berührung kommen, weil ein grosser Teil nicht hitzebeständig ist.

Bergtouren von 1 bis 2 Tagen führen nicht zu einem Mangel an Mikronährstoffen. Nur nach sehr langen Touren und zusätzlichem Verlust von Mikronährstoffen im Rahmen einer Durchfallerkrankung oder Erbrechen, ist eine zusätzliche Zufuhr von Natrium, sowie Kalium und Magnesium notwendig. Ein Defizit kann mit Suppe und Trockenobst oder auch einem gesalzenen Saft schnell wieder ausgeglichen werden.

Im Sport sind Elektrolyte wichtig für den Muskelstoffwechsel. Die wichtigsten Elektrolyte/Ionen sind: Natrium, Kalium, Chlor, Bikarbonat, Sulfat, Magnesium und Kalzium.

Es sollten nicht einzelne Elektrolyte wie z. B. isoliertes Magnesium eingenommen werden, weil Magnesium in dem vom Sport vorbelasteten Verdauungstrakt Magenkrämpfe und Durchfall auslösen kann.

Bei Dehydrierung empfiehlt die Welt-Gesundheits-Organisation (WHO/FAO) eine Trinklösung aus:

- 1 Liter sauberem Wasser
- 2,6 g (½ gestrichener Teelöffel) Kochsalz (Natriumchlorid)
- 2,5 g (½ gestrichener Teelöffel) Backpulver (Natriumbikarbonat)
- 1,5 g (¼ gestrichener Teelöffel) Kaliumchlorid (Sylvin)
- 13,5 g Traubenzucker oder 27 g (7 gestrichene Teelöffel) Haushaltszucker

Die Zutaten sind einzeln oder schon gemischt in der Apotheke erhältlich.

Auf der Website der Swiss Sports Nutrition Society (www.ssns.ch) können alle wichtigen Informationen zu Vitaminen und Mineralstoffen im Supplementguide nachgelesen werden.

10.4 Ernährung vor, während und nach der Tour

Ist eine möglichst schnelle Regeneration das Ziel, beginnt sie schon vor und während der Tour. In allen Phasen sollten regelmässig, aber mit einer gewissen Priorisierung, Lebensmittel aus möglichst sämtlichen Gruppen konsumiert werden.

Vor und während einer ernsten Bergtour nichts Neues ausprobieren.

VOR DER TOUR

Am Vortag einer grossen Leistung sollte vor allem der Kohlenhydrat-Anteil einer Mahlzeit auf 400–700 g pro Tag gesteigert werden. In der Tabelle auf Seite 257 sind Beispiele mit gerundeten Kohlenhydrat-Angaben aufgeführt. Es empfiehlt sich möglichst gemütlich in die Unterkunft zu wandern, damit der Kohlenhydrat-Speicher nicht entleert wird und die Defizite unmittelbar nach der Hüttenankunft schnell wieder ausgeglichen werden können.

Die erste Mahlzeit vor der Tour sollte leicht verdaulich sein. Nur essen und trinken, was man kennt und gut verträgt. Wer viel trinkt, der muss 1 bis 1 ½ Stunden später einen Pinkelstopp einlegen.

Beispiel eines Frühstücks vor der grossen Leistung

- Leichtes Müesli (Getreideflocken, Früchte, Nüsse) mit Joghurt und/oder Milch, Brot mit viel Butter und Konfitüre oder Honig
- In einem gesunden Mass Käse, damit er nicht schwer aufliegt.
- Zum Abschluss einen Fruchtsaft

WÄHREND DER TOUR

Je nach Quelle der Kohlenhydrate liefern diese die Energie bis vier Mal schneller als Fette. Empfohlen wird alle zwei Stunden eine Rast zur Einnahme von Kohlenhydraten und Protein (siehe Seite 257 und 258), auch um der Unterzuckerung entgegenzuwirken. Dazu sollte pro Stunde 4 bis 8 Deziliter Flüssigkeit getrunken werden.

Die Verteilung von mehreren kleinen Speisen über den ganzen Tag verhindert Verträglichkeitsprobleme und Appetitmangel. Zudem wird der Blutzuckerspiegel entlastet.

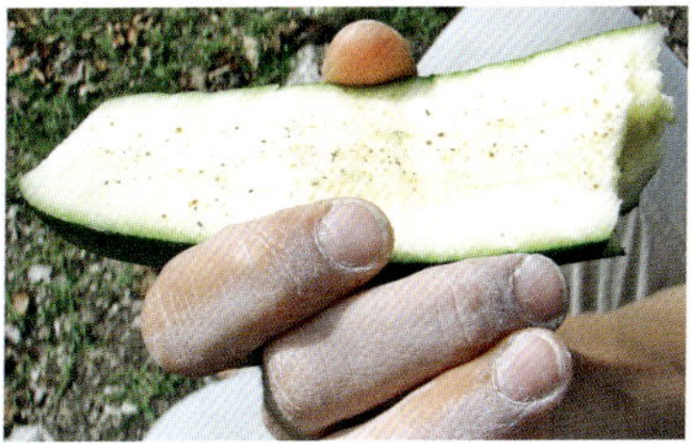

Abb. 79: *«Der andere Snack» (U. Hirsiger).*

Viele kleinere Snacks können in einer Jackentasche mitgetragen und unterwegs oder am Kletterstand nebenbei langsam konsumiert werden.

Werden Pulver für Shakes eingesetzt, ist unterwegs eine sichere Wasserquelle nötig. Sie sind leicht und schnell in der Flasche angerührt und bringen bei Erschöpfungszuständen rasch eine verbesserte Leistungsfähigkeit zurück.

NACH DER TOUR

Geht die anstrengende Tour am nächsten Tag weiter oder will man möglichst schnell seine Müdigkeit besiegt haben, sind Regenerationsdrinks und -shakes unmittelbar nach der Belastung einzunehmen. Weil die Muskelzelle in den ersten 1–2 Stunden den Zucker besser aufnimmt, erlangt man ein schnelleres Wohlbefinden. In der Hütte angelangt, bringt eine feine Fruchtwähe oder warme Suppe, kombiniert mit einer Saftschorle, ein ähnlich gutes Resultat. So auch Käse und Brot mit Fruchtsaft oder Fruchtsaft mit Proteinpulver und etwas Salz angereichert.

Die erste Mahlzeit sollte Kohlenhydrate enthalten und 15 bis 30 Minuten nach der Tour erfolgen.

Bergsteiger, die an ihr Limit gehen, brauchen je nach persönlicher Voraussetzung und Art der Belastung bis zu mehreren Wochen Regenerationszeit, um sich bis auf Zellebene zu erholen.

Tipps für die Ernährung bei leistungsorientierten Disziplinen bietet die Sport-Ernährungs-Pyramide der Swiss Sports Nutrition Society (www.ssns.ch).

Was nicht eingenommen werden sollte, sofern einem die Gesundheit am Herzen liegt, kann unter der Dopingliste nachgelesen werden auf www.sportintegrity.ch.

10.5 Ernährung in der Höhe

Um dem Körper die idealen Voraussetzungen für die Akklimatisation an grosse Höhen zu schaffen, braucht es Zeit und eine entsprechend gezielte Ernährung.

FLÜSSIGKEIT

Trockene, kalte Luft wird von der Lunge erwärmt und in den Bronchien mit Wasserdampf vollständig gesättigt. Die Flüssigkeitsausscheidung über den Atem, und dessen Frequenz, über die Haut und die Niere ist in den ersten Tagen in der Höhe erhöht. Dadurch sinkt das Blutvolumen. Mit einem Aufenthalt von 2 bis 3 Wochen in der Höhe (1600 bis 2400 m) wird die Produktion der roten Blutkörperchen erhöht und somit das Blutvolumen und der Sauerstofftransport wieder verbessert. Aber auch schon 2 bis 3 Tage helfen, mit den nachfolgend grösseren Höhen besser umzugehen.

Der Flüssigkeitsbedarf ist also in der Höhe grösser als am Wohnort. Leider ist eine diesbezüglich konkrete Empfehlung aufgrund der zahlreichen Einflussfaktoren wie Höhendifferenz, Belastungsintensität und -dauer sowie Feuchtigkeit und Temperatur nicht möglich. Umso wichtiger ist, die oben beschriebene regelmässige Flüssigkeitszufuhr noch gezielter zu verfolgen, um damit der Dehydration durch Schwitzen und durch beschleunigte Abatmung entgegenzuwirken. Da in kalten Höhen eine schnellere Verdunstung stattfindet, darf der Flüssigkeitsverlust durch Transpiration, trotz trockener Haut, nicht unterschätzt werden.

In der Höhe ist das Durstgefühl auch bei fortgeschrittenem Flüssigkeitsverlust häufig vermindert.

Am Abend sollte fleissig nachgetrunken werden, um das Defizit bis auf Zellebene bis am nächsten Morgen zu beheben und so möglichen Leistungstiefs am nächsten Tag entgegenzuwirken. Die Kontrolle, ob die Flüssigkeitszufuhr ausreichend ist, kann über die Menge des Urins erfolgen.

ENERGIE

Da der Energieverbrauch in der Höhe oder bei Kälte auch in Ruhephasen erhöht und zugleich die Appetitregulation gedämpft ist, entsteht rasch ein Energiedefizit. Bei einer Tageswanderung werden für eine 70 kg schwere Person rund 14650 kJ gerechnet. Bei einer Mehrtagestour steigt der Bedarf schnell auf 16750 kJ, für Hochalpinisten auf über 18840 kJ. Gerechnet werden pro zurückgelegte 100 Höhenmeter circa 420–630 kJ Energie.

Ab einer Höhe von 3000 m ist der Kohlenhydratbedarf erhöht. Nebst der Tatsache, dass sie eine bessere Verträglichkeit aufweisen, dienen sie als beste Energieträger in der Belastung[A].

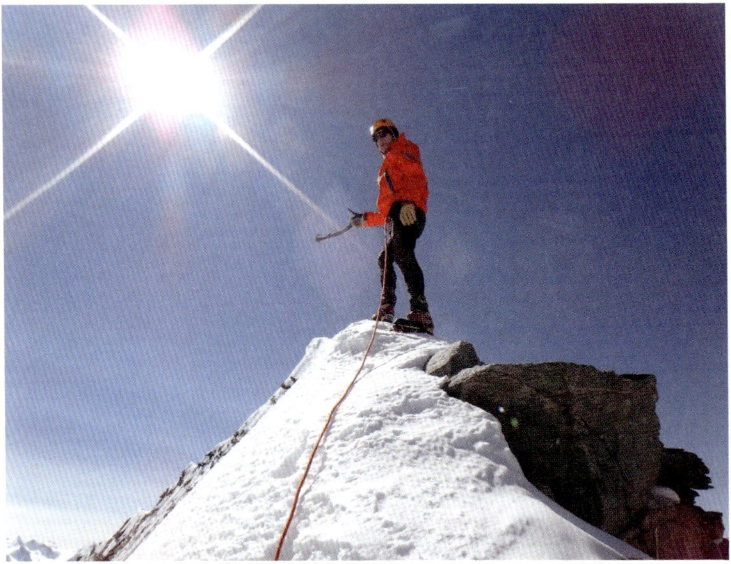

Abb. 80: *Dent d'Hérens 4173 m, auf dem Bild U. Hirsiger (I. Weber).*

Extreme Umgebungsbedingungen, zum Beispiel Höhen ab 4000 Meter, und der damit verbundene körperliche Stress verändern den Stoffwechsel zur Überraschung der Höhenforscher nicht wie erwartet. Obschon der Fettabbau einen höheren Sauerstoffverbrauch als der Kohlenhydratabbau aufweist, greift der Körper auf die Fettreserven zurück. Die Gründe und Erklärungen dafür liegen noch in den dunklen und tiefen Spalten der Vermutungen[4].

Das kalorische Äquivalent (KÄ) oder energetisches Sauerstoffäquivalent bedeutet: die beim Abbau von Lebensmittel resultierende Energieausbeute pro Liter Sauerstoff[5].

Kohlenhydratabbau: liefert pro Liter Sauerstoff (O_2)	KÄ: 5,01 kcal/lO_2
Fettabbau: liefert pro Liter Sauerstoff (O_2)	KÄ: 4,69 kcal/lO_2
Proteinabbau: liefert pro Liter Sauerstoff (O_2)	KÄ: 4,48 kcal/lO_2

Somit kann in der Höhe der Sauerstoffbenefit aus dem Abbau der Kohlenhydrate nicht im bisherig abgeleiteten Sinne genutzt werden. Freuen werden sich alle, die schon in der Vergangenheit auf ihr Brot mit Käse, Wurst oder ihre Nüsse und Schokolade geschworen haben, oft Kombinationen aus allen drei Makronährstoffen. Da das Wissen um den erhöhten Kohlenhydratverbrauch in der Höhenernährung zur Unterstützung der Leistungen genutzt werden kann, scheint eine fettreiche[6] mit Proteinen ergänzte Ernährung, angepasst an die individuelle Verträglichkeit, Leistung und Umweltbedingung die Lösung zu sein. Für die Versorgung werden 4 bis 5 über den Tag verteilte Energie- und Proteinportionen (20–25 g/Tag) empfohlen, um dem Muskelabbau entgegenzuwirken und die Erholung zu fördern.

Im Hochgebirge, auf extremen Trekkingreisen oder auf Expeditionen werden rasch einmal 5000 bis 10 000 kcal pro Tag verbraucht. Unweigerlich laufen die Extrembergsteiger auch mit fettreicher Ernährung in ein Defizit, welches erst in den nachfolgenden Tagen und Wochen ausgeglichen werden kann.

MIKRONÄHRSTOFFE

Ab rund 2000 bis 3000 m verspüren viele Bergsteigerinnen und Bergsteiger einen Appetitmangel, weswegen sie oft weniger wertvolle Lebensmittel, zum Beispiel Frischprodukte, konsumieren. Deshalb ist es für den Energiehaushalt und das Immunsystem vorteilhaft, bei längeren Belastungen nebst Makro-, entsprechende Mikronährstoffe zu sich zu nehmen. In Höhenlagen sind dies vor allem Eisen (Blutbild), Vitamin C (Schutzstoff) und D (Muskel-, Immun- und Konzentrationsfunktion). Sie erhalten und steigern das Wohlbefinden und dadurch unmerklich auch die Leistungsfähigkeit. Eine frühzeitige (10 Wochen vorher) sportmedizinische Abklärung kann Defizite bei den Mikronährstoffen aufdecken. So verbleibt genügend Zeit, um diese zu beheben.

Damit die Akklimatisation schneller vollzogen werden kann, ist insbesonders zu Beginn einer Tour in höhere Lagen eine eisenreiche Ernährung wichtig. Damit wird der Eisenbedarf abgedeckt, der für die gesteigerte Bildung von roten Blutzellen benötigt wird. Mageres Fleisch ist eine gut verfügbare Eisenquelle (Hämeisen).

Die Hämeisen nicht zusammen mit Schwarz- oder Grüntee, Kaffee oder Milchprodukten einnehmen.

Die thermogene (wärmeinduzierende) Wirkung von Protein könnte zu einem zu hohen Konsum dieser Gruppe verleiten, was in der Höhe wiederum kontraproduktiv wäre. Der «überschüssige» Proteinabbau in der Leber führt nebst der Sauerstoffbilanz unter anderem zu einer vermehrten Harnstoffausschwemmung über die Niere, wofür mehr Wasser für die Ausscheidung benötigt wird. Das Wasser benötigt der Körper jedoch dringender in anderen Abläufen, um mit der Höhe besser zurecht zu kommen.

Untersuchungen konnten aufzeigen, dass beim Höhentraining von Ausdauersportlern vermehrt freie Radikale gebildet werden. Um den Körper in der Abwehr zu unterstützen, sind breit abgestützte antioxidative Ergänzungen bei hohen sportlichen Leistungen eine gute Wahl. Für Trail Running, Skitourenrennen und andere Ausdauersportarten können Supplemente, wie beispielsweise der Nitrat enthaltende Randensaft, die Leistung in der Höhe positiv beeinflussen. Nitrat reduziert den Sauerstoffverbrauch für die gleiche Leistung und hilft so, mit der geringeren Sauerstoffverfügbarkeit in der Höhe zurecht zu kommen.

Ohne langsame Akklimatisation wird das Abwehrsystem geschwächt. Eine erhöhte Tagesmenge an Mikronährstoffen zur Steigerung der Widerstandskraft gegen Infektionen kann sinnvoll sein. Die Leistung steigert sich dadurch kurzfristig nicht.
Es gibt diesbezüglich immer mehr Kritiker, weil dies Hilfsstoffe (wie Sauerstoff) für die Besteigung sind, die nicht über ein natürliches Produkt (Gemüse usw.) zugeführt wurden. Wer bei Kostumstellung mit Verträglichkeitsproblemen, Bauchschmerzen, Durchfall usw. reagiert, sollte – sofern es nichts mit einer Infektion zu tun hat – beachten: Nahrungsergänzungsprodukte mit prä- und probiotischen Inhalten unterstützen die Darmflora. Sie können bei längeren Aktivitäten präventiv oder zur schnelleren Erholung nach Durchfall eingenommen werden.

NAHRUNGSUNVERTRÄGLICHKEITEN UND ALLERGIEN

Auf den Websiten von Grossverteilern oder Reformhäusern sind gute Produktlisten für die Ernährung bei Zöliakie (Glutenunverträglichkeit), Laktoseintoleranz oder Allergien zu finden. Hüttenteams sind nach vorgängiger Information oft gerne dazu bereit, im Rahmen ihrer Möglichkeiten auf Nahrungsunverträglichkeiten einzugehen. Oder Alpinistinnen und Alpinisten bringen ihre eigenen Produkte zur Zubereitung mit. Dem Erlebnis in den Bergen steht ernährungstechnisch somit nichts im Wege. Aus leistungssteigernder Sicht besteht kein Grund, glutenfreie Lebensmittel einzubauen, da dies eher raffinierte Produkte sind.
Wer sich eingehender mit der Thematik befassen möchte, findet beim Schweizerischen Verband der Ernährungsberater/innen SVDE (www.svde-asdd.ch) ein Verzeichnis von kompetenten Beratungsstellen in der Schweiz.
Die Ernährung ist für das gute Gelingen einer Gebirgs- und Outdooraktivität ein zentrales Element. Angepasst an die jeweilige Aktivität und kombiniert mit Freude, Natur und Abenteuer, trägt sie zu einem positiven Gesamtergebnis der Unternehmung bei.

Literatur:

A) Die Basis oder Orientierung lieferte: www.ssns.ch Swiss Sports Nutrition Society; vor allem das Hot Topic: Ernährung unter extremen Umweltbedingungen: Höhe, Hitze und Kälte.
1) Knechtle B.; Aktuelle Sportphysiologie, Leistung und Ernährung im Sport; Karger-Verlag, 2002, 60.
2) Spahr C., Mannhart Ch.; Müesli und Muskeln, Essen und Trinken im Sport; Ingold-Verlag, 2008, 10.
3) Williams Melvin H.; Ernährung, Fitness und Sport; Dt. Ausg. hrsg. von Richard Rost. Berlin; Wiesbaden: Ullstein Mosby, 1997, 302.
4) Huber A., Pichler J., Hefti U.: DIE ALPEN März 2011, S. 30 33.
5) Suter Paolo M.; Checkliste Ernährung – Stuttgart; New York: Thieme-Verlag, 2002, 9.
6) Knechtle B.; Akt. Sportphysiologie, Leistung und Ernährung im Sport; Basel: Karger-Verlag, 2002, 57.
7) (ab) Williams Melvin H.; Ernährung, Fitness und Sport; Dt. Ausg. hrsg. von Rost Richard. – Berlin; Wiesbaden: Ullstein Mosby, 1997, 109, 245, 279.
8) Taskforce Swiss Olympic, ALTO 06, https://www.mobilesport.ch/assets/lbwp-cdn/mobilesport/files/2011/02/ALTO_06_d.pdf

11. Ausdauer- und Leistungssport

Bernhard Hug, Urs Hefti, Jacqueline Pichler Hefti

11.1 Ausdauer

Ausdauer wird definiert als die Fähigkeit, eine Leistung über längere Zeit aufrecht zu erhalten. Ist die Ausdauerleistungsfähigkeit gut ausgebildet, dauert es länger, bis Ermüdungserscheinungen auftreten, und die Erholungsphase ist kürzer.
Im Rahmen von Ausdauerleistungen ermüden der Bewegungsapparat (Muskeln, Sehnen etc.), das Herz-Kreislauf-System (verantwortlich für die Sauerstoffzufuhr zu den Muskeln) und die Stoffwechselsysteme, also die Gesamtheit der Vorgänge, die für die Energiebereitstellung und den Aufbau der körperlichen Leistungsfähigkeit notwendig sind. Diese Vorgänge werden primär über Enzyme und Hormone gesteuert und nicht zuletzt auch durch die Psyche.
Eine körperliche Leistung ist immer ein komplexes Zusammenspiel der konditionellen und koordinativen Fähigkeiten. Die Summe all dieser motorischen Grundeigenschaften erlaubt es uns, Bewegungen präzise und effizient auszuführen.

Konditionelle Fähigkeiten

- Ausdauer
- Kraft
- Schnelligkeit
- Beweglichkeit

Koordinative Fähigkeiten

- Differenzierungsfähigkeit
- Reaktionsfähigkeit
- Kopplungsfähigkeit
- Orientierungsfähigkeit
- Gleichgewichtsfähigkeit
- Umstellungsfähigkeit
- Rhythmisierungsfähigkeit

DIE BEWEGUNGSÖKONOMIE

Im Spitzensport, wo die Bewegungsökonomie oft über den Sieg entscheidet, wird dies häufig eindrücklich sichtbar. Der Athlet mit der besten Ausdauer wird nicht Sieger an der Patrouille des Glaciers und die Athletin mit der grössten Kraft wird nicht Olympiasiegerin im Klettern, wenn nicht alle motorischen Grundeigenschaften gut ausgebildet sind und im Gleichgewicht stehen. Insbesondere die Beweglichkeit wird im Breitensport oftmals vernachlässigt. Deren Wichtigkeit wird einem erst bewusst, wenn zum Beispiel Verkürzungen in der Muskulatur Rückenschmerzen verursachen oder durch Defizite in der Mobilität gewisse Bewegungen (z. B. beim Klettern) nicht mehr ausgeführt werden können. Muskeln, die durch ihre haltende (tonische) Funktionsweise eher zur Verkürzung neigen und daher öfters gedehnt werden müssen, sind die Brust-, Nacken-, Rücken- und Wadenmuskulatur sowie die Hüftbeugemuskulatur und rückseitige Oberschenkelmuskulatur.

11.2 Ausdauer in alpiner Umgebung

Seit der Erfindung des Joggings in den 60er-Jahren hat der Boom des Ausdauersports praktisch kontinuierlich angehalten und manifestiert sich heute in einer Vielzahl von Sportarten. Dank der Popularität von Outdooraktivitäten sind neue Trendsportarten wie Trailrunning oder Speed Skitourengehen entstanden.

Gerade für Bergsportlerinnen und Bergsportler, die über mehrere Stunden im Auf- und Abstieg eine konstante Leistung erbringen müssen, ist eine gute Ausdauerleistungsfähigkeit und damit eine gute Versorgung der Skelettmuskulatur mit Sauerstoff von zentraler Bedeutung.

Die Höhe beeinflusst die Ausdauerleistungsfähigkeit, weil mit zunehmender Höhe der Sauerstoffpartialdruck (pO_2) proportional zur Abnahme des Luftdrucks absinkt. Vereinfacht gesagt, sinkt die aerobe Leistungsfähigkeit um ca. 6–8 % pro 1000 Höhenmeter. Die Leistungsabnahme ist individuell unterschiedlich.

OPTIMALE KÖRPERTEMPERATUR

Bergsportler sind oft extremen Wetterbedingungen ausgesetzt. Während einer langen Tour im Sommer ist im Tagesverlauf eine Temperaturdifferenz von über 25 Grad möglich. Kommt noch starker Wind dazu, erfolgt durch den Windchill-Effekt eine noch grössere Ab- respektive Auskühlung. Um einen grossen Leistungsabfall während einer Tour zu vermeiden, ist es wichtig, dass der Körper weder zu stark erhitzt noch wesentlich abkühlt. Mit unterschiedlich wärmender und teils vor Wind schützender Kleidung, die übereinander getragen wird («Zwiebelschalenprinzip»), hält man die Körpertemperatur immer in einem optimalen Bereich. Das Trinkregime muss immer den Umgebungstemperaturen angepasst werden, um eine konstante Leistung aufrecht erhalten zu können.

11.3 Trainingsreize sinnvoll planen

Sobald ein Ziel gesetzt ist, stellt sich die Frage, wie dieses erreicht wird, ohne dass der eigene Körper durch falsche Trainingsreize überlastet oder unterfordert ist. Das entscheidende Modell zur Beantwortung der Fragen was, wie und wie oft trainiert werden sollte, ist das Superkompensationsprinzip.

Superkompensationsprinzip
Die körperliche Leistungsfähigkeit verbessert sich während der Regenerationsphase, also während dem «Nichtstun».

Während dem Training ermüden diverse Strukturen und Organe des Körpers und diese müssen danach zuerst wiederhergestellt werden. Wenn der Trainingsreiz angemessen war, reagiert der Körper mit einer Stärkung der Strukturen in der Erholungszeit. Die Leistungsfähigkeit verbessert sich, weil das nächste Training auf einem höheren Ausgangsniveau beginnt. Zu beachten ist, dass das Leistungsniveau bei jedem Mensch unterschiedlich ist. Daher resultiert bei gleichem Trainingsreiz bei jedem Athleten eine ganz unterschiedliche Erholungszeit.
Das Superkompensationsprinzip erklärt ebenfalls, warum ein Profisportler zwei- bis dreimal am Tag trainieren muss, um seinen Körper aus dem Gleichgewicht zu bringen und Anpassungsreaktionen auszulösen. Freizeitsportler hingegen können Fortschritte erzielen, wenn sie zwei bis vier Trainingseinheiten pro Woche in einer sinnvoll gewählten Trainingsintensität durchführen.

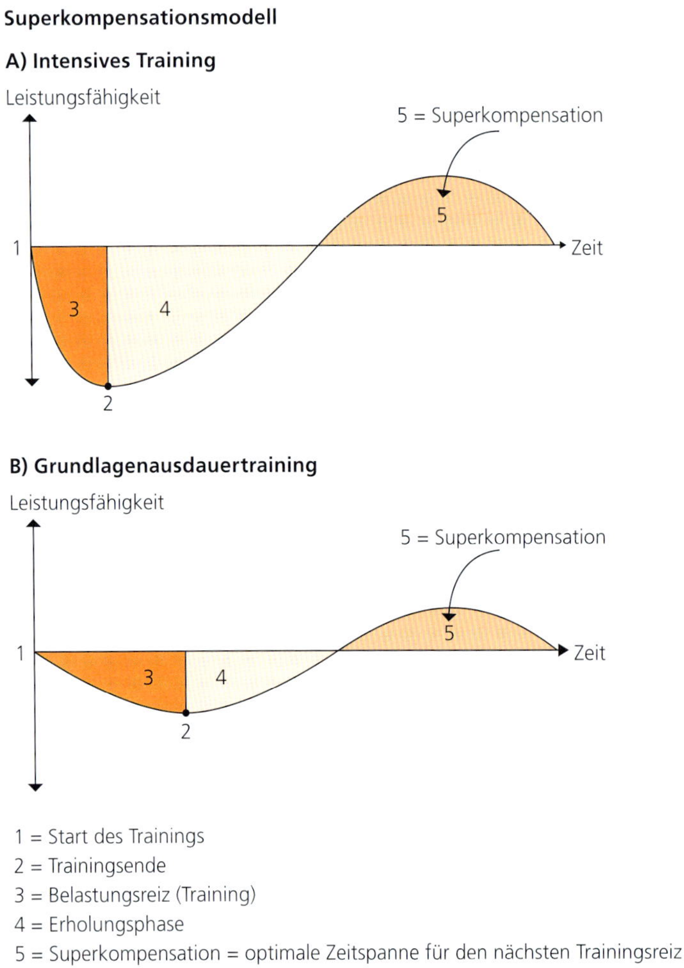

Abb. 81: *Durch die Wahl des richtigen Trainingsreizes und der individuell optimal angepassten Erholungszeit wird langfristig eine Leistungssteigerung erreicht.*

11.4 Trainingsplanung

Das Definieren eines Zieles bildet die Basis einer guten Trainingsplanung. Für die Motivation ist die Selbstbestimmung des Ziels entscheidend und nicht externe Vorgaben. Mögliche Ziele sind beispielsweise eine anspruchsvolle Tagestour oder ein Wettkampf in alpiner Umgebung. Nach deren Festlegung ist eine seriöse Standortbestimmung notwendig, um seinen aktuellen konditionellen Ist-Zustand sowie seine Schwächen und Stärken kennenzulernen. Auch die zur Verfügung stehende Zeit gilt es zu bedenken. Denn laut Superkompensationsprinzip verbessert sich die Leistungsfähigkeit langfristig nur durch individuell angepasste Trainingsreize und eine adäquate Erholung, während der sich der Körper an die neue Intensität und Belastung anpasst. Das bedeutet: Auch die Trainingsplanung muss sich im Verlauf anpassen.

PERIODISIERUNG DER PLANUNG

Bei langfristigen Projekten ist es sinnvoll, Zwischenziele zu definieren und Tests in die Trainingsplanung einzubauen. Beim Prinzip der Periodisierung wird die Planung in mehrere Etappen mit unterschiedlichen Teilzielen unterteilt, zum Beispiel der Verbesserung der Maximalkraft oder der Technik in einer bestimmten Disziplin. Auch die Intensität und Belastungsdauer des regelmässigen Trainings sollte periodisch verändert werden, um langfristig immer wieder neue Trainingsreize zu schaffen.

11.5 Trainingsintensität

Die meisten Trainingsprogramme basieren auf einer vier- bis siebenstufigen Intensitätsunterteilung. Bei der nachfolgend vorgestellten fünfstufigen Unterteilung wird jede Stufe durch ein unterschiedliches Verhältnis an aerober und anaerober Energiebereitstellung definiert.

GRUNDLAGENAUSDAUER

Bei einer Belastungsintensität, die allgemein als Grundlagenausdauer bezeichnet wird, können Sporttreibende das Tempo sowie die Intensität bis zu mehreren Tagen konstant halten, sofern sie dem Körper genügend Energie und Flüssigkeit zuführen (siehe Abb. 82). Das lockere Training mit aerober Energiebereitstellung ist enorm wichtig, um eine solide Grundlagenausdauer aufzubauen, welche auch für eine schnelle Erholungsfähigkeit mitentscheidend ist.

AEROBE UND ANAEROBE PROZESSE

Wird in einem mittleren Intensitätsbereich trainiert, laufen in der Energieproduktion sowohl aerobe als auch anaerobe Prozesse ab. Beim Training oberhalb der anaeroben Schwelle erfolgt die Energiebereitstellung grösstenteils ohne Sauerstoff. Über den Abbau von energiereichen Phosphaten und von Muskelglykogen entsteht dabei Laktat. Diese anaerobe Energiebereitstellung kann nur kurze Zeit aufrechterhalten werden. Denn ein exzessiver Anstieg des Laktats führt zu einer Übersäuerung der Muskeln und die Belastung muss abgebrochen werden.

Aktuelle Trainingslehren und die Wissenschaft empfehlen ein **polarisiertes Training,** also den Wechsel zwischen langen, wenig intensiven Trainings und hoch intensiven, kurzen Intervalltrainings.

Physiologische Intensitätszonen

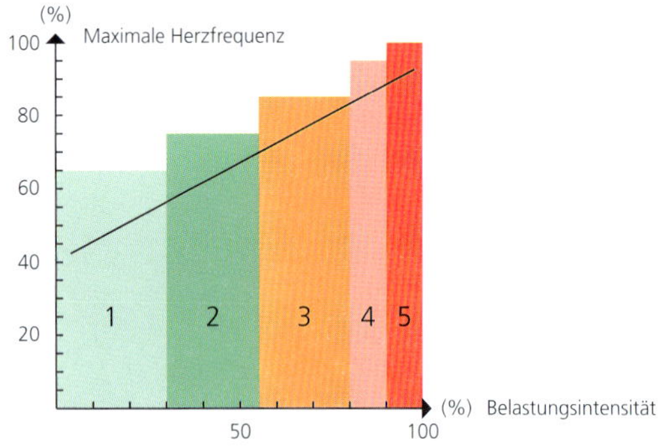

Abb. 82: *Belastungsstufen und Anteil der aeroben und anaeroben Energiebereitstellung.*

Zone 1	Regenerationstraining	55–65 % von HFmax	Energiebereitstellung aerob
Zone 2	Grundlagenausdauer	65–75 % von HFmax	Energiebereitstellung mehrheitlich aerob
Zone 3	Mitteltempo	75–85 % von HFmax	Energiebereitstellung aerob und anaerob
Zone 4	Intensiv (Schwellentempo)	85–95 % von HFmax	Energiebereitstellung aerob und anaerob
Zone 5	Maximaler Bereich	95–100 % von HFmax	Energiebereitstellung mehrheitlich anaerob

HFmax = maximale Herzfrequenz

EINSCHÄTZUNG DER TRAININGSINTENSITÄT

Die zwei Beispiele zeigen auf, welche Referenzwerte zur Einschätzung der Trainingsintensität beziehungsweise der Belastung eines Trainings benutzt werden können.

Sportler A ist ein sehr gut trainierter Bergsteiger (80 kg), der sich auf die Patrouille des Glaciers vorbereitet mit dem Ziel, unter neun Stunden ins Ziel zu laufen. Sein Maximalpuls liegt bei 175/min bei einem morgendlichen Ruhepuls von 45/min im ausgeruhten Zustand.

Trainingsaufbau gut trainierter Bergsteiger

Intensitätszone	Gefühlt	HF	Foster	Borg	Watt	Hm/h
1 = Regenerationstraining	sehr locker	110–125	0–2	6–10	120–174	250–449
2 = Ausdauertraining	locker	126–143	3–4	11–13	175–239	450–729
3 = Mitteltempobereich	etwas hart	144–154	5–6	14–16	240–289	730–999
4 = Schwellenbereich	hart bis sehr hart	155–164	7–8	17–18	290–329	1000–1199
5 = anaerober, maximaler Bereich	sehr hart bis maximal	165–175	9–10	19–20	330–max.	1200–max.

HF: Herzfrequenz; Hm Höhenmeter; h Stunde;
Foster und Borg: subjektive Messgrössen der Traingingsbelastung (siehe Seite 293)

Sportlerin B ist eine Bergsteigerin (65 kg), die gelegentlich in die Berge geht und nicht regelmässig trainiert. Sie hat sich nun das Ziel gesetzt, einen Trainingsaufbau zu machen, um die Dufourspitze zu besteigen. Ihr Maximalpuls liegt bei 190/min bei einem morgendlichen Ruhepuls von 60/min im ausgeruhten Zustand.

Trainingsaufbau Gelegenheits-Bergsteigerin

Intensitätszone	Gefühlt	HF	Foster	Borg	Watt	Hm/h
1 = Regenerationstraining	sehr locker	125–140	0–2	6–10	80–119	150–249
2 = Ausdauertraining	locker	141–157	3–4	11–13	120–189	250–419
3 = Mitteltempobereich	etwas hart	158–168	5–6	14–16	190–239	420–569
4 = Schwellenbereich	hart bis sehr hart	169–179	7–8	17–18	240–289	570–719
5 = anaerober, maximaler Bereich	sehr hart bis maximal	180–190	9–10	19–20	290–max.	720–max.

HF: Herzfrequenz; Hm Höhenmeter; h Stunde;
Foster und Borg: subjektive Messgrössen der Traingingsbelastung (siehe Seite 293)

SUBJEKTIVE MESSGRÖSSEN

Subjektive Messgrössen (gefühlt in Worten, Foster, Borg) sind in der Trainingswissenschaft viel benutzte und anerkannte Werte. Ausdauersportler lernen mit den Trainingsjahren immer besser, sich entsprechend einzuschätzen. Die subjektiven Skalen haben den Vorteil, dass die Tagesform in die Beurteilung miteinbezogen wird.

OBJEKTIVE MESSGRÖSSEN

Die Herzfrequenz hat sich als objektive Messgrösse der Belastung durchgesetzt. Gelegentlich täuscht diese, weil unter anderem die Aktivierung des autonomen Nervensystems (zum Beispiel bei Stressempfinden kurz vor dem Start) oder auch die Temperatur einen Einfluss auf die Herzfrequenz ausüben.

BERECHNUNG DER TRAININGSBELASTUNG

Die Belastung einer Trainingseinheit ist nicht nur von der Intensität abhängig, sondern ebenso von der Dauer. Idealerweise fallen kurze Trainings eher intensiv aus währenddem lange Trainings (>1 Std.) eher in Zone 1 oder 2 stattfinden. Um die Gesamtbelastung einer Trainingseinheit grob zu berechnen, hat sich die Session-RPE-Methode bewährt.

Bei der **Session-RPE-Methode** wird die Dauer des Trainings in Minuten mit dem Wert auf der Foster-Skala multipliziert. Beispiel: Ein 50-minütiges Training in Zone 4 (50 × 7 = 350) entspricht in etwa einem 2-stündigen Training in Zone 2 (120 × 3 = 360).

11.6 Polarisiertes Training

Weshalb sollten auch Bergsporttreibende, die vorwiegend mit einer Gruppe am Wochenende Genusstouren bestreiten, intensiv trainieren? Die Antwort: Ist das Training immer locker und eintönig, dann stagniert die Leistung nach wenigen Wochen auf dem individuellen Niveau. Ein Trainingsreiz muss eine Mindestschwelle überschreiten, um Leistungsveränderungen auszulösen, und er beinhaltet idealerweise eine wechselnde Intensität.
Dieses gegenwärtig in allen Ausdauersportarten praktizierte Trainingsprinzip ist unter dem Namen «polarisiertes Training» bekannt. In der Regel setzt sich das polarisierte Training aus langen, wenig intensiven Trainings in Abwechslung mit kurzen, hochintensiven Intervalltrainings (meist im Verhältnis 3:1) zusammen.

ENERGIEHAUSHALT

Während mehrtägigen Belastungen (z. B. Tourenwoche) ist es zentral, sich fast ausschliesslich im Grundlagenausdauerbereich zu bewegen, in der ein grosser Teil der Energie über die Fettverbrennung abgedeckt wird. Dies entspricht einer Intensität bis zur Obergrenze der Zone 2. Sobald sich die Intensität im mittleren Bereich befindet, schwinden die Energiespeicher relativ schnell. Um nicht in eine Energieschuld zu geraten, müssen stetig Zucker beziehungsweise Kohlenhydrate aufgenommen werden. Zudem ist es absolut unmöglich, komplett erschöpfte Energiespeicher über Nacht wieder aufzufüllen. Es dauert bis zu drei Tage, um die Glykogen-Speicher wieder vollständig aufzufüllen. Um also das Tempo von Kollegen locker mitgehen zu können, ist ein gewisses aerobes Leistungsniveau nötig.

Trainingsanleitung

Bergsportler, die pro Woche regelmässig bis zu zehn Stunden Ausdauertraining betreiben, trainieren idealwerweise zu 60–70 % in der Zone 1 und 2. Nur jede vierte (±1) Trainingseinheit wird in Zone 4 oder 5 (intensiv) absolviert. Im mittleren Bereich sollte möglichst wenig trainiert werden. Die Zone 3 eignet sich weder als Grundlagentraining, noch genügt der Trainingsreiz, um wertvolle Anpassungen im Herz-KreislaufSystem (maximale Sauerstoffaufnahme) zu bewirken.

Der häufigste Fehler, der von Ausdauersportlern begangen wird: Das Training ist zu hart an den lockeren Tagen und zu locker an den intensiven Tagen. Für ein optimales Training zur Verbesserung der Leistungsfähigkeit ist es entscheidend, die richtige Abwechslung zwischen intensiver und lockerer Trainingsbelastung zu wählen.

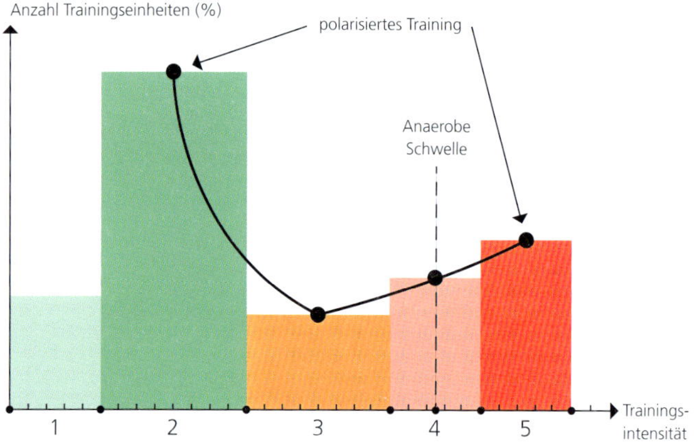

1 = Regeneratives Training 10 ± 5 %
2 = Grundlagenausdauertraining 60 ± 10 %
3 = Mitteltempo 10 ± 5 %
4 = Schwellentraining
5 = Intervalltraining (maximal)
} 20 ± 5 %

Abb. 83: *Das polarisierte Trainingsmodell beruht auf retrospektiven Analysen der Trainings von erfolgreichen Leistungssportlern in unterschiedlichen Sportarten wie Radfahren, Laufen, Langlauf oder Rudern.*

11.7 Langfristige Leistungsentwicklung und Trainingsgrundsätze

Für den langfristigen Fortschritt ist die Wirksamkeit der Trainingsreize ebenso wichtig wie die Relation zwischen Belastung und Erholung. Der sogenannte «Trainingsload» muss individuell angepasst sein und bei Leistungsfortschritten folglich im Verlauf gesteigert werden. Im Leistungssport erfolgt dies einerseits durch das Steigern der Trainingsintensität oder der Dauer und andererseits durch eine grosse Variation. Dabei wechseln die Trainingsmethoden und Sportarten. Spezifisch im Bergsport wird das Gelände beziehungsweise die Steilheit der gewollten Trainingsintensität angepasst. Der bekannteste Ausdauer-Bergsportler, Kilian Jornet, hat eine 10 km-Bestzeit auf der Strasse von unter dreissig Minuten. Eine solche Leistung ist nur möglich, wenn gezielt auch im Flachen sowohl hohe als auch tiefe Intensitäten trainiert werden. Viele Topathleten aus dem Trailrunning und Ski Mountaineering legen jedes Jahr weit über 300 000 Höhenmeter in den Bergen zurück. Aber um Medaillen zu gewinnen, müssen die Sportler im Flachen, bergauf- und bergabwärts möglichst ökonomisch unterwegs sein und dies entsprechend oft trainieren. Auch für Hobbysportler, die mit Wettkämpfen nichts am Hut haben, empfiehlt sich die Anwendung des Prinzips der variierenden Belastung, um Leistungsstagnation zu verhindern.

Zusammenfassung der wichtigsten Trainingsgrundsätze

- Aufwand und Ertrag sollen im Gleichgewicht stehen. Das Zeitmanagement und die Ziele müssen mit den Ressourcen übereinstimmen. Insbesondere den Erholungsphasen ist genügend Beachtung zu schenken.
- Zu Beginn einer neuen Trainingsperiode ist eine Stärken-Schwächen-Beratung durch eine Fachperson empfohlen. Dabei werden alle konditionellen Fähigkeiten – also auch die Kraft, die Schnelligkeit sowie die koordinativen Fähigkeiten – eingeschätzt. Die Einschätzung kann durch Leistungstests objektiviert werden.
- Eine Trainingsplanung orientiert sich langfristig an den Zielen. Sie berücksichtigt einen progressiven Aufbau, sodass man Vertrauen in die eigenen Fortschritte gewinnt.
- Das Ausdauertraining ist polarisiert und die Trainingsreize werden variiert.
- Trainiert wird nur, wenn es die Gesundheit zulässt.
- Die Freude am Training steht immer im Vordergrund.

11.8 Zeitmanagement und Trainingsaufwand

Gerade wenn ein relativ geringes Zeitbudget für das sportliche Training zur Verfügung steht, ist die gezielte Arbeit an seinen eigenen Schwächen umso wichtiger. Zum Beispiel wird zuerst die mangelnde Kraftfähigkeit trainiert und das Ausdauertraining in dieser Zeit reduziert. Für die Kondition ist nebst Ausdauer auch Kraft, Schnelligkeit, Koordination (Gleichgewicht und Reaktionsfähigkeit) sowie Beweglichkeit entscheidend.

WICHTIGE MUSKELKRAFT

Eine gute Muskelkraft entlastet die Gelenke und Knochen und ist kombiniert mit einer guten Bewegungskontrolle das beste Mittel zur Verhinderung von Sportverletzungen. Zudem erhöhen verbesserte Kraftwerte die Belastungsfähigkeit, weil dadurch mehr Kraftreserven zur Verfügung stehen, um Schlüsselstellen oder steile Anstiege zu bewältigen.

Die nachfolgenden Tabellen veranschaulichen beispielhaft, wie zwei Sporttreibende aufgrund ihrer individuellen Stärken und Schwächen den Trainingsfokus unterschiedlich ausrichten:

Sportlerin A mit grossen Defiziten im Bereich der Kraft

Trainingsaufwand	Einheiten/ Woche	Konditionstraining	Dauer	Intensität
Gering	2–3	2 × Hypertrophie/Maximalkraft 1 × Ausdauer	ca. 1 Std. 2–3 Std.	maximal locker
Mittel	3–5	2 × Hypertrophie/Maximalkraft 1 × Kraft-Koordination 2 × Ausdauer	ca. 1 Std. Circuit à 60 Min. 1–2 oder 2–3 Std.	maximal mittel locker
Gross	5–10	2 × Kraft 1 × Kraft-Koordination 1 × Schnelligkeit/Schnellkraft 4 × Ausdauer	ca. 1 Std. Circuit à 60 Min. ca. 1 Std. oder Ballspiel 2 × 1–2 und 2 × 2–4 Std.	maximal mittel maximal locker/ 1 × hart

Kräftiger Sportler B mit Defiziten im Bereich der Ausdauer

Trainingsaufwand	Einheiten / Woche	Konditionstraining	Dauer	Intensität
Gering	2–3	1 × Kraft-Koordination 2 × Ausdauer	Circuit à 60 Min. 1–3 Std.	mittel locker/ 1 × hart
Mittel	3–5	1 × Kraft-Koordination 3 × Ausdauer	Circuit à 60 Min. 2 × 1–2 oder 2–3 Std.	mittel locker/ 1 × hart
Gross	5–10	1 × Schnelligkeit/Schnellkraft 1 × Kraft-Koordination 6 × Ausdauer	Ca. 1 Std. oder Ballspiel Circuit à 60 Min. 2 × 1–2 und 2 × 2–4 Std.	mittel mittel locker/ 2 × hart

11.9 Ermüdung und Regeneration

Das Stagnieren der Leistungsfähigkeit lässt sich auch im Profisport nicht verhindern. Bei jedem Sportler flacht die Kurve der Leistungsfortschritte irgendwann ab. Zusätzlich verliert der älter werdende Athlet schrittweise an Leistungsfähigkeit. Gerade bei älteren Personen sind genügend Regenerationsphasen extrem wichtig, denn auch die Erholungsfähigkeit nimmt ab.

Aber wie lange muss eine Bergsteigerin nach einer anstrengenden Tour oder einem intensiven Training bis zur nächstfolgenden Trainingsbelastung effektiv pausieren? Leider bestehen hierzu weder fixe Regeln noch Berechnungen. Jeder Mensch reagiert auf eine spezifische Belastung unterschiedlich.

REAKTIONEN AUF BELASTUNGEN

Nach einer langen Bergtour kann bei Sportlerin A die Muskulatur lange ermüdet bleiben. Sie leidet an einem Muskelkater, weil sie im Vorfeld das Bergablaufen nie trainiert hat.

Beim Sportler B ist nach derselben Tour das Herz-Kreislauf-System stark belastet. Die Energiespeicher sind erschöpft und müssen regeneriert werden.

Oder vielleicht ist beim Sportler C nach dieser anspruchsvollen Tour einfach mental die Luft raus, weil er sich über lange Zeit überwinden musste. Er benötigt jetzt eine längere mentale Pause, während der sich das zentrale Nervensystem komplett erholt.

Ruhephase
Nach einem sehr intensiven Training (Zone 4 und 5) oder einem Maximalkrafttraining sollte während den nächsten 48 Stunden nicht wieder intensiv trainiert werden.

Folgende Grundregeln können bis zu einem gewissen Grad die Regeneration beschleunigen respektive unterstützen:

1) Genügend Schlaf ist das wichtigste Regenerationsmittel. Profisportler schwören auf ihren Mittagsschlaf.

2) Flüssigkeit, Kohlenhydrate und Proteine (in dieser Reihenfolge) nach dem Training sind notwendig, um verbrauchte Ressourcen wieder aufzufüllen. Je nach Umfang des Flüssigkeitsverlustes hat das Trinken immer Priorität, weil jede Körperzelle für die Regenerationsprozesse darauf angewiesen ist.

3) Ein Cool-down beschleunigt die Regenerationsprozesse nach einem intensiven Training: Locker 5–15 Minuten im regenerativen Bereich (Zone 1) auslaufen. Zu einem effektiven Abschluss des Trainings gehören auch Dehnübungen zum Mobilisieren und Ausgleichen von Dysbalancen im Bewegungsapparat.

4) Kompressionssocken (oder auch ganze Hosen) helfen durch die Unterstützung des Blutrückflusses, die Regenerationsprozesse des Stoffwechsels zu beschleunigen.

5) Sogenannte Regenerationsshakes, die eine optimale Zusammensetzung von Kohlenhydraten und Proteinen beinhalten, können den Prozess ebenfalls beschleunigen, da sie in flüssiger Form schneller vom Körper aufgenommen werden. Für unterwegs oder wenn Arbeitstätige über Mittag trainieren, sind diese Produkte aus Sichtweise der Convenience eine zeitgewinnende Hilfe. Wann immer möglich sind aber natürliche Nahrungsmittel zu bevorzugen.

11.10 Trailrunning und Speed Skitourengehen

Das schnelle Skitourengehen (Speed Skitrourengehen oder Ski Mountaineering) und das Trailrunning ergänzen sich als Sportarten hervorragend, da sowohl die belasteten Hauptmuskelgruppen wie auch das Gelände, in dem sie ausgeübt werden, praktisch identisch sind. Zudem verbindet sie die Faszination für Leistungsbereitschaft und das Bergerlebnis.

SICHERHEITSASPEKTE

Obwohl das mitgetragene Gewicht bei diesen Sportarten relevant ist, muss man für Notfälle gerüstet sein, denn Sicherheit geht vor! Bei einem Unfall in garstigem Wetter kommen auch die fittesten Sportler schnell an ihre Leistungsgrenzen. Daher gilt: lieber eine Jacke zu viel im Rucksack als eine zu wenig. Unfälle ereignen sich oft beim Abstieg oder der Abfahrt, wenn die Konzentration schon etwas nachlässt. Die Tour ist also erst zu Ende, wenn das Tal wieder sicher erreicht ist.

HOHE BELASTUNGEN

Bezüglich Technik ist der Unterschied zwischen dem herkömmlichen Laufen oder Skitourengehen und den Wettkampfsportarten sehr gross. Gute Speed Skitourenathleten bewältigen an Rennen wie der Patrouille des Glaciers bis 1600 Höhenmeter pro Stunde. Bei normalem Wandertempo wird dafür fast die vierfache Zeit veranschlagt. Diese Belastungen müssen entsprechend oft in der Vorbereitung trainiert werden, um verletzungsfrei zu bleiben.

MUSKELKATER

Insbesondere das Bergabgehen führt zu sehr hohen Kraftspitzen mit einer exzentrischen (negativen) Belastung der Oberschenkelmuskulatur und ist daher oft Verursacher von starkem Muskelkater. Das Phänomen des Muskelkaters wird wegtrainiert, indem kurz nach der schlimmsten Phase des Muskelkaters sofort wieder ein ähnlicher Trainingsreiz gesetzt wird. Über ein bis zwei Monate wiederholt, zeigt sich der Muskelkater nur noch stark abgeschwächt.

Um die **abbremsende Belastung der Muskulatur** zu trainieren, eignen sich auch Waldläufe oder ein Indoor Circuit. Dabei werden mit mehreren Stationen und Sprungformen (Laufsprüngen, Hocksprüngen etc.) die exzentrischen Belastungen und allgemein die Kraft sowie die Beinachsenstabilität trainiert.

TECHNIK TRAILRUNNING

Trailrunning unterscheidet sich vom normalen Gehen in Schrittlänge und Schrittfrequenz, welche fortlaufend dem wechselnden Untergrund angepasst werden muss. Der Kniehub ist schneller und das Fussaufsetzen variiert je nach Bodenbeschaffenheit und Steigung beziehungsweise Gefälle stark. Die dafür notwendigen propriozeptiven Fähigkeiten gilt es sukzessive aufzubauen. Zum Beispiel, indem im Wald Wurzelwege in Intervallform möglichst ökonomisch abgelaufen werden, kurze Zeit im Wettkampftempo in Abwechslung mit Erholungspausen. Erst anschliessend wagen sich Trainierende an schwierigere oder ausgesetzte Wegpassagen sowie Geröllabschnitte im Gebirge. Geübte Trailrunner können ihren Körperschwerpunkt in Flachpassagen und im Abstieg auch bei sehr hohen Tempi bis über 20 km/h immer unter Kontrolle halten. Das Antizipieren des optimalen Fussaufsatzes ist für eine gute Traktion oder das kontrollierte Rutschen nötig. Es wird durch möglichst viel Variation und auch bei Wind und schlechtem Wetter geübt.

VORBEREITUNGSTRAINING SKITOURENGEHEN

Weil unsere Winter durch die Klimaerwärmung tendenziell kürzer werden und später beginnen, lohnt sich schon vor dem ersten Schneekontakt eine spezifische Vorbereitung. Dafür geeignet sind Lauftraining und das klassische Rollski-Training. Wichtig ist dabei die korrekte Stocklänge, welche circa 25 bis 30 cm unter der eigenen Körpergrösse liegt. Als Trainingsstrecke empfehlen sich wenig befahrene Passstrassen, auf denen eine anschliessende Rückkehr zum Ausgangspunkt mit Bus oder Postauto möglich ist. Um das Antizipieren und die Kurventechnik des Skifahrens zu simulieren, ist das MTB-Training die optimale Form der Vorbereitung. Auf Flowtrails in Bikeparks, die es vielerorts in urbaner Umgebung gibt, tastet man sich an das optimale Tempo für schnelle und sichere Kurven sowie das Antizipieren des optimalen Bewegungsmusters heran.

11.11 Überlastung und Übertraining

Sind die Trainingsübergänge im Frühjahr und im Vorwinter nahtlos, weil Athletinnen und Athleten, die ihre Sportart sehr intensiv oder gar wettkampfmässig ausüben, sich nie eine richtige Pause gönnen, besteht die Gefahr des Übertrainings respektive der Überlastungsbeschwerden. Pausen sind aber notwendig für eine lange, erfolgreiche Karriere. Die erfolgreichen afrikanischen Marathonläufer schwören alle auf eine ausgiebige, trainingsfreie Zeit von ein bis zwei Monaten.

OVERREACHING

Vor allem ambitionierte Freizeitsportler sind aufgrund ihres knappen Zeitbudgets und der oftmals fehlenden Regenerationszeit gefährdet, ihre körperlichen Grenzen zu überschreiten. Intensive Trainingseinheiten können zu gewollten Überlastungen (Overreaching) führen, welche durch eine genügend lange Erholungszeit von wenigen Tagen kompensiert wird.

ÜBERTRAINING ÜBERWINDEN

Der Gefahr eines Übertrainings (Overtraining) ist insbesondere bei fehlender Regeneration gross. Die wichtigsten Symptome sind:

- Leistungseinbussen
- depressive Verstimmungen
- Schlafprobleme
- erhöhte Infektanfälligkeit

Die Erholung von einem Übertraining dauert meist Monate. In dieser Zeit sollte immer auch eine medizinische Abklärung erfolgen, um andere Ursachen des Leistungseinbruchs auszuschliessen. Die Analyse der auslösenden Faktoren und des return-to-sports bedingt die Unterstützung durch erfahrene Trainer und Coaches.

11.12 Hypoxie

Als Hypoxie wird der Zustand eines verminderten Sauerstoffangebots oder -gehalts bezeichnet. Man unterscheidet zwei Arten:

- Hypobare Hypoxie in der Höhe (siehe ab Seite 167):
  Verminderter Sauerstoffpartialdruck bei abnehmendem Barometerdruck
- Normobare Hypoxie, wie z. B. in Hypoxiezelten. Hier wird in der Regel ein Gasgemisch mit reduziertem Sauerstoffgehalt eingeatmet.

Die Hypoxie hat viele Auswirkungen auf unseren Körper. Weil eine längerdauernde Hypoxie-Exposition die Bildung von roten Blutkörperchen anregt, kann sie dazu genutzt werden, die Leistungsfähigkeit, insbesondere die maximale Sauerstoffaufnahme, zu verbessern. Diesem positiven Effekt stehen aber diverse leistungsmindernde Faktoren wie zum Beispiel Muskelmassenverlust, reduzierte Schlafqualität und Erholung oder erhöhte Infektanfälligkeit gegenüber. Ein Hypoxietraining oder -aufenthalt muss deshalb mit dem nötigen Fachwissen geplant werden.

11.13 Höhentraining

Höhentraining ist ein breit genutzter Begriff. Viele Empfehlungen sind komplex und teils anspruchsvoll in der Umsetzung. Empfehlungen wie «Live high and train low» oder «Live low and train high» müssen sich nach den unterschiedlichen Anforderungen der Sportler orientieren. (Spitzen-)Sportler, die regelmässig und gezielt in der Höhe trainieren oder schlafen, benötigen eine differenziertere Beratung als Berggängerinnen, die für ein einzelnes, hoch gestecktes Ziel trainieren (z. B. die Haute Route).

Eine relevante **Verbesserung der Leistungsfähigkeit** mit Höhentraining tritt frühestens nach einem ununterbrochenen Aufenthalt von zwei Wochen auf. Idealerweise wird das Training in Höhen zwischen 1800 und 2300 m ü. M. absolviert.

Ein separates Thema sind Expedition in grosse Höhen. Deren Vorbereitung bedingt eine Akklimatisation, also einen Anpassungsprozess des Körpers an den Sauerstoffmangel, damit der Sportler nicht krank wird.

11.14 Krafttraining

Kraftübungen sollten ganzjährig und mindestens zwei Mal pro Woche durchgeführt werden.
Bei einer Stagnation der Kraft empfiehlt sich, den Übungskatalog neu zusammenzustellen oder die Belastung durch eine Veränderung des Widerstandes zu beeinflussen. Bei einem allgemeinen Kräftigungsprogramm stehen Übungen zur Verbesserung der Kraftausdauer und der Maximalkraft (über Hypertrophie beziehunsweise Muskelwachstum) im Vordergrund.

ANZAHL WIEDERHOLUNGEN UND BELASTUNGSZEIT

Für einen Hypertrophie-Effekt wählt man den Widerstand so gross, dass mit 8–15 Wiederholungen, während 40–90 Sekunden Belastungszeit das persönliche Limit erreicht wird. Ist die Wiederholungszahl grösser oder liegt die Belastungszeit bei über 90 Sekunden pro Übung, wird primär die Kraftausdauer trainiert. Mit ganz hohen Gewichten und einer geringen Wiederholungszahl von 1–7 wird ebenfalls die Maximalkraft trainiert. Solche Übungen sind aber nur im Kraftraum mit spezifischen Anweisungen durchzuführen.

Um möglichst ohne Zeitverlust trainieren zu können, werden abwechselnd unterschiedliche Muskelgruppen belastet. Für den grösstmöglichen Effekt wird jede Übung drei Mal ausgeführt. Aber auch schon ein Durchgang hat eine positive Wirkung. Bei einem Training im Kraftraum ist es organisatorisch meist einfacher, drei Serien von einer Übung am gleichen Gerät auszuführen. Dabei muss die Pause zwischen den Serien auf mindestens 2 bis 3 Minuten verlängert werden.

Beispiel eines Trainingsplanes für ein allgemeines Kraft-Circuit-Training für Bergsporttreibende

Nr.	Übung / Variationen	Dauer oder Anzahl Wiederholungen	Pause	Bild / Bildreihe
1	Plank Bauchlage/Rückenlage/Seitenlage	30–60 s	30–60 s	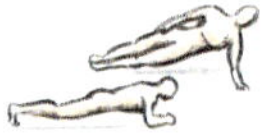
2	Burpees	30–60 s	30–60 s	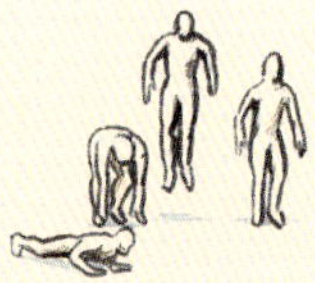
3	Liegestützen	30–60 s	30–60 s	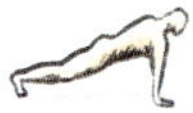
4	Dips mit Stuhl	30–60 s	30–60 s	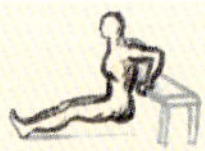
5	Klimmzüge an Stange	bis zum Limit	individuell	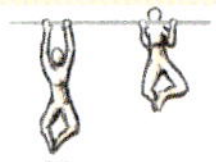
6	Squats/Kniebeugen (schulterbreit)	je nach Trainingsziel	individuell	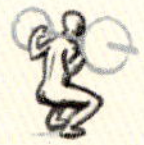
7	Wadenübung (auf Treppe einbeinig)	10–20 Wdh.	10 s/Seite	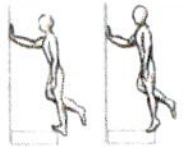
8	Mountain Climber	30–60 s	30–60 s	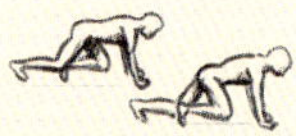
9	Ausfall-Schrittsprünge	10–20 Wdh.	30–60 s	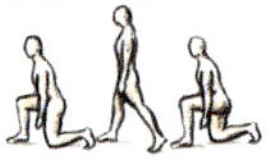
10	Rumpfbeugen (gerade oder seitlich abdrehen)	30–120 s	15–30 s	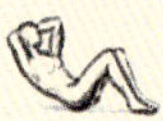
11	Für Kletterer: spezifische Kraftübungen mit Griffbrett etc.	je nach Trainingsziel	individuell	

s = Sekunden, Wdh. = Wiederholungen

Subjektives Belastungsempfinden nach Borg (1982) und Foster (2001)

Skalenwert nach Borg	Skalenwert nach Foster	Anstrengungsgrad	% der maximalen Leistung
6	0	Ruhe, überhaupt keine Anstrengung	20
7		extrem leicht	30
8			40
9	1	sehr locker	45
10			50
11	2	leicht, locker	55
12	3		60
13	4	etwas hart	65
14			70
15	5	hart	75
16	6		80
17	7	sehr hart	85
18	8		90
19	9	extrem hart	95
20	10	grösstmögliche Anstrengung	100

12. Anhang

Daniel Walter, Urs Hefti

12.1 Notfallapotheke

Im Kontext der Gebirgs- und Outdoormedizin ist offensichtlich, dass professionelle medizinische Hilfe in der Regel nicht unmittelbar zur Verfügung steht. Entsprechend ist es für Helfende wichtig, nebst dem **Wissen im Umgang mit unvorhergesehenen medizinischen Ereignissen** sowohl **nicht-pharmakologische** wie auch **pharmakologische Mittel** dabei zu haben und anwenden zu können. Es ist ein grosser Unterschied, ob die **Notfallapotheke** in der SAC-Hütte oder dem Bergrestaurant stationiert ist oder aber im Rucksack bzw. gar am Klettergurt oder in der Daunenjacke (persönliche Notfallapotheke beim Höhenbergsteigen) mitgetragen werden muss. Die Anwendung geschieht fallweise vom medizinischen Laien mit elementarem Verständnis von pathophysiologischen und pharmakologischen Zusammenhängen, dem medizinisch ausgebildeten Guide oder einer allenfalls anwesenden Medizinalfachperson. In jedem Fall muss eine Notfallapotheke zweckmässig, wirksam und der Inhalt sowie die Anwendung klar bekannt sein. Dies setzt voraus, dass eine detaillierte, einfach verständliche Gebrauchsanweisung beigelegt sein muss.

Haftung und Sorgfaltspflicht

Mit Blick auf die Haftung kann festgehalten werden, dass die Anwendung von Medikamenten zum Eigengebrauch, also aus der mitgeführten Notfallapotheke, problemlos ist. Für alle anderen Anwendungen bestehen formell keine gesetzlichen Grundlagen. Medikamentöse Behandlungen sind in der Verantwortung eines Arztes oder einer Ärztin. Dies bedeutet, dass juristisch betrachtet von einem Laien keine Medikamente verabreicht werden dürfen.
Andererseits bestehen auch **Sorgfaltspflichten** und allenfalls eine **Garantenstellung**. Das bedeutet: Kommerzielle Anbieter (Bergführerinnnen, Skilehrer, Betreiber von Kletterhallen, Hochseilgärten u. a.) und nicht kommerzielle Anbieter (z. B. Tourenleitende, Pfadfinder-Leitungspersonen etc.) von Outdoor-Erlebnissen haben eine medizinische Grundausstattung samt elementaren Notfallmedikamenten mitzuführen. Juristisch gesehen besteht ein Widerspruch und es bleibt ein Abwägen, wie und ob ein allfälliges Haftungsrisiko bei allenfalls gesetzeswidrig abgegebenen Medikamenten gegenüber einer ungenügenden medizinischen Ausrüstung durch Juristen gewertet werden würde.

Vor jeder Medikamentenanwendung muss klar sein, was therapiert wird. Bei Zweifeln muss Fachkompetenz (z. B. telefonisch, siehe Seite 307 Telemedizin) zugezogen werden. Es ist ratsam, eine medizinisch versierte Vertrauensperson zu kennen, die bei Unsicherheiten unkompliziert kontaktiert werden könnte. Ein entsprechender

Prozess ist zu definieren. Gegebenenfalls ist es ratsam, sich ein Gedankenprotokoll anzufertigen mit den Überlegungen zur vorliegenden Situation, mit der Beschreibung der Lage und den getätigten oder auch bewusst unterlassenen Massnahmen.

Behandlung ohne Medikamente

Nicht pharmakologische Massnahmen haben in der Outdoormedizin eine grosse Wichtigkeit. Dazu gehören der Wärmeerhalt respektive der Schutz vor Auskühlung durch Nässe, Wind und fehlende Bewegung, was schnell Konsequenzen nach sich ziehen kann, insbesondere bei Schwerverletzten oder Kindern. Die Immobilisation von Extremitäten (z. B. mittels SAM® Splint) stellt die Basis jedes Schmerzmanagements dar.

Dosierung von Medikamenten

Bei Medikamenten muss grundsätzlich die Dosierung stimmen. Die gemeinhin genannten Dosierungen gelten für Erwachsene – bei Kindern gelten andere Dosierungen (siehe auch Seite 305 Checkliste für Kinderapotheke). Gerade bei Kindern sollten Alternativen zur eigentlichen Medikamentenverabreichung erwogen werden: Hustenbonbons bei Halsschmerzen, Dampfinhalationen bei Erkältungen, geriebener Apfel bei Durchfall (stopfend) etc. Schliesslich kann nicht genügend betont werden, dass jedes wirksame Therapeutikum potenziell schwere Nebenwirkungen haben kann, welche auch bewältigt werden müssten. Opiate und Benzodiazepine gehören nicht in eine Notfallapotheke. Es sei denn, diese wären ausschliesslich in ärztlicher Hand oder für ein extremes Abenteuer weitab der Zivilisation gedacht. Voraussetzung ist die entsprechende Schulung durch eine (höhenmedizinisch) versierte Medizinalperson. Bei der Mitnahme von Medikamenten auf Reisen ist Vorsicht geboten! Es drohen drakonische Strafen bei nicht deklariertem Mitführen von Betäubungsmitteln oder psychotropen Wirkstoffen. Manche Länder haben auch strikte Einfuhrbestimmungen für gängige Medikamente.

Lagerung von Medikamenten

Über die Haltbarkeit und Wirksamkeit von Medikamenten unter extremen Bedingungen (bei Höhe, Kälte und Wärme) ist wenig bekannt. Allgemein sollen Medikamente kühl, dunkel und trocken gelagert werden. Dies wäre der Optimalfall, welcher bei mitgeführten Notfallapotheken aber nicht gewährleistet ist. In Rucksäcken kann es zu Temperaturen unter dem Gefrierpunkt kommen, oder bei Sonnenbestrahlung auch weit über 40 Grad Celsius. Die Medikamente der Notfallapotheke sollen auch deshalb eine grosse therapeutische Breite aufweisen und von der Zusammensetzung her (Galenik) möglichst stabil sein.

Wenn sich das Medikament in Form, Farbe, Geruch oder Konsistenz vom ursprünglichen Zustand unterscheidet, soll das Medikament nicht mehr eingenommen werden. Ansonsten ist jeder Verpackung (Blister) ein Verfallsdatum, EXP (für

«expiration») eingedruckt, bei welchem 90 % des Wirkstoffs noch gut sein muss (geprüft im «Haltbarkeitstest für Arzneimittel») und keine giftigen Nebenprodukte entstehen dürfen. Jeder Packung ist eine Chargennummer, LOT (Seriennummer bei einem Medizinprodukt), und ein Herstellungsdatum, MFD («manufactured») aufgedruckt. Angefangene Cremes und Salben sollen nach dem Öffnen verbraucht oder entsorgt werden, da eine bakterielle Besiedelung stattfinden kann.
Tragbare Notfallapotheken müssen klein und leicht sein. Unnötige Materialien (z. B. Scheren, Pinzetten) können weggelassen, stattdessen für verschiedene Zwecke dienliche Instrumente (z. B. Skalpellklinge, sterile Nadel) mitgenommen werden.

- Die hier publizierten Darstellungen haben keinen Anspruch auf absolute Richtigkeit.
- Die vorliegende Zusammenstellung ist als «Best Practice» zu verstehen, also eine Art «Hilfestellung».
- Die Module sind als Vorschläge zu verstehen – individuelle Anpassungen (personenbezogen oder auf die Aktivität bezogen) sind allenfalls sinnvoll und notwendig.
- Produktenamen sind willkürlich und beispielhaft gewählt.
- Die Autorenschaft deklariert keine Präferenz und lehnt jede Haftung für die unsachgemässe Einnahme von Medikamenten ab.

Literatur:

International Commission for Alpine Rescue Commission for Mountain Emergency Medicine, Recommendation REC M 0005 of the Commission for Mountain Emergency Medicine of 1998: A Modular First Aid Kit for Alpinists, Mountain Guides and Alpinist Physicians, Urs Wiget

Bundesgesetz über Arzneimittel und Medizinprodukte (Heilmittelgesetz, HMG), SR 812.21, Art 24 und Art 25 HMG

Positionspapier H 013.01 der Kantonsapotheker-Vereinigung Nordwestschweiz, in Zusammenarbeit mit «Heilmittelkontrolle des Kantons Zürich» 9/2014 erstellt: Geltungsbereich: «Notfallapotheken in Schulen, Ferienlagern, Vereinen oder Betrieben».

Arzneiform

Drg = Dragée, Tbl = Tabletten, Schmelztbl = Schmelztabletten (lösen sich auf), Kps = Kapseln, Trp = Tropfen, Lsg = Lösung, Btl = Beutel

Verabreichungsform

po = per oral (durch den Mund, also geschluckt), sl = sublingual (unter die Zunge), buc = buccal (Wangentasche), iv = intravenös (in die Vene), im = intramuskulär (in die Muskulatur)

Weitere Abkürzungen

tgl = täglich, KG = Körpergewicht

* Anwendung, Alternativen und Kontraindikationen vor der Reise/Tour unbedingt mit einem Arzt besprechen. Der Umgang mit dem Medikament bedarf einer Instruktion!

** Gegebenenfalls auch in Form von Tropfen oder Ampullen sinnvoll.

Symptom/Erkrankung	Inhaltsstoff	Produkte/Beispiele	Dosierung/Anwendung
Schmerzen (leichte), Fieber	Paracetamol	Dafalgan®	Tbl, 0,5–1 g, max, 4 g pro Tag
Schmerzen (stärkere), v. a. am Bewegungsapparat, Entzündung	Ibuprofen	Brufen®	Tbl, 400–600 mg, bis 4 × tgl, po
Schmerzen (sehr starke)	Tramadol	Tramal retard®*/**	Tbl 50 mg, 2 × tgl 50–100 mg, po
Allergische Reaktionen (leicht), Heuschnupfen	Cetirizin	Zyrtec®	Tbl, 10 mg, 1 × 1 tgl, po, ggf. 2 Tbl sofort einnehmen (Allergieset)
Allergische Reaktion (schwer)	Prednison	Prednison Streuli®	Tbl, 50 mg, ggf 2 Tbl sofort einnehmen (Allergieset)
Desinfektion	Octenidinhyd-rochlorid	Octenisept®	Lsg, lokal anwenden auf Wunde, Vorteil: farblos, ggf. kurzzeitig stark verdünnt auch zum Gurgeln nehmen.
Schiene (z. B. SAM® Splint)	Fixationen, Immobilisationen		
Leukotape® classic 3,75 cm	Stützverband für Gelenke, Improvisationen aller Art		
Pflaster	Konventionelle Abdeckungen, Blasenpflaster		
Skalpellklinge	Eröffnung von Blasen, kleine Interventionen		
Sterile Nadel	Eröffnung von Blasen, Splitterentfernung, ggf. Aufziehen von Medikamenten oder Injektionen		
Einweghandschuhe	Eigenschutz		

MODUL 2: MEHRTAGESTOUREN

Ergänzend zu Modul 1

Symptom/Erkrankung	Inhaltsstoff	Produkte/Beispiele	Dosierung/Anwendung
Bindehautentzündung, Schneeblindheit	Fusidinsäure	Fucithalmic Tropfgel®	1 Trp alle 4 h bis Symptome bessern, danach alle 12 h, lokale Anwendung (Auge)
Durchfall	Loperamid	Imodium® * oder Imodium lingual akut 2 mg® *	Tbl oder Kps à 2 mg, anfangs 2 Stk., dann 1 Tbl nach jedem fllüssigen Stuhlgang, maximal 8 Tbl tgl, po Bei blutigem Durchfall oder Fieber: evtl. Antibiotikum erwägen
Bakterielle Infektionen ■ Magen-Darm-Trakt, obere/untere Atemwege, Mittelohrentzündung, Mandelentzündung	Azithromycin	Zithromax® *	Tbl, 500 mg, 1 × tgl für drei Tage (evtl. nur bis Durchfall sistiert)
■ Urogenital-Trakt, obere/untere Atemwege, Mittelohrentzündung, Mandelentzündung	Ciprofloxacin	Ciproxin® *	Tbl, 500 mg 2 × tgl für mind. 3–5 Tage, po
Halsschmerzen	Cetylpyridin, Liocain, Levomenthol	Angina MCC®	Lutschtbl, 6–8 × tgl, buc
Leichte Verbrennungen, Insektenstiche	Dimetinden-maleat	Fenistil®	Gel, lokale Anwendung (Haut)
Epileptischer Anfall	Lorazepam	Temesta expidet®, 2,5 mg	Schmelztbl, einmalig, wenn Anfall länger als 4 min, ggf. nach 10 min wiederholen und alarmieren!
Herzinfarkt	Nitroglycerin	Nitroglycerin Streuli 0,8 mg® *	Kaukaps, 1–2 ×, po, alarmieren! Vorsicht: spezifische Kontraindikationen!
Schnupfen (abschwellend)	Xylo-metazolin	Otrivin Schnupfen® Dosierspray/ Nasentropfen 0,1 %	1 Hub (oder 1–2 Tropfen) pro Nasenloch 3 × pro Tag
Husten	Dextrome-thorphan	Bexin-Husten-tabletten®	Tbl, max. 3–4 × 25 mg tgl, po

Magenschmerzen, Sodbrennen	Omeprazol	Omeprazol Sandoz eco caps® 40 mg	Tbl, 40 mg, 1 × tgl, po
Trockene, verkrustete und verletzte Nasenschleimhaut	Dexpanthenolum	Bepanthen®	Salbe, nasal
Übelkeit, Erbrechen	Domperidon	Motilium lingual®	Schmelztbl, 10 mg, bis 3 x tgl vor dem Essen, sl
Bauchkrämpfe	Scopolamin	Buscopan®	Tbl, 10 mg, 1–3 × tgl, po
Unterzuckerung (Hypoglykämie)	Kristall-/Würfelzucker, Traubenzucker		2–4 Würfelzucker, buc
Leichte Verstauchungen, Blutergüsse	Arnika Globuli	Similasan Arnica®	Globuli, 3–6 × tgl, po
Gegen Schmerz, Schwellung und Entzündung	Arnika Globuli (homöopathische Arznei)		
Elastische Binden (4 oder 6 cm), Selbstklebende Schnellverbände	Deckverband oder Druckverband		
Fixomull® Stretch	Pflasterverband zur vollflächigen Fixierung von Wundauflagen, insbesondere an Gelenken, bewegten und konturierten Körperpartien		
Splitterpinzette	Entfernen von spitzen Gegenständen		
Wundversorgung	Steristrip®, Histoacryl Flexible® bei sauberen Wunden und gut adaptierbaren Rändern (Schnittwunden)		
Spritzen	Verabreichen von Medikamenten (intravenös, intramuskulär oder po – Kinder!)		
Rettungsmaterial, Varia	Rettungsfolie, Kerze, Lichtquelle, Plastiksäcke, Schere, Notfallblatt, Bleistift		

MODUL 3A: FERNREISEN UND TREKKINGS IN TIEFEN LAGEN

Ergänzend zu Modul 1 und Modul 2. Länderspezifische Empfehlungen beachten!

Symptom/Erkrankung	Inhaltsstoff	Produkte/Beispiele	Dosierung/Anwendung
Infektionen von Hals-Nasen-Rachen, Mundhöhle, Mittelohr, Haut, Lungen	Amoxicillin-Clavulansäure	Augmentin® *	Tbl, 625 mg, alle 8 h für 7–10 Tage, po
Durchfall in Asien, speziell Nepal	Azithromycin	Zithromax® *	Tbl, 500 mg, 1 × tgl für drei Tage oder Einzeldosis 1000 mg, po
Durchfall oder Erbrechen (wiederholt), zur Rehydrierung	Glucose, Natriumchlorid, Kaliumchlorid, Natriumcitrat	Elotrans® *	Btl, in 200 ml abgekochtem Wasser oder ungesüsstem Tee auflösen, po
Verstopfung	Bisacodyl	Dulcolax®	Drg, 1–2 × tgl, po
Nasenbluten	Stopfmaterial, Stillung von Blutung	Tampon	Waagrecht in die Nase einführen, allenfalls in beide Nasenlöcher

MODUL 3B: TREKKINGS UND EXPEDITIONEN IN DER HÖHE

Ergänzend zu Modul 1 und Modul 2 und 3a

Symptom/Erkrankung	Inhaltsstoff	Produkte/Beispiele	Dosierung/Anwendung
Akute Bergkrankheit (AMS)	Ibuprofen (Höhenkopfschmerz)	Brufen®	Tbl, 400–600 mg, bis 4× tgl, po
	Domperidon (Übelkeit)	Motilium lingual®	Schmelztbl, 10 mg, bis 3× tgl, sl
	Azetazolamid	Diamox®	Tbl, 125 mg, 1–2 Tbl, 2× tgl, po
	Erwäge (schwerer Verlauf): Dexamethason	Fortecortin® *	Tbl, 4 mg, 4× tgl, po
Höhenlungenödem (HAPE) ■ Abstieg! ■ Sauerstoff	Nifedipin oder Sildenafil Zusätzlich eventuell: Dexamethason, wie bei HACE	Nifedipin-Mepha® retard oder Viagra®	Tbl, 20 mg, 3× tgl, po Tbl, 50 mg, 3× tgl, po
Höhenhirnödem (HACE) ■ Abstieg! ■ Sauerstoff	Dexamethason	Fortecortin®	Tbl, erste Dosis 8 mg, dann 4× tgl 4 mg. po, auch iv **

CHECKLISTE HÜTTENAPOTHEKE

Zusätzlich zu Modul 1, Modul 2 und Modul 3a. Wenn die Hütte über 2500 m liegt, dann auch Modul 3b.

Symptom/Erkrankung	Inhaltsstoff	Produkte/Beispiele	Dosierung/Anwendung
Atemwegserkrankungen (Erkältung)	Cineol, Levomenthol, Rosmarinöl, Thymianöl	Nasobol®	2–3 Tbl in sehr heissem Wasser auflösen und 5–10 min inhalieren
Asthma	Salbutamol	Ventolin®	Spray, 2–4 Hübe, gegebenenfalls mehr
Desinfektion	Octenidin-hydrochlorid	Octenisept®	Lsg, lokal anwenden auf Wunde, Vorteil: farblos. Falls nötig, verdünnt auch zum Gurgeln verwenden
Bagatelltrauma (Prellung, Verstauchung etc.)	Diclofenac	Olfen®	z. B. Gel, zur Lokaltherapie
Schürfung, leichte Verbrennung	Dexpanthenol, Chlorhexidin	Bepanthen plus®	Creme, zur Lokaltherapie
Reanimation (Wiederbelebung)	AED (Automatischer Externer Defibrillator)	Siehe Empfehlung SGGM	
	Adrenalin*	1-mg-Ampullen, 5 Stück	
	Taschenmaske, allenfalls Sauerstoff	Zur Beatmung insb. in über 3000 m hoch gelegenen Hütten. Dort auch wegen Höhenkrankheit sinnvoll.	
Diverse Geräte	Sauerstoffmessgerät (Pulsoximeter), Blutdruckmessgerät, Stethoskop, Fieberthermometer, Bettflasche		Gerätschaften auch für allenfalls in der Hütte vorhandene Medizinalperson

CHECKLISTE KINDERAPOTHEKE

Symptom/Erkrankung	Inhaltsstoff	Produkte/Beispiele	Dosierung/Anwendung
Schmerzen (leichte), Fieber	Paracetamol	Dafalgan Sirup 30 mg/ml Kind® Dafalgan® Suppositorium (Zäpfchen) 80/150/300/600, Supp. Dafalgan Odis® 250/500	15 mg/kg KG pro Tag, Mindestabstand der Einnahme 6–8 h max. 1 g für Kinder 3–6 J max. 1,5 g für Kinder 6–9 J max. 2 g für Kinder 9–12 J max. 4 g für Jugendliche ab 12 J
Schmerzen (stärkere), Entzündungen	Ibuprofen	Algifor Dolo Junior® 50 mg/7,5 ml	Suspension 20 mg/kg KG in 3–4 Gaben pro Tag, po, Mindestabstand 6–8 h
Allergische Reaktionen (leicht): Heuschnupfen, Nesselfieber	Cetirizin	Zyrtec®	2–6 J: 2 × pro Tag 5 Tropfen 6–12 J: 2x pro Tag ½ Tbl 10 mg ab 12 J: 1 × pro Tag 1 Tbl 10 mg Tbl, 10 mg, 1 × 1 tgl, po, ggf. 2 Tbl sofort einnehmen (Allergieset)
Allergische Reaktion (schwer)	Betamethason Prednison	Betnesol®, Tbl 0,5 mg Prednison Streuli®	0–2 J: 0,5–1 mg/Tag (Lsg) 2–12 J: 1–1,5 mg/Tag (Lsg) 0–2 J: 25 mg (gemörsert, unpraktisch) 2–8 J: 50 mg 8–12 J: 75 mg ab 12 J: 100 mg
Desinfektion	Octenidin-hydrochlorid	Octenisept®	Lsg, lokal anwenden auf Wunde, Vorteil: farblos, ggf. kurzzeitig stark verdünnt auch zum Gurgeln nehmen.
Bindehautentzündung, Schneeblindheit	Augen schliessen, Augenverband, Schwarzteebeutel		Lokale Anwendung; wenn unzureichend, dann Schmerztherapie (Paracetamol, Ibuprofen)
Durchfall	Loperamid Rehydrierungslösung (Glucose-Elektrolyt-Pulver)	Imodium® * Elotrans®	Kps, Schmelztbl, anfangs 1 Stk, max. 6 pro Tag (max. 6 mg/20kg) Bis 1 J®: 600–1000 ml 1–4 J: 1000–2000 ml ab 4 J: bis zu 4000 ml

Bakterielle Infektionen	Muss zwingend vor der Reise/Tour mit einem Arzt besprochen werden.	Keine Pauschalempfehlung für ein Antibiotikum – muss individuell beurteilt werden	Ein Antibiotikum auch für Kinder mitzuführen ist insb. in abgelegenen Gebieten sinnvoll.
Halsschmerzen	Cetylpyridin, Liocain, Levomenthol	Angina MCC®	Für Kinder ab 6 Jahren: Lutschtbl, 6–8× tgl, buc
Leichte Verbrennungen, Insektenstiche	Dimetindenmaleat	Fenistil®	Gel, lokale Anwendung (Haut)
Epileptischer Anfall	Lorazepam	Temesta expidet®, 1mg, resp. 2,5 mg*	Off-Label-Use! Schmelztbl, einmalig, wenn Anfall länger als 4 Minuten alarmieren! Kleinkinder bis 15kg 1mg; ab 15kg 2,5mg
Windeldermatitis	Zinksalbe Clotrimazol	Oxyplastin® Imazol Crèmepaste®	lokale Anwendung nach jedem Wickeln. Wenn Zinksalbe nicht reicht, dann 2× pro Tag Imazol Crèmepaste auf die wunden Stellen
Schnupfen (abschwellend)	Xylometazolin	Dosierspray/ Nasentropfen 0,05 % Otrivin Schnupfen®	2–12 J, 1 Hub (oder 1–2 Tropfen) pro Nasenloch 2–3× pro Tag
Husten	Dextromethorphan	Calmesin Mepha® Sirup	2–8 J: 1 Esslöffel morgens und abends 8–12 J: 2 Esslöffel morgens und abends ab 12 J: 2–3 Esslöffel morgens und abends
Übelkeit, Erbrechen	Meclozin, Pyridoxin, (Coffein)	Itinerol B6®	3–6 J: 1 Supp. BéBé pro Tag 6–12 J: 1 Supp. Kind pro Tag ab 12 J: 1–2 Supp. Erw. pro Tag
Unterzuckerung (Hypoglykämie)	Kristall-/ Würfelzucker, Traubenzucker		2–4 Würfelzucker, buc
Leichte Verstauchungen, Blutergüsse	Arnika Globuli	Arnika Globuli Similasan®	Globuli, 3–6× tgl, po

12.2 Telemedizin

Urs Hefti

Unter Telemedizin versteht man die Diagnostik und Therapie unter Überbrückung einer räumlichen oder auch zeitlichen Distanz zwischen Arzt und Patienten mittels Telekommunikation.
Dank dem immer unkomplizierteren Zugang zum Internet und der Telekommunikation im Allgemeinen auch in Basislagern an hohen Bergen oder auf Trekkingreisen kann die neue Form der medizinischen Beratung und Kommunikation genutzt werden.

Durch den raschen und einfachen Zugang zu Fachspezialistinnen und -spezialisten können medizinische Probleme zeitnah und mit hoher Qualität erkannt und diskutiert und auch aus der Distanz behandelt werden.
Es erfolgt eine virtuelle Visite im Gelände am Telefon, am Computer oder über das Handy.

Voraussetzung ist aber, dass schon vor der Abreise entsprechende Anbieter, Ärzte oder Gesellschaften kontaktiert und technische, finanzielle und versicherungstechnische Fragen geklärt werden. Auch müssen rechtliche Fragen in der Behandlung klar kommuniziert werden, und eine sinnvolle Reiseapotheke, welche diverse medizinische Probleme abdeckt, muss vorhanden und der Inhalt bekannt sein.

Somit müssen diverse Faktoren erfüllt sein, um die Telemedizin nutzen zu können und so die Möglichkeiten zu schaffen, Patienten auch in abgelegenen Gebieten ohne Ärztin vor Ort bei Notfällen kompetent zu betreuen.

12.3 Der neue Lake-Louise-AMS-Score (LLS)

Urs Hefti

Der Lake-Louise-AMS-Clinical-Functional-Score wird erhoben, um den Einfluss der AMS Symptome (Acute Mountain Sicknes, AMS) auf das «gesamte Wohlbefinden und Funktionieren» des Körpers zu beschreiben.

Der LLS wurde 1991 entwickelt und in der Folge jeweils dem neuen Wissensstand angepasst, letztmals 2018, wobei die Schlafqualität bei der letzten Revision für den Score gestrichen wurde.

Der Score dient vor allem wissenschaftlichen Fragestellungen und Studien als Grundlage, und kann nicht für Bergsteigerinnen und Tourengeher als diagnostisches Instrument empfohlen werden.

Grundsätzlich besteht er neu aus den vier Symptomkomplexen (Kopfschmerzen, gastrointestinale Symptome, Müdigkeit/Erschöpfung, Schwindel/Benommenheit). Die Symptome werden je nach Ausprägung von 0 (keine Symptome) bis 3 (maximale Beschwerden) gradiert und zusammengezählt. Eine Punktzahl 3 oder grösser qualifiziert für die akute Bergkrankheit (Acute Mountain Sicknes, AMS).

LAKE-LOUISE-AMS-SCORE 2018

Symptom	Symptomausprägung
Kopfschmerzen	0: Keine Kopfschmerzen 1: Geringe Kopfschmerzen 2: Moderate Kopfschmerzen 3: Starke Kopfschmerzen
Gastrointestinale Symptome	0: Normaler Appetit 1: Geringer Appetit oder Übelkeit 2: Moderate Übelkeit oder Erbrechen 3: Starke Übelkeit und Erbrechen, handlungsunfähig
Müdigkeit/ Erschöpfung	0: Keine Müdigkeit/Schwäche 1: Geringe Müdigkeit/Schwäche 2: Moderate Müdigkeit/Schwäche 3: Starke Müdigkeit/Schwäche, handlungsunfähig
Schwindel/ Benommenheit	0: Kein Schwindel/Benommenheit 1: Geringer Schwindel/Benommenheit 2: Moderater Schwindel/Benommenheit 3: Starker Schwindel/Benommeheit, handlungsunfähig
AMS-Clinical-Functional-Score	
Wie stark haben die AMS-Symptome Ihre Funktionalität beeinträchtigt?	0: Keine Beeinträchtigung 1: Symptome vorhanden, jedoch keine Anpassung der Aktivität/Tagesplanung notwendig. 2: Die Symptome haben mich gezwungen den Abstieg abzubrechen oder aus eigener Kraft abzusteigen. 3: Ich musste in niedrigere Höhen evakuiert werden.

Tabelle aus: Lechner R., Lake-Louise-Score zur Evaluation der akuten Bergkrankheit, Flug u Reisemed 2018, 25: 198–199.

Lexikon*

Achillessehnenreflex: Durch einen leichten Schlag auf die Achillessehne kommt es zu einer Streckbewegung im Sprunggelenk. Wenn im Vergleich zur Gegenseite eine Verminderung oder ein Fehlen vorliegt, so kann eine Nervenwurzelkompression vorliegen.

Alkalose: Der pH-Wert im menschlichen Körper ist zu hoch (basisch).

Allergen: Eine Substanz die über Vermittlung des Immunsystems Überempfindlichkeitsreaktionen auslöst. Ein Allergen ist ein Antigen, die von ihm verursachte Reaktion ist eine allergische Reaktion. Das Immunsystem allergischer Patienten reagiert mit der Bildung von spezifischen Antikörpern auf den Kontakt mit den Allergenen.

Alveolen: Lungenbläschen, in denen der Gasaustausch zwischen ein- und ausgeatmeter Luft und dem Blut erfolgt.

Asphyxie: Sauerstoffmangel im Blut, bedingt durch eine Atemdepression oder -stillstand.

Ausdauer: Widerstandsfähigkeit des Organismus gegen Ermüdung bei langandauernden Belastungen

Autonomes Nervensystem (vegetatives Nervensystem, VNS): Über das VNS werden biologisch festliegende, automatisch ablaufende Regulationsvorgänge vermittelt, die zur Aufrechterhaltung der inneren Homöostase die lebenswichtigen Funktionen wie Herzschlag, Atmung, Blutdruck, Verdauung und Stoffwechsel kontrollieren. Der Mensch kann diese Funktionen nicht bewusst steuern. Man untergliedert das Autonome Nervensystem nach funktionellen und anatomischen Gesichtspunkten in einem sympathischen und einem parasympatischen System. Diese haben antagonistische Wirkung. Über den Sympathikus werden anregende, leistungsfördernde Anreize vermittelt, über den Parasympathikus gegenläufige, z. B. erholungsfordernde Impulse.

Azidose: Der pH-Wert im menschlichen Körper ist zu tief (sauer).

*Viele medizinische Begriffe werden im ursprünglichen Text erklärt und sind hier nicht aufgelistet.

Bergungstod: Ein Kreislaufstillstand, der in Zusammenhang mit der Bergung eines Verletzten entsteht, wird Bergungstod genannt. Der gleiche Begriff wird in verschiedenen Situationen verwendet.
Bei unterkühlten Personen (z. B. Lawinenopfer) wird die Durchblutung der Körperoberfläche verringert und das warme Blut konzentriert sich auf die überlebenswichtigen Organe, den sogenannten Körperkern. Es kommt zu einem grossen Temperaturunterschied zwischen Körperkern und Schale. Beim Bewegen oder Wiederaufwärmen des Patienten kommt es zur Durchmischung von warmem Kern- und kaltem Schalenblut. Infolge Temperaturempfindlichkeit des Reizleitungssystems des Herzens, kann es zu tödlichen Herzkreisrhythmusstörungen führen mit Herz-Kreislauf-Stillstand. Neuere Untersuchungen sprechen allerdings eher für eine Herzüberlastung durch die plötzlich zurückfliessende grosse Blutmenge.
In der Bergrettung ist der Bergungstod oft auf ein Hängetrauma zurückzuführen. Dabei hängt eine Person längere Zeit, wodurch das Blut in die unteren Extremitäten versackt. Strömt das Blut bei der Rettung plötzlich in den Organismus zurück, kann es ebenso zu einer Herzüberladung und einem Kreislaufversagen kommen.
Bei verschütteten oder eingeklemmten Personen ist der Bergungstod häufig darauf zurückzuführen, dass nach der Entlastung gequetschte Gliedmassen wieder durchblutet werden und somit verletzte Strukturen wieder zu bluten anfangen. Bei diesen Opfern besteht zudem die Gefahr, dass die hormonelle Stressreaktion aussetzt. Vor der Rettung befinden sich nicht bewusstlose Personen in einer extremen Stresssituation. Dabei bewirken Stresshormone (Adrenalin und Cortisol) ein Aufrechterhalten der lebenswichtigen Organfunktionen. Nach der Rettung reduziert sich dieser Stressmechanismus und der von den Stresshormonen aufrechterhaltene Blutkreislauf bricht zusammen.

Beweglichkeit: Aktionsradius der Gelenke und Dehnfähigkeit der Muskulatur

Blasenstörung: Unmöglichkeit Urin zu lösen bzw. unkontrollierbarer Urinabgang

Chemorezeptoren: Dies sind spezialisierte Sinneszellen, die auf in der Luft transportierte oder in Flüssigkeiten gelöste chemische Stoffe spezialisiert sind. Sie spielen eine grosse Rolle für den Geruchs- und Geschmackssinn.

Dehydratation: Wassermangel des Körpers, durch zu viel Flüssigkeitsverlust (Schwitzen, Atmen, Urin- und Stuhlabgang) oder zu wenig Flüssigkeitszufuhr

Euler-Liljestrand-Reflex: Beschreibt den Zusammenhang zwischen Belüftung und Durchblutung der Lungen. Wird ein Teil der Lunge nicht mehr belüftet, verengen sich automatisch auch die Gefässe dieses Lungenanteils, sodass auch die Durchblutung vermindert wird.

Fraktur: Bruch

Freie Radikale: Als Radikale bezeichnet man Atome oder Moleküle mit mindestens einem ungepaarten Elektron, die meist besonders reaktionsfreudig sind. Dadurch spielen freie Radikale bei einer Reihe von zellbiologischen Prozessen eine wichtige Rolle, denn sie können durch Zellschädigung zum Alterungsprozess beitragen. Es können somit Krankheiten wie Krebs oder Zuckerkrankheit etc. entstehen.

Gemischtvenöses Blut: Es handelt sich um Blut, das aus der oberen und unteren Hohlvene stammt und im rechten Vorhof «gemischt» wird, bevor es über die rechte Kammer in die Pulmunalarterie gelangt. Die Blutabnahme ist sehr aufwendig und kann nur mit speziellem Katheter erfolgen. Das gemischtvenöse Blut gibt Hinweise auf den Sauerstoffverbrauch der peripheren Organe.

Gleichgewichtsfähigkeit: Fähigkeit, den gesamten Körper im Gleichgewichtszustand zu halten oder während und nach umfangreichen Körperverlagerungen diesen Zustand beizubehalten oder wiederherzustellen.

Glycogen: Vielfachzucker (Polysaccharid). Es dient der kurz- bis mittelfristigen Speicherung und Bereitstellung des Energieträgers Glucose.

Hämatome: Bluterguss, blauer Fleck oder Veilchen

Hämeisen: Das im roten Blutfarbstoff (Hämoglobin) oder in Muskelzellen (Myoglobin) gebundene dreiwertige Eisen. Eisen kann auch als freies Eisen in der Nahrung vorkommen. In tierischen Produkten wie Muskelfleisch, Leber oder Fisch kommt Eisen in beiden Formen vor, wobei der Hämeisenanteil bei rund 50 bis 80 % liegt. Vor allem im roten Fleisch liegt der grösste Teil an Hämeisen vor. In pflanzlichen Lebensmitteln wie Gemüse und Getreide kommt Eisen nur in der freien Form vor.

Hirnarterien: Die Hirnarterien sind die, die das Gehirn mit Sauerstoff versorgenden Blutgefässe. Von den beidseitigen Halsschlagadern erfolgt an der Schädelbasis eine Aufzweigung in mehrere Arterien, die ringförmig miteinander verbunden sind und in kleinen Ästen bis in die einzelnen Hirnabschnitte gehen.

Höhenhirnödem: Durch Sauerstoffmangel ab 2500 bis 4500 m hervorgerufene Störung der Regulation der Hirndurchblutung, welche zu einer Ansammlung von (Blut-)Flüssigkeit im Bindegewebe des Gehirns führt. Klinisches Leitsymptom sind schwere Gleichgewichtsstörungen verbunden mit extremen schmerzmittelresistenten Kopfschmerzen. Hinzu kommen Erbrechen, Bewusstseinsstörungen bis Koma.

Hyperventilation: Schnelle und vertiefte Atmung. Man unterscheidet eine pathologische von einer physiologischen Hyperventilation. Bei der pathologischen (krankhaften) Hyperventilation, verursacht durch Stress oder Angst, wird zu viel CO_2 (Kohlendioxid) abgeatmet, sodass es zu einer Veränderung im Säuren-Basen-Gleichgewicht kommt. Es kann dadurch zu Schwindel, Ameisenlaufen in den Händen und Krämpfen kommen. Die physiologische Hyperventilation ist ein gewöhnliches Anpassungsphänomen während der Höhenexposition.

Hypoxie Normobare/Hypobare: Hypoxie ist definiert als Sauerstoffmangel im Gewebe. Eine normobare Hypoxie entsteht, wenn die Sauerstoffkonzentration in der Atemluft verringert wird (z. B. durch Zufuhr von Stickstoff oder Kohlendioxid) bei unverändertem Luftdruck (Veränderung des Gasgemischs in einer abgeschlossenen Kammer oder mit einem stationären Maskensystem). Unter hypobarer Hypoxie versteht man die Reduktion des Sauerstoffgehalts in der Atemluft durch Reduktion des Luftdrucks (natürliche Höhenbedingungen oder in einer Unterdruckkammer).

Kammerflimmern: Eine lebensbedrohliche pulslose Herzrhythmusstörung, bei der in den Herzkammern ungeordnete Erregungen ablaufen und sich der Herzmuskel nicht mehr geordnet kontrahiert. Unbehandelt führt das Kammerflimmern wegen der fehlenden Pumpleistung des Herzens unmittelbar zum Tode.

Konditionelle Fähigkeiten: Ausdauer, Kraft, Schnelligkeit und in gewissem Sinne auch Beweglichkeit

Konvektion: Wärmeübertragung von einem Ort zu einem anderen

Koordinative Fähigkeiten: Differenzierungsfähigkeit, Reaktionsfähigkeit, Kopplungsfähigkeit, Orientierungsfähigkeit, Gleichgewichtsfähigkeit, Umstellungsfähigkeit und Rhythmisierungsfähigkeit

Kopplungsfähigkeit: Fähigkeit, Teilkörperbewegungen bezüglich eines bestimmten Handlungsziels räumlich, zeitlich und dynamisch aufeinander abzustimmen.

Kraft: Fähigkeit, einen äusseren Widerstand zu überwinden oder ihm entgegenzuwirken.

Lasègue-Zeichen: Hierbei handelt es sich um einen Nervendehnungstest (Wurzel L5 und S1), bei welchem das gestreckte Bein (Patient liegt auf dem Rücken) passiv angehoben wird. Treten dabei ziehende Schmerzen entlang des Beines auf, so liegt ein positiver Lasègue vor und somit eine mögliche Nervenkompression.

Long-Line-Rettung (Heli): Das Long-Line-System dient der Rettung von verletzten Bergsteigern aus senkrechten und überhängenden Felswänden. Unter dem Helikopter wird ein bis zu 200 Meter langes Seil eingeklinkt. Daran erreicht der Retter den Verunglückten auch in hohen Steilwänden. Befindet sich der Verunfallte unter einem überhängenden Felsen, zieht sich der Retter mit einer Teleskopstange zu ihm hin.

Lungenödem: Ein Lungenödem ist eine unspezifische Ansammlung von Flüssigkeit im Bindegewebe der Lunge. Ursachen sind Druckänderungen in den Blutgefässen wie z. B. beim Höhenlungenödem, durch Infektionen oder aber durch Ertrinken. Beim Lungenödem durch Ertrinken kann man das Ertrinken durch Süsswasser von Salzwasser unterscheiden. Beim Ertrinken durch Salzwasser führt die hohe Konzentration des Salzes zum Einstrom von Flüssigkeit aus den Blutgefässen in das Bindegewebe, beim Süsswasser ist es eine Schädigung der Oberflächenauskleidung der Luftbläschen der Lunge. Folge von jeder Art von Lungenödem ist, dass die betroffene Person nicht mehr ausreichend Sauerstoff in den Blutkreislauf aufnehmen kann.

Luxation (lat luxare = verrenken): Ein vollständiger und unvollständiger (Subluxation) Kontaktverlust gelenkbildender Knochenenden. Als luxierte Knochen wird immer der körperfernere Knochen bezeichnet. Eine Luxation stellt eine schwere Schädigung eines Gelenkes dar.

Makronährstoffe: Zu den Makronährstoffen zählen Fette, Kohlenhydrate und Eiweisse.

Medianusnerv: Der Medianusnerv ist ein Ast aus dem Armgeflecht, der teilweise für die Beugung der Finger und für die nervale Versorgung der Daumenballenmuskulatur verantwortlich ist. Ausserdem wird die Sensibilität (die Berührungsempfindlichkeit) der Daumen-, Zeige- und Mittelfingerkuppen auf der Rückhand und fast der gesamten Hohlhand (ausser dem Kleinfinger, der Hälfte vom Ringfinger und der Aussenseite des Daumens) durch diesen Nerv gesichert.

Mikronährstoffe: Zu den Mikronährstoffen zählen Vitamine, Mineralstoffe und Spurenelemente. Sie müssen mit der Nahrung aufgenommen werden und liefern keine Energie. Sie dienen z. B. zum Aufbau von Makromolekülen.

Muskelrelaxantien: Muskelentspannende Medikamente

Nachtschweiss: In Folge des Nachtschweisses kommt es zu tropfend nassen Haaren und einem grossflächig durchnässten Pyjama.

Orientierungsfähigkeit: Fähigkeit zur Bestimmung und zielangepassten Veränderung der Lage und Bewegung des Körpers im Raum

Oxidative Prozesse: Chemische Reaktionen auf der Zellebene unter der Mitwirkung von Sauerstoff. Aus oxidativen Prozessen entstehen sogenannte freie Radikale. Die Oxidierung an sich kann biochemische Prozesse und wichtige Substanzen zerstören. Berühmte antioxidative Substanzen sind die Vitamine C, E, Betacaroten und Spurelemente wie Zink, Kupfer, Mangan und Selen.

Paraplegie: Die komplette Lähmung beider Beine

Patellarsehnenreflex: Durch einen leichten Schlag auf die Kniescheibensehne kommt es zu einem Hochschnellen des Unterschenkels. Wenn im Vergleich zur Gegenseite eine Verminderung oder ein Fehlen vorliegt, so kann eine Nervenwurzelkompression vorliegen.

PECH-Regel: Grundsätzliche Regel, die man bei allen akuten Verletzungen anwenden kann. PECH steht für Pause, Eis, Kompression, Hochlagern.

Phasische Muskeln: Die Muskulatur setzt sich aus roten und weissen Muskelfasern zusammen. Die roten Muskelfasern werden auch als «tonische Muskulatur» bezeichnet und sind Fasern, die einen hohen Myoglobingehalt aufweisen. Die roten Muskelfasern benötigt man beim Aussdauersport. Mit «phasischen Muskeln» sind die weissen Muskelfasern gemeint, die im Gegensatz zu den roten Fasern nur einen geringen Myoglobingehalt aufweisen und dementsprechend keine ausdauernde Komponente aufweisen. Sie haben jedoch eine hohe Kontraktionsfähigkeit. Die weissen Fasern benötigt man z. B. beim Kraftsport, wo hohe Gewichte kurzzeitig bewältigt werden müssen.

Polyglobulie: Unter Polyglobulie versteht man eine gesteigerte Blutneubildung. Dies geschieht z. B. in der Höhe, wobei der Körper vermehrt rote Blutkörperchen bildet, damit mehr Sauerstoffträger vorhanden sind.

Polytrauma: Das Polytrauma bezeichnet mehrere gleichzeitig geschehene Verletzungen verschiedener Körperregionen, wobei mindestens eine Verletzung oder die Kombination mehrerer Verletzungen lebensbedrohlich sind.

Prä- und Probiotika: Billionen von Bakterien leben im menschlichen Darm, insbesondere im Dickdarm. Probiotika sind in Lebensmittel (Bifidus-Joghurt, rohes Sauerkraut usw.) oder Nahrungsergänzungen, die lebende Mikroorganismen enthalten. Diese Bakterien wirken vor allem auf die Dickdarm-Flora – auch Mikrobiom genannt – positiv und wirken dadurch gesundheitsfördernd auf den Körper. Präbiotika ist die «Nahrung», die das Wachstum oder die Aktivität von vorhandenen Bakterien im Darm anregen. Zurzeit ist aber noch nicht klar, welche Prä- und Probiotika optimal sind und welche Kombinationen die beste Wirkung haben.

Pulmonale Hypertonie: Als pulmonale Hypertonie wird eine Blutdruckerhöhung im Lungenkreislauf bezeichnet. Ursache sind Erkrankungen der Herzklappen, der Lungengefässe oder ein erniedrigter Sauerstoffpartialdruck wie in der Höhe.

Radikuläre Schmerzen: Dies sind Schmerzen, welche von den Nervenwurzeln ausgehen und einer Schmerzbahn entlang des Beines bis in den Fussbereich zugeordnet werden können. Oft treten gleichzeitig noch Missempfindungen im dazugehörigen Hautbereich auf.

Regeneration: (Synonym: Erholung, Auffrischung). Aktivitäten, welche zur Wiederherstellung eines physiologischen Gleichgewichtszustandes führen. Z. B. werden über die Ernährung im Muskel und der Leber die Zuckerspeicher wieder aufgefüllt.

Reaktionsfähigkeit: Fähigkeit zur schnellen Einleitung und Ausführung zweckmässiger motorischer Aktionen auf Signale

Reithosenanästhesie: Verminderte Sensibilität (Hypästhesie bis Anästhesie) mit ihrer typischen Ausdehnung, welche einer Reithose entspricht. Das Taubheitsgefühl umfasst den Bereich der Genitalien, die Region um den Schliessmuskel und die Innenseiten der Oberschenkel. Eine akut auftretende Reithosenanästhesie wird mit einer Problematik auf Höhe des Rückenmarkes vereinbart. Häufig zusätzlich Harn- bzw. Stuhlinkontinenz und -impotenz mit fehlender Schliessmuskelkontraktion. Bei Auftreten dieser Symptome muss sofort ein medizinisches Zentrum aufgesucht werden.

Rhythmisierungsfähigkeit: Fähigkeit, einen von aussen vorgegebenen Rhythmus zu erfassen und motorisch umzusetzen; Fähigkeit, einen verinnerlichten Rhythmus einer Bewegung in der eigenen Bewegungstätigkeit zu realisieren.

Sensomotorik: Zusammenspiel von sensorischen und motorischen Leistungen, d. h. Wahrnehmung des Reizes durch ein Sinnesorgan und darauffolgendes motorisches Verhalten.

Säuren-Basen-Gleichgewicht: Der menschliche Körper kann durch verschiedene Mechanismen das Säuren-Basen-Gleichgewicht und somit den pH-Wert im Blut in einem kleinen Rahmen konstant halten.

Schnelligkeit: Fähigkeit, motorische Aktionen möglichst schnell durchzuführen.

Schock: Ein lebensbedrohliches Zustandsbild, bei dem die Blutzirkulation in den Organen vermindert ist. Als Folge treten eine Sauerstoffunterversorgung der Gewebe und in letzter Konsequenz Stoffwechselstörungen auf. Ursache ist eine absolute oder relative Verminderung des zirkulierenden Blutes.
Bei Blutung = **hämorragischer Schock**
Bei Blutvergiftung = **septischer Schock**
Bei allergischem Anfall = **anaphylaktischer Schock**
Bei Ausfall der Nervenregulation (Rückenmarkverletzungen) = **neurogener Schock**

Slackline: Trendsportart. Man balanciert auf einem breiten Band und trainiert somit Balance, Koordination und Konzentration. Training für Kletterer etc.

Stagnation: Bedeutet, dass eine bestimmte Variable kein Wachstum erfährt.

Tetraplegie: Eine Form der Querschnittlähmung, bei der alle vier Gliedmassen, also sowohl Beine als auch Arme, betroffen sind.

Thrombosen, Embolien: Die Thrombose ist eine Gefässerkrankung, bei der sich ein Blutgerinnsel (**Thrombus**) in einem **Gefäss**, meist venös, bildet. Ursachen sind Änderungen in der Zusammensetzung des Blutes, eine Schädigung der Gefässwand oder ein fehlender Weitertransport des Blutes. Komplikation eines Thrombus kann das Fortspülen dieses sein, was zu einer (Lungen-)Embolie führt. Damit meint man eine akute Verstopfung von Lungenarterien, die zu einem gestörten Gasaustausch und zu einer Herzbelastung führen kann. Eine grosse Lungenembolie kann tödlich verlaufen.

Trisomie 21: (Down-Syndrom), Genommutation bei Menschen, bei denen das 21. Chromosom (oder Teile davon) dreifach vorhanden ist. Die Menschen sind dadurch geistig behindert.

Umgekehrtes Lasègue-Zeichen: Dies ist ein Nervendehnungstest (Wurzel L2–L4), bei welchem das Bein (Patient liegt auf dem Bauch) im Kniebereich gebeugt wird. Treten dabei ziehende Schmerzen entlang des vorderen Oberschenkels auf, so liegt ein positiver umgekehrter Lasègue vor und somit eine mögliche Nervenkompression.

Umstellungsfähigkeit: Fähigkeit, während des Handlungsvollzugs das Handlungsprogramm veränderten Umgebungsbedingungen anzupassen oder eventuell ein völlig neues und adäquates Handlungsprogramm zu starten.

Vasodilatation: Gefässweitstellung (dadurch erfolgt im betroffenen Organ eine bessere Durchblutung und eine vermehrte Wärmeabgabe / Wärmeverlust)

Vasokonstriktion: Gefässengstellung (dadurch erfolgt im betroffenen Organ eine schlechtere Durchblutung und eine verminderte Wärmeabgabe / Wärmeverlust)

VO_2max: Die maximale Sauerstoffaufnahme (VO_2max) gibt an, wie viele Milliliter Sauerstoff der Körper im Zustand der Ausbelastung maximal pro Minute und pro Kilogramm Körpergewicht verwerten kann. Es kann zur Bewertung der Ausdauerleistungsfähigkeit herangezogen werden.

Wind-Chill-Faktor: Der Windchill beschreibt den Unterschied zwischen der gemessenen Lufttemperatur und der gefühlten Temperatur in Abhängigkeit von der Windgeschwindigkeit. Der Windchill-Effekt (engl. wind chill factor) wird durch die Abführung warmer, hautnaher Luft sowie der damit einhergehenden Erhöhung der Verdunstungsrate hervorgerufen.

Zyanose: Als Zyanose (von griech. kuaneos «blau») bezeichnet man in der Medizin eine violette bis bläuliche Verfärbung der Haut, der Schleimhäute, der Lippen und der Fingernägel. Die besondere Tönung muss dabei nicht in allen genannten Bereichen gleichzeitig oder gleich stark auftreten. Die Ursache einer Zyanose ist in der Regel eine Unterversorgung des Blutes mit Sauerstoff, sei es durch zu geringe Sauerstoffkonzentration in der Atemluft (Höhenaufenthalt) oder bei krankhaften Veränderungen der Lunge oder des Herzens.

Zystische Fibrose: Eine angeborene, genetisch bedingte Stoffwechselerkrankung, bei der die Sekretzusammensetzung verschiedener Drüsen verändert ist. Das Sekret wird zähflüssig. Dadurch kommt es in den betroffenen Organen zu Funktionsstörungen unterschiedlicher Art. Vor allem kommt es vermehrt zu chronischem Husten und Lungenentzündungen.

Autorinnen und Autoren

Dr. med. **Anna G. Brunello,** FMH Intensivmedizin, Anästhesie und Notärztin SGNOR, ist als Intensivmedizinerin am Kantonsspital Graubünden und als Notärztin bei der Rega tätig. Sie ist seit Jahren in der klinischen und präklinischen medizinischen Ausbildung engagiert. Sie ist aktive Sportlerin in der Natur und Bergsteigerin und war auf mehreren Expeditionen in den peruanischen Anden und im Himalaya unterwegs.
Kontakt: anna.brunello@bluewin.ch

Dr. med. **Martin Walliser** ist als Leitender Arzt für Unfallchirurgie im Kantonsspital Glarus tätig. Er arbeitet als Vizepräsident im Vorstand der SGGM mit und ist in der medizinischen Ausbildung von Laien (Bergführerkurse SBV, SAC, SOA, ARS usw.) und von Profis (ATLS, AO, SGGM usw.) tätig. Er ist seit 1993 Bergführer und regelmässig in den Alpen, aber auch in Süd- und Nordamerika, Asien, Afrika und bis in die Antarktis unterwegs.
Kontakt: walli@spin.ch

Dr. med. **Urs Hefti** ist Facharzt für Orthopädie/Traumatologie sowie Chirurgie und Sportmediziner. Er ist Chefarzt der Swiss Sportclinic Bern und des orthopädischen Zentrum Münsingen sowie Partner der Sportmedizin Cham. Er ist seit Jahren ehrenamtlich tätig in diversen Gremien des SAC und der SGGM sowie Präsident der Medizinischen Kommission des Weltkletterverbandes UIAA. Zudem hat er die Kurse Sportklettern und Medizin sowie den Kurs Höhenmedizin in Zermatt, welcher weltweit als erster Spezialkurs «Expedition and Wilderness Medicine» von der UIAA/ICAR/ISMM zertifiziert wurde, etabliert. 1998 hat er für die Himalayan Rescue Association (HRA) in Pheriche, Nepal, gearbeitet.
Er hat drei grosse wissenschaftliche Forschungs-Expeditionen (Shisha Pangma, Muztagh Ata, Pik Lenin) geleitet und bestieg diverse hohe Berge auf mehreren Kontinenten, unter anderem auch den 8046 m hohen Shisha Pangma.
Kontakt: swissyeti@bluemail.ch

Dr. med. **Daniel Walter** ist Facharzt FMH für Allgemeine Innere Medizin mit hausärztlicher Praxis in Jenaz (GR). Er hat diverse Zusatzausbildungen, u. a. in Sportmedizin (SEMS), in Notfallmedizin (SGNOR), Manualmedizin (SAMM) sowie in Gebirgs- und Höhenmedizin (International Diploma of Mountain Medicine). Bergsteigen in allen Facetten ist seine Passion. In diversen Expeditionen konnte er Erfahrung sammeln in der Betreuung von Expeditionsmitgliedern wie auch der heimischen Bevölkerung. Während vielen Jahren war er Notarzt bei der Rega sowie in der höhenmedizinischen

Ausbildung bei Kobler & Partner, Bern, tätig. Weiterhin ist er in der Ausbildung von Seniorentourenleitern, Bergführern und Hüttenwarten involviert.
Kontakt: daniel.walter@praxisjenaz.ch

Urs Hirsiger BSc ist Ernährungsberater SVDE und Mitglied des Schweizerischen Verbandes Diplomierter Ernährungsberater/innen (SVDE). Seit 16 Jahren führt er eine selbstständige Praxis in Sursee und arbeitete mit den regionalen Hausärzten zusammen. Als Mitglied der Fachgruppe Sporternährung (Zusammenarbeit mit ETH Zürich und dem BASPO in Magglingen) arbeitete er mit Personen aus den verschiedensten Sportarten zusammen. Nun arbeitet er seit sieben Jahren am Spital Zofingen. Seit über 40 Bergsteigerjahren mit Sportklettern und hochalpinen Touren ist er mit viel Begeisterung im gesamten Alpenraum und darüber hinaus unterwegs, wie auch auf Langdistanz-Trekks. Vom J+S-Kursteilnehmer zum Kursleiter aufgestiegen, ist er immer noch in der Grundausbildung des SAC tätig.
Kontakt: urs-hirsiger@bluewin.ch

Prof Dr. med. **Susi Kriemler** ist Fachärztin für Kinderheilkunde und Sportmedizin und hat sowohl klinische Arbeit als auch Forschung geleistet. Sie arbeitet am Institut für Epidemiologie, Biostatistik und Prävention der Universität Zürich als Senior Researcher, wo sie eine Gruppe leitet, die sich mit Bewegungsforschung bei Kindern und Erwachsenen befasst. Mit Ihrem Hauptberuf zusammen versucht sie, Mutter-Sein, Bergsteigen und Höhenmedizin unter einen Hut zu bringen. Sie ist Autorin verschiedener höhenmedizinischer Publikationen mit dem Fokus auf Kinder.

Dr. med. **Alexandre Kottmann** ist Notarzt SGNOR, Facharzt FMH für Anästhesiologie und Intensivmedizin, arbeitet an der Universitätsklinik für Anästhesiologie und Schmerztherapie am Inselspital in Bern, und im Sektor für präklinische Notfallmedizin im CHUV, Lausanne. Er ist der medizinische Koordinator der Rega Basis Lausanne und Vertreter der Rega bei der medizinischen Kommission der CISA/IKAR. Er ist Mitglied vom GRIMM und des Vorstands der SGGM.

Dr. med. **Christian Schlegel,** FMH für Physikalische Medizin und Rehabilitation, Sportmedizin (SGSM), Manuelle Medizin (SAMM), Interventionelle Schmerztherapie (SSIPM) und Ultraschall Bewegungsapparat (SGUM). Seit 1998 am Swiss Olympic Medical Center im Medizinischen Zentrum des Grand Resort Bad Ragaz. 18 Jahre Ausbilder für Ski- und Gebirgsausbildung der ETH Zürich, seit 17 Jahren Verbandsarzt Swiss Climbing und Ski Mountaineering. Chief Medical Officer der Schweizer Olympiadelegation in Vancouver 2010 und Sochi 2014.
Kontakt: christian.schlegel@resortragaz.ch

Prof. Dr. med. **Andreas Schweizer,** Orthopädische Chirurgie und Handchirurgie FMH, ist Chefarzt Handchirurgie an der Uniklinik Balgrist in Zürich. Er hat sich unter anderem wissenschaftlich mit Kletterverletzungen an der Hand und am Vorderarm beschäftigt und ist seit 35 Jahren aktiver Sportkletterer und Boulderer. Adresse: Uniklinik Balgrist, Forchstrasse 340, 8008 Zürich.
Kontakt: andreas.schweizer@balgrist.ch

PD Dr. med. **Tobias Merz** ist Facharzt für Intensivmedizin und Innere Medizin und arbeitet als Consultant an der Kardiovaskulären Intensivstation des Auckland City Hospital, in Neuseeland. Als passionierter Bergsteiger ist er oft in den Anden und im Himalaya und jetzt auch in Neuseeland unterwegs. Er war Forschungsleiter im Rahmen von mehreren höhenmedizinischen Forschungsexpeditionen und hat auf diesem Gebiet eine Reihe von wissenschaftlichen Publikationen verfasst.
Kontakt: tobiasm@adhb.govt.nz

Prof. Dr. Dr. med. **Daniel Barthelmes** (FMH Ophthalmologie, spez. Ophthalmochirurgie) ist Chefarzt an der Augenklinik des Universitätsspitals Zürich. Im Rahmen der Forschungsexpedition zum Muztagh Ata hat er gemeinsam mit Frau PD Dr. med. Martina Bösch (Augenklinik Wettingen), PD Dr. med. Tobias Merz, Dr. med. Urs Hefti und weiteren Kollegen, die an dieser Expedition teilnahmen, mehrere wissenschaftliche Studien zu den Veränderungen des Auges in grosser Höhe verfasst.

Dr. med. **René Meyrat,** Facharzt FMH für Dermatologie und Venerologie spez. Allergologie und Klinische Immunologie, arbeitet in der Gemeinschaftspraxis MCM, 7304 Maienfeld.

Dr. med. dent. **Gian Andrea Hälg**. Nach der Assistenzzeit in einer Privatpraxis und 5-jähriger klinischer und wissenschaftlicher Tätigkeit mit Lehrauftrag im Gebiet der rekonstruktiven Zahnmedizin und Implantologie an der Universität Zürich, ist er seit dem Sommer 2009 als selbstständiger Zahnarzt in einer Gemeinschaftspraxis im Engadin tätig.

Dr. med. **Vincent Darioli** ist leitender Arzt am Notfall des Universitätsspital Lausanne CHUV, mit besonderem Interesse für Traumapatienten. Er ist Mitglied der Groupe d'intervention médicale en montagne (GRIMM) und seit 2012 in der präklinischen Luftrettung tätig.
Kontakt: vincent.darioli@chuv.ch

Dr. med. **Mathieu Pasquier** ist leitender Arzt am Notfall des Universitätsspital Lausanne (CHUV), verantwortlich für die präklinische Notfallmedizin. Er widmet sich der prähospitalen und stationären Akutversorgung (Trauma und medizinische Notfälle) sowie der Gebirgsmedizin. Mathieu ist ein aktives Mitglied der medizinischen Kommission der Internationalen Kommission für Alpine Rettung (IKAR). Er ist Autor zahlreicher Publikationen zu verschiedenen Themen der Notfallmedizin, darunter mehrere bahnbrechende Veröffentlichungen über unfallbedingte Unterkühlung.
Mathieu Pasquier hat insbesondere den HOPE-Score entwickelt und validiert. Der Score ermöglicht eine Vorhersage der Überlebenswahrscheinlichkeit bei Patienten, die während einer Wiedererwärmung durch extrakorporale Lebenserhaltung einen hypothermen Herzstillstand erleiden (www.hypothermiascore.org).
Ausserhalb seiner Forschungs- und Krankenhaustätigkeit ist Mathieu ein aktiver Bergsteiger und arbeitet seit 2006 als Notarzt in der Luftrettung, unter anderem in der Bergrettung.

PD Dr. med. **Jacqueline Pichler Hefti** ist Fachärztin für Pneumologie und Sportmedizinerin an der Swiss Sportclinic in Bern. Neben der Betreuung von Sportlern mit Lungenproblemen oder Atemnot interessiert sie sich speziell für die Höhenmedizin. Selbst ist sie polysportiv in den Bergen aktiv und hat mehrere höhenmedizinische Forschungsexpeditionen geleitet. Sie ist Autorin verschiedenster Publikationen zu diesem Themengebiet und in der Ausbildung von Studenten und Ärzten tätig.
Kontakt: jacqueline.pichler@swiss-sportclinic.ch

Prof. Dr. med. **Andreas Arnold,** FMH Oto-Rhino-Laryngologie, spez. Hals- und Gesichtschirurgie, arbeitet in eigener Praxis (HNO Münsingen) mit chirurgischer Tätigkeit an den Spitälern Münsingen, Siloah (Gümligen), Burgdorf und Visp. Zudem ist er Konsiliararzt an der Universitätsklinik für HNO am Inselspital Bern sowie Vorstandsmitglied in der Schweizerischen Gesellschaft für Oto-Rhino-Laryngologie, Hals- und Gesichtschirurgie.
Kontakt: andreas.arnold@spitalmuensingen.ch

PD Dr. **Christof Stieger** ist an der Universität in Basel tätig. Er leitet klinisch die Audiologie inklusive Cochlea Implant Zentrum und Neurootologie der HNO Klinik. Zusätzlich führt er eine Forschungsgruppe und doziert am Department of Biomedical Engineering. Er präsidiert die Cochlea Implantat Arbeitsgruppe der Schweiz und ist Mitglied der Audiologischen Kommission der Schweizerischen Gesellschaft für Oto-Rhino-Laryngologie, Hals- und Gesichtschirurgie. Neben sportlichen Aktivitäten wie z. B. als Genuss-Skitourengänger findet er Erholung im Zeichnen und Illustrieren.
Kontakt: christof.stieger@usb.ch

Beni Hug, MSc EHSM Spitzensport, Dipl. Trainer Spitzensport Swiss Olympic, war 9 Jahre für den SAC als Chef Leistungssport und Nationaltrainer Ski Mountaineering tätig. Als J+S Experte bleibt er mit dem SAC verbunden und ist in der Freizeit oft auf Tourenskis oder mit dem Gleitschirm unterwegs. Dank seiner langen Vergangenheit als Ultra-Ausdauerathlet kann er die in der Literatur angegebenen Zeitvorgaben für Touren ignorieren und die Berge noch intensiver im «light and fast» Stil erleben und geniessen.

Fabian Pavillard, Bergführer seit 2011, MTB-Führer Swiss Cycling, Skilehrer und Büroleiter. Er ist ein leidenschaftlicher Sportler und hat schon in jungen Jahren mit seinen Eltern, die ihm ihre Liebe zur Natur vermittelt haben, angefangen, Ski zu fahren, zu klettern und in den Bergen zu wandern. Schon bald nahm er an Ski- und später an Telemark-Wettkämpfen teil, während mehreren Jahren im Weltcup. Danach konzentrierte er sich auf seine Bergführertätigkeit. Seitdem gibt er seine Leidenschaft für die Berge an seine Kunden und, zusammen mit seiner Frau, auch an seine zwei Kinder weiter. Fabian Pavillard hat bereits mit 18 Jahren mit der Bergrettung begonnen und ist SSH und SAS-Ausbilder.

Bildnachweis

Berger Sonja, Weber Verlag: Seiten 62, 63, 66, 159, 292 alle
Bosch Martina: Seite 185
Brunello Anna G.: Seiten 21, 173, 189, 190, 258
Durrer Bruno: Seite 126
Hälg Gian: Seiten 214 alle, 216 alle
Hirsiger Urs: Seite 265
Hunziker Dominik: Seite 116
Karch, Koordinationsstelle für Amphibien- und Reptilienschutz in der Schweiz: Seiten 101, 102
Kuhn Willi: Seite 117
Meyrat René: Seiten 200, 201 alle, 202
Rega: Seiten 120, 133
Schmidhauser et al. : Seite 137
Schweizer Andreas: Seiten 145, 148, 149, 150, 151 alle
Stieger Christof: Seiten 208, 209
villards.biz, Worblaufen: Seiten 19, 20, 25 alle, 30 alle, 38, 44 alle, 45 alle, 47 alle, 49, 53 alle, 54 alle, 55 alle, 56, 57, 59 alle, 65, 67 alle, 68, 74 alle, 75, 81, 87, 88, 100 alle, 105, 139, 140
Walliser Martin: Seiten 37, 52
Walter Daniel: Seiten 92 alle, 97
Weber I.: Seiten 262, 268
Wiget Urs: Seiten 226, 229, 241

Stichwortverzeichnis

F

G

H

I

K

L